清華大學国际与地区研究院·专著 IIAS
Institute for International and Area Studies, Tsinghua University - Monographs

姜景奎 张 静 主编

缄默之疾

坦桑尼亚艾滋病流行的人类学研究

高良敏 著

Silenced Illness

An Anthropological Research on the HIV/AIDS Epidemic in Tanzania

中国社会科学出版社

图书在版编目（CIP）数据

缄默之疾：坦桑尼亚艾滋病流行的人类学研究 / 高良敏著 . —北京：中国社会科学出版社，2023. 1

ISBN 978 - 7 - 5227 - 0954 - 3

Ⅰ. ①缄… Ⅱ. ①高… Ⅲ. ①获得性免疫缺陷综合征—流行病学—人类学—研究—坦桑尼亚 Ⅳ. ①R512. 91

中国版本图书馆 CIP 数据核字(2022)第 195377 号

出 版 人　赵剑英
责任编辑　张　潜
责任校对　侯聪睿
责任印制　王　超

出　　版　中国社会科学出版社
社　　址　北京鼓楼西大街甲 158 号
邮　　编　100720
网　　址　http://www.csspw.cn
发 行 部　010 - 84083685
门 市 部　010 - 84029450
经　　销　新华书店及其他书店

印　　刷　北京明恒达印务有限公司
装　　订　廊坊市广阳区广增装订厂
版　　次　2023 年 1 月第 1 版
印　　次　2023 年 1 月第 1 次印刷

开　　本　710 × 1000　1/16
印　　张　20
插　　页　2
字　　数　282 千字
定　　价　108. 00 元

凡购买中国社会科学出版社图书，如有质量问题请与本社营销中心联系调换
电话：010 - 84083683

转向之魅力

景　军

本书作者高良敏曾在云南从事疾病预防控制与科研工作。他原来的学术背景是流行病学，到清华大学攻读人类学博士学位，这对他而言意味着一次不同寻常的转向，需要他从已经非常熟悉的卫生工作领域，迈入一个完全陌生的社会科学世界，而且要前往非洲从事时间较长的实地调查。初到清华之际，他对人类学了解可谓甚少，我以试一试的心态开始指导他学习人类学，还曾经极为担心他能否坚持下去。《缄默之疾》一书的出版证明我当年的担心大可不必。

高良敏在该书中讨论的主题是坦桑尼亚人民经历的艾滋病侵袭。自1983年以来，艾滋病在坦桑尼亚从城市蔓延到农村、从社会中上层传播到社会边缘人群。到目前坦桑尼亚共有195万左右的人死于艾滋病，成年男性的艾滋病患病率达4.7%，成年女性的艾滋病患病率达5.8%，[①] 而且在每100名青少年就有6人是艾滋病感染者。简而言之，坦桑尼亚是艾滋病广泛流行的国家之一。由于高良敏在国内已经熟悉艾滋病抗病毒治疗流程，他在坦桑尼亚一家医院以“中国医生”的身份协助当地医生和护士照顾了一批患者。所以他的田野调查地点

① 根据联合国艾滋病规划属公布的相关数据计算而得，详见：UNAIDS. Aidsinfo，http：//aidsinfo. unaids. org/，2018－3－13。

的核心就是那家医院，周边的社区以及患者们生活的那个城市是其田野调查研究的外延部分。

从行为学角度看，艾滋病在坦桑尼亚广泛传播的最主要渠道是不安全的性生活。高良敏在本书提出的研究问题即是有风险的性生活在坦桑尼亚到底发生在什么样的社会、经济、文化以及历史情境之中。高良敏颇有创意的解释是结构暴力的内化说。所谓结构暴力（Structural Violence）是指社会不平等的多元固态，其主要特征是政治经济制度对人类苦难的冷漠化。高良敏认为，结构暴力属于一种针对外在暴力的分析视角，其要点是制度性批判，如果将其深入下去，就需要看到结构暴力的内化问题。所谓内化暴力（Internalized Violence）是指生活在结构暴力之中的人们将人际之间的暴力视为一种常态，甚至是自然而然的、天经地义的、不必质疑的一种常态。就艾滋病与内化暴力的关系，高良敏的研究集中于坦桑尼亚的社会底层人群。

《缄默之疾》一书讨论的内化暴力之集大成者，莫过于“糖爹爹”（Sugar Daddy）。“糖爹爹”就是用金钱或物质博取女孩子欢心的成年男性或老男人。在这种关系之中发生的内化暴力之集大成者，莫过于当事人认定的“肛交”——无保护行为的无性之性（Asexual Sex）。这种性行为是坦桑尼亚青年女性感染艾滋病的一大原因，其比例在青年女性感染者中竟占两成之多。作为一种社会托词和文化迷思，无性之性的“无性”是指不会怀孕，也指生育器官的纯洁，因而依赖“糖爹爹”的年轻女性仍然可以被视为留有贞洁之躯。高良敏有关“糖爹爹”的分析不但入木三分，而且具有历史感。倘若说《缄默之疾》一书关于结构暴力转为内化暴力的阐述已经相当精彩，那么该书基于历史维度的阐释则是其最为引人瞩目的部分。

在高良敏的笔下，“糖爹爹”现象绝非一种无历史的社会现象，而是与坦桑尼亚独立之前的人口迁徙以及坦桑尼亚独立之后的乌贾马村运动发生密切关系的一种长时段续存现象。在德国和英国殖民政权统治时期，流动劳工制度作为殖民地的经济支柱而出现。流动劳工制度一方面满足了殖民宗主国和欧洲工业发展所需的大量原材料，另一方面满足了欧洲社会对廉价生活必需品的需求。种植园、铁路、公路、矿山等经济形态的一个重要特征，是大批移民劳工的涌入。有鉴于殖民当局禁止劳工家眷流入劳工营地，劳工营地周边形成了一道道性产业链条。劳工的消遣方式与酒精首先捆绑在一起，在劳工营地周围逐步形成了大大小小的酒吧。在那里，劳工们可以轻而易举地找到妓女提供性服务，也导致性病的大流行。在男性劳动力外流之后，留守妇女靠向留在农村的大龄男性出卖自己身体的方式维系生活，进而形成农村女性的婚外性、低龄性、多性伴的性生态。同时，正值孩童的少女们成了族群人口繁衍以弥补男性劳工出走后劳动力空缺的最后依托，家长们也期待通过少女早早出嫁来换取丰厚的嫁妆。正值孩童期的少女们被迫早早出嫁，童婚也就得以盛行，其影响一直持续到今天，并与“糖爹爹”现象勾连在一起。

独立之后，坦桑尼亚政府推行“乌贾马社会主义”。乌贾马（Ujamaa）有两层意思，一是扩大型家庭，二是互助群体。乌贾马社会主义思想的缔造者是坦桑尼亚第一任总统尼雷尔。在尼雷尔统治坦桑尼亚时期，乌贾马运动旨在把社会建设成为家庭的扩大版。尽管尼雷尔曾撰写专文讨论妇女解放的重要性，乌贾马社会主义的家庭观反而强化了男性中心主义。另外，独立后的坦桑尼亚实行的军事化国策也阻碍了女性社会地位的提升。一方面，尼雷尔政权在美苏主导的全球两极格局中支持东南部非洲的赞比亚、南非、津巴布韦、安哥拉等国的独立自治，甚至提供军事援助。另一方面，在长达十年的乌坦战争中，国家安全被视为重中之重。因而，男性保家卫国的勇士地位进一步使得男性中心主义思潮上涨。坦桑尼亚于 1991 年实行民主改革后，大幅削减了政府公共支出，其后果之一是女性受教育的机会缩小，进入初中的女性人数大幅下降，女性在面对劳动力市场竞争时处于劣势，为获取金钱或稳定的生活，或更早地步入婚姻，或寻找包括卖淫在内的其他谋生方式。作为“糖爹爹”的性伙伴即是其谋生方式之一。

高良敏并没有因为内化的暴力问题而否定坦桑尼亚防治艾滋病的努力。由于他在国内从事过艾滋病防治工作，他看到了不少具有文化比较意义的差异。譬如，国内医生和护士与艾滋病患者保持相当的社会距离。在高良敏蹲点调查的那家坦桑尼亚医院里，医患关系却被营造成为一种类似家庭成员的亲密关系。在那里的医务人员与患者握手、拥抱、一起吃饭、拉家常、集体娱乐等场景，不断让高良敏感到一种来自反差感的冲击。又如，坦桑尼亚政府明明知道医治艾滋病需要大量资金投入，需要从西方国家进口大量抗病毒药物，因而会受到西方国家制约，但是仍然坚持为国民提供免费的抗病毒药物治疗；而且将这一政策视为维系民生之道，而不是采取让艾滋病感染者自生自灭的立场或态度。再有，坦桑尼亚抗击艾滋病的努力催生了一大批民间组织，由于草根社会的力量，坦桑尼亚的抗艾之举，并非一种施压社会的景观，而是一幅讲求合作的图景。尽管存在“糖爹爹”一类有害女性的社会现象，高良敏同时还注意到了女性独立意识的存在和提升。一大批现代女性活跃在他熟悉的医生、护士、支援者、卫生员、民间组织领导人之中。

总之，中国的海外民族志研究需要《缄默之疾》这样的优质作品。尽管仍存疵瑕，比如一些属于本人认为的措辞造句问题，但该书的魅力是不容否认的。其魅力源于作者的三个转向。第一是从流行病学转向人类学，第二是从本土转向海外，第三是从对暴力的关注转向对悲悯的关注。转向的结果即是该书的结晶。

2020 年 9 月于清华园

目　　录

第一章

导　论

第一节　研究导语与分析框架

本书旨在通过对坦桑尼亚巴加莫约县（Bagamoyo District）及周边国家或地区两学年的田野调查，探索艾滋病广泛流行背后的社会文化演变过程。以往对艾滋病的研究视角主要有三个。一是疾病视角，二是文化隐喻视角，三是社会结构视角。疾病视角是生物医学的专长，将艾滋病纳入病理学解释是其应有之义。艾滋病不仅仅是生物学现象，而且充满了文化想象力。在这个意义上，我基于田野调查中“邂逅”，通过对种种艾滋病相关的身体表达、身体实践中的“隐喻”，来诠释“隐喻”背后承载的主体性。

同时，人们往往将艾滋病同不良生活方式、贫困、愚昧、缺乏道德联系在一起。社会结构视角的代表人物是医学人类学家保罗·法默（Paul Farmer），他提出“结构性暴力”（Structural Violence），认为艾滋病流行的背后是社会结构的后果，也是社会结构施之于身体的暴力，这些结构性因素包括阶层、性别、民族和年龄等。但我一直期望从早已“疲劳性”的“结构”分析中抽离，挖掘主体性，揭开社会文化表达之“缄默”的面纱。

这也是本书更为关心疾病何以“缄默”（Silence）之原因——旨在批判以上三种视角，阐释其不足之处。在笔者看来，“缄默”不仅有着现代生物医学模式强调的“生物—社会”范式及其引发的视域和公共卫生行动不均衡的原因，还有着过于强调社会正义和文化批判的结构性原因，甚至与艾滋病“隐喻”的结构性表述有关。尽管政府、学界等一直强调重视艾滋病防治工作，但对于导致艾滋病广泛流行的社会文化因素有时采取选择性的态度和防治实践；有时却是冷若冰霜，甚至一定程度上忽视或因为找不到良好药方和适合的行动措施而不敢触及疾病流行深层的社会文化“敏感”之域。因此，本书之名之所以为《缄默之疾》，是将生物—社会事实、结构叙事、主体性表达三者进行关联，从这一深层逻辑中去追寻“缄默”及其抗争与救赎的意义。

由此，本书的篇章结构和写作安排共五章，第一、五章分别为导论、总结，主体章节为第二、三、四章，具体如下。

第一章为研究缘起、研究问题、既往研究回顾、相关概念和理论综述，同时介绍本研究的研究方法和调查田野基本情况。

第二章，主要在建立坦桑尼亚现代医学史观的基础上，对当下既定健康格局固化的逻辑进行探讨。这基于一个基本事实，30 余年来坦桑尼亚艾滋病流行呈现出明显的城乡格局，在城市的流行积极转向的同时，在农村地区却依旧广泛流行，与现代医学史在坦桑尼亚的城乡实践及演变有关。第一节将主要论述“外来者”完全主导的殖民医学，对由阿曼苏丹、德国、英国殖民者主导的殖民医学、传教士主导的传教士医学实践及其本质进行探讨，进而了解外来者完全主导下的现代医疗实践对城乡健康格局的影响。第二节将对“外来者”主导、“原住民”参与的殖民医学教育及其本质进行探讨，特别是殖民医学教育体系下培养的医务人员走向问题，进而回答他们何以远离大众、远离农村？第三节将以“原住民”主导的国家获得独立后开展的一系列医疗卫生实践为主线，按独立早期、社会主义时期、市场化时期三个阶段来探讨原住民主导的医疗实践探索及对城乡健康格局的影响。

第三章，主要关注与艾滋病流行走向——即与“社会底层、弱势性别”息息相关的问题，也就是结构性暴力内化后走向深层。在坦桑尼亚既定的健康城乡格局背后，艾滋病流行一直以异性性接触传播模式为主，社会底层、弱势性别群体往往成为主要受害者，因此内化暴力走向深层，必然既与社会底层、弱势性别的社会建构中抵御艾滋风险的能力有莫大关联；同时与异性之“性”有重要关联。第一节，将以内化暴力走向以家仆（Houseboy）为代表的男性社会底层为主线，分析其成为“弱者”的社会化历程、“弱”在何处及其面临的艾滋风险。第二节，将以内化暴力走向弱势女性之女孩为主线，分析女孩成为弱者的社会化过程、“弱”在何处及其面临的艾滋风险。第三节，将以普遍发生的异性肛门性交为主线，分析坦桑尼亚地方社会对“性与非性”的文化认知及其丰富的地方文化隐喻、表征，并通过梳理传统成年礼与嘻哈文化之间的文化并接历程及其对“翘臀”美体观、身体政治在民间广泛呈现的文化认同的影响，同时探讨其与艾滋风险之关联。

第四章，主要分析暴力内化后带来的健康后果，也就是伴随的艾滋风险。与第三章相对应，分别以艾滋病流行风险走向社会底层、弱势性别、两性之“性”来阐释暴力内化后引发的艾滋风险，进而说明外在的结构性暴力内化后，其导致种种后果将更为广泛和更为深层。艾滋病这一重大的健康灾难，在坦桑尼亚等非洲国家和地区的广泛流行就是这种暴力内化后果的主要体现之一。

第五章，将呼应内化暴力指向的社会阴暗面，通过消解暴力的力量来辩证地看待艾滋瘟疫中阳光性的、自我救赎的另一面相。一个基本事实是近年坦桑尼亚等非洲地区艾滋病流行出现积极转向，说明对抗艾滋瘟疫的相关主体力量在增强而且取得了积极效果，因此需要一个新的、辩证的解释。第一节，以国际援助为主，通过美国对坦桑尼亚的艾滋病援助，来辩证地看待国际援助对遏制艾滋病的影响。第二节，探讨坦桑尼亚国家层面在应对艾滋中的各种努力及付出。第三节，以“民间力量”探讨来自地方自组织、医护群体乃至人间温情对抗艾滋瘟疫的力量。第四节，以“个体抗争”探讨在男权社会中，那些对抗男权的女性个体，虽方兴未艾，但值得期待。

第六章，本书的结论部分，我将强调艾滋之城乡格局、走向社会底层、走向弱势性别的背后是暴力内化和走向深层的结果，并从研究结论、研究发现、创新和不足等方面来进行总结。

第二节 研究缘起

一 去非洲

2013 年 8 月，我在清华大学博士研究生报名自荐表上写了这样一段话："带着中国艾滋病防治经验，去非洲开展一个对比研究……把之前在工作中应用的现场干预技术和新的实验室检测方法推往非洲！……"直白表述就是"我"作为从事了 5 年多的艾滋病研究者和工作者，充满专业自信。在 2013 年 11 月的寒风中，我走进社会科学院明斋 315 考场，老师给了一张地区研究（Area Studies）的英文阅读材料，很多新的概念让我顿时懵了。鉴于学科背景，老师们大多围绕"全球化与疾病"开始提问，也就是从那个跌跌撞撞的夜晚起，我开始审视那些信誓旦旦的自荐语。后来，我阅读了清华老师送的《留德十年》，当时我还不能完全理解和感知在异国开展研究对于个人、家人及研究本身意味着什么，意义何在。

后来，出于自身和家庭的考虑，导师建议我："你可选择东南亚某个国家进行研究，既可照顾到家庭，也可进入相对熟悉的'地理'领域。"然而，我坚定地选择到非洲去，给出的三条理由如下。第一，非洲是艾滋病高度流行的地区，想去看看为何？第二，于我，关于非洲的印象只是从儿时就被植入的存在于影视媒体中的模糊印象。第三，在云南有很多研究者关注东南亚的艾滋病，而我想去更遥远的地方。除此之外，选择非洲的巨大挑战来自家庭。事先我并未立刻告诉父母，他们也不太理解和支持我的选择，除了天下父母心外，更多是和大众一样，认为非洲是疾病、战争、贫穷、动乱等的代名词，当然，也正是这样的想象强化了我对非洲的选择。在云南长期生活工作以及到农村、社区的调研经历，让我坚信遥远的非洲也存在美好。

2014年9月，开学之后，面对家里突然发生的一些变故，我依旧选择前往非洲，既是本性的固执，也是对向往的承诺。之所以如此，一个重要原因是我接受了“人类学”课程的初步洗礼。第一学期，选择了两门人类学的课，旁听了导师中国文化课程，还在导师推荐下成为公共健康研究中心程教授的助教，其间受到了导师程教授的多次点拨。第一次系统地、认真地阅读一些社会学、人类学的书，感受到社会与文化之魅力，也体验到跨专业的痛苦与快感。阅读《摩洛哥田野作业的反思》《污秽与危险》《萨摩亚人的成年》《努尔人》等一系列人类学经典，与导师、师兄、师姐们讨论问题，慢慢地打破了我对自己多年专业上“固有”知识的认知，感叹原来可以如此思考，可以如此理解世界、社会及文化，逐步打开了我对“异”的欲望。公共卫生、流行病学“规训”了我多年的身体与思维，我不自主地走在一条近乎异类的道路之上，才有了自封“人类学渣”的天真行为。固然，有自我开脱和慰藉之嫌，但更多是一种鞭策。

在去非洲之前，还有一个绕不开的障碍，也是到发展中国家开展深度研究的必修课，就是学习当地语言。本和导师商量好，准备去艾滋病流行最高的博茨瓦纳，然后，就开始通过网络鹦鹉学舌般地学起茨瓦纳语，坚持了一个月之久，由于未能找到适合的访学机构，前行非洲之路未卜。幸好，导师国际学术圈人脉广泛，找到刚在清华大学做讲座的坦桑尼亚依法卡拉健康研究所（IHI①）所长Salim博士，他爽快地答应把我推荐到坦桑尼亚。我便开始制定学习斯瓦希里语

① 坦桑尼亚依法卡拉健康研究所（Ifakara Health Institute），是一所东非较大的健康研究机构，在依法卡拉（Ifakala）、达累斯萨拉姆市（Dar es Salaam）、依科薇瑞瑞（Ikwiriri）、巴加莫约（Bagamoyo）、木塔瓦拉（Mtwara）五地设有分所，总部在达市，研究领域包括疟疾、结核、艾滋病、慢性病等。1956年，由瑞士热带和公共卫生研究所（Swiss Tropical and Public Health Institute）资助在坦噶尼喀依法卡拉县成立实验室。1991年更名为依法卡拉中心（Ifakara Centre），1996年更名为依法卡拉健康研究与发展中心（Ifakara Health Research and Development Centre，IHRDC），并于2008年更名为依法卡拉健康研究所。

（Swahili，以下简称“斯语”）的计划，同时强化了自己的英语口语和写作。起初，自学效果不佳，两个月后，找到医学院的两位坦桑尼亚同学作为读伴，每周或者定期向他们请教。后来，还获得刚刚从坦桑尼亚达累斯萨拉姆大学访学归来的肖学弟不遗余力的帮助，使得我的斯语学习才走上正途，也成为后来融入坦桑尼亚社区的敲门砖。

此外，还有三件事情再次刺破我对非洲的想象。第一件，2014—2015 年西非三国暴发的埃博拉疫情。其间，我参加了很多相关的研讨会，还先入为主、兴致勃勃地写了篇文章。埃博拉引起的“国际恐慌”，莫名地再次将对非洲从未持有的“贫穷、疾病、愚昧”观植入我的脑海中，并体现在我的准备行动中。在两年后的今天看来，确属无知，属想象之自虐。第二件，2015 年 3 月，中非第五届公共卫生圆桌会议在清华大学举办，因埃博拉而吸引了众多国家学者。其间，我与哥伦比亚大学林同学完成了对参会人员的一系列访谈，虽然访谈聚焦于中非卫生合作，现在看来当时的访谈并未取得预期效果，原因在于我们均未到过非洲，无法以最基本的非洲情境、认知来开展深入访谈。还有，中非双方官员那些“官腔”十足的口吻和话语无助于对研究议题的认知，但更加挑动了我对遥远的、“无知、无感”的非洲的欲望，时刻有一种拨开云雾的冲动和豪情。第三件，行前琐事。我收到邀请函后，于2015 年7 月初前往坦驻华大使馆办理签证时，前台工作人员直接让我到坦桑机场办理3 个月的落地签。到坦桑之后，我才得知落地签无法在当地合法工作和长期居留。现在想来，仍有责备使馆工作人员“为何在我一再解释后，给我这样无知的答案”的冲动。另外，肖学弟很认真地与我分享了在坦的生活经验，还提供了一个长长的注意事项和准备物品清单。于是，我迎来天天有包裹、日日有快递的购物狂潮。从现金、手机、常用药物、蚊帐、小礼物、迷你电磁炉、旧衣服到两台电脑等一个个“沉重”的包裹，反复在告诉我，要去那个遥远的、未知的大陆了。

前行一周，和坦桑尼亚李格雷同学吃饭聊天，一开始，他就批判很多中国人对非洲的无知和恐惧，还拿出纸、笔在餐桌上画了起来，先是一个粗糙的非洲轮廓，从东、西两端画了一条线后说："非洲很大，比中国大、比欧洲大、比美国大，东南西北都是不一样的！有很冷的、很热的、很温暖的地方，即使是一个国家都不一样，坦桑的乞力马扎罗山附近就比较温暖和寒冷，而海边比较热……你要去的巴加莫约（Bagamoyo）和达累斯萨拉姆（Dar es Salaam，以下称'达市'）完全不一样，那里没有高楼、更穷，但有海风，晚上会凉爽一些！"对于他的言行举止，我并无任何反感之处，也知道或许大部分国民对非洲就是这个印象，也不想去纠结背后的种种，更不想还未进入坦桑就给自己涂抹上厚厚的思想"浓妆"。

二 没有冬天的冬天

"你来坦桑尼亚做什么"，"你就一个人吗？为什么来做疾病研究？难道中国没有吗"，这几个问题是在飞行16个小时后，我抵达坦桑尼亚经济首都达市尼雷尔国际机场办理签证时签证官问的问题。从问题本身来看，为一次普通不过的入关询问，但也从此之后，我正式把自己丢进了异文化的熏笼之中。

此时的坦桑尼亚，虽然进入东非意义上的"冬天"，也具备诸如路边枯草、偶尔干燥等冬之特质。然而，当地人却坚持说："这里没有冬天，只有春天和夏天。"后来，随着时间的流逝，我似乎懂了。"热"（斯语：Joto）是这里最基本的气候特质，一切围绕着"热"来展开。热情作为印度洋边上特有的气候特质而指向一切。虽然9月份为东非冬季，但印度洋沿海一带，气温维持在25—35摄氏度，中午的海风吹来也是一股热流。国内朋友还开玩笑地说，我会不会变得更"黑"，显然更多是对非洲固有的认知即"热是皮肤黑的重要原因"。热情体现在语言[①]本身

---

① 斯瓦希里语是以班图语系为基础，逐步融合了阿拉伯语、波斯语、英语等多个语系的语言，其最初的作用是一个以服务商业为基础功能的商贸用语。很显然，友好而融洽既是商业本身所特需的，同时融合了班图人热情奔放的性格特征，最终形成斯瓦希里语。参见刘鸿武、暴明莹《蔚蓝色的非洲——东非斯瓦希里文化研究》，云南大学出版社2008年版。

所散发出来的热情与奔放。我在刚刚抵达达累斯萨拉姆尼雷尔国际机场时，卫生检疫官、签证官、警察见到中国人就用各种问题伺候，有时彬彬有礼，有时还不忘调侃一番。走到大街上，时常听到当地人说："Habari, China!"（你好啊，中国人！）

热情还浸润在平时的日常生活。毗邻印度洋，纵使风大、时常尘土飞扬，都挡不住当地小商贩头顶大箱货物售卖（主要是一些当地土豆片、矿泉水、饮料之类），以及街上未穿鞋子嘻闹的孩子们。路上时常出现结伴而行的马萨伊族人，风中抖闪着的蓝色、红色披肩的格子长衫，手持长棍，走路一颠一颠，让这个本就充满活力的城市更加生机有趣。热情还体现在当地人喜欢用手抓饭吃。① 我问当地朋友为什么不用叉子、刀子或勺子来吃饭，他们回答既体现友好又回避了问题的尴尬，甚至是文化差异。他说："食物，一定得在手里使劲地揉捏在一起，通过揉捏来混融才能保证食物的原味，手的温度可以确保食物恒温！不像中国人使用筷子，食物容易冷却。"当然，不是哪只手都可以用来抓饭的，一般右手抓饭，被赋予圣洁之手，而左手是上厕所时使用的，洁净与污秽就在双手之间。热情还体现在无知中。在出关安检时，安检员示意我把行李提过去："里面装了两个黑色的大东西是什么?"，我说："是做饭用的迷你电磁炉……"起初安检员无法理解，他笑了笑示意我可离开。原先在想象和朋友告知中，在这里生活会出现很多挑战，比如缺少电力、煤气等。然而，现在看起来实属无知，在租的房子里，有非常好的厨房，电力、煤气等也算充足，虽偶尔停电，但可保证生活之需。

这个没有冬天的冬天里，我还需要跨越一个"彼我"与"此我"之沟壑。作为曾经完成生物医学教育和实践的我，徘徊在生物医学建构的真理与非理之间。与其说遇到，我更愿说邂逅了一个本质上的困

① 当然，手抓饭不仅在非洲，在印度、泰国及中国西南部分地区等也很常见；在当地餐厅或当地人家中，也有刀叉供使用。

境，基于对生物医学抱有的深层次热爱，一直主导着甚至占据着我，考验着我能否完成跨文化的田野调研。直白地说，虽然我尽量去保持不带好恶的偏见，然而却正是长达 12 年的生物医学训练、实践，让我较为轻松地同“他们”（我的非洲同事们）一起开始了我的田野调查。

经过一系列事情之后，当我进一步问自己，来坦桑尼亚做什么的时候？我想可以回答这个问题了，谋求对当地文化的体验，在生活日常中获得对当地的认知，进一步理解和阐释研究的背后所渗透的强大社会文化动力。首先我得“生活”下去，才能谈如何融入这个异文化之域，才能在细水长流中以当地人的视角来理解我的关注。就像这里没有冬天的冬天一般，打破或跨越原有的想象，唯有让自己紧贴东非大地、踏实地生活，方能安心思考。

三　从他者到文化分享：走向海外的中国人类学

（一）从外来者到我们

2015 年 10 月中旬，我跟随非洲导师来到巴加莫约分所。在巴加莫约镇的小道上（印度街）坐落着印度、阿拉伯风格的建筑，德国、英国的殖民遗址，还有路边炊烟袅袅的渔市，路上时常奔跑的小学生。虽然一些建筑破旧不堪，但完全遮掩不住这个小镇弥漫出来的古巷、历史之斯瓦希里特有的文化气息。

研究所与巴加莫约县医院坐落在印度路的右侧，靠近印度洋。刚刚进入医院时，一个病人见到我，便高举手大声说着中文：“你好！”时常在路边行走都会碰到当地人的问候，偶尔还有一两句中文，孩子们也会大喊一声：“Ho ha！”并比划几个功夫动作和姿势。后来在导师推荐下，我进入了县医院的艾滋病诊疗与关爱中心（the HIV/AIDS Care and Treatment Clinic，CTC），和医护人员、同伴教育者朝夕相处后，成为他们的一员。按照护士吕赫玛（Rehema）的说法：“Wewe ni mtoto，mimi ni mama yako！Kazi pamoja，chakula pamoja!”（你是一个孩子，我是你的妈妈，我们一起工作，一起吃饭!）当然，我成为他们中的一员，得到认可，是建立在一次次突破我固有认知的基础上。在中国时，医生护士很少和艾滋病人握手，基本不拥抱、拉手、友谊式交谈，不只与中国相对内敛的文化有关；而在这里却成为医患之间的常态和日常，医护人员还积极地给艾滋病儿童或孤儿们洗手。温馨的图景既是社会之日常，也是医患之常态（详见第四章第二节）。

在克服种种“差异”后，我虽然摆脱不了自身的内敛，但逐步接受、理解了这里人与人之间的日常互动。“问候、握手、拥抱”之后，我不再是一个遥远的外来者。当然，对我的认同还来自工作上，由于之前在中国从事过艾滋病工作、研究，虽有差异，但凭借之前的积累及我的快速适应和高效工作能力，还时常对他们工作方法提出改进建议。① 当然，我还参与了发放病历卡片、填写化验单、血清管编号等工作，与医生、护士、病人均积极互动，不到两周的磨合，我得到了他们的认可、认同。我不再是“Mtoto”（孩子），成为“中国医生”，也得到了病人亲切的问候：“Habari zako，daktari?”（您好吗，医生?）或者“Shikamoo，daktari!”（尊敬的医生，您好!）

此外，我获认同的一个重要原因是，我愿意用他们的方式与他们进行交流，认同我自己、认同他们。在传统人类学意义上，这里的他们属于“他者”（the Other/Others），就我而言，虽然有文化上的诸多差异，但是我感受不到那种绝对文化意义上的“他者”，而更多是“在一起”工作、生活的“我们”，分享彼此的痛苦、快乐、经验和彼此的文化。

① 比如，在每天下午下班之前都要准备好第二天的病人档案。当时每天的病人大概 150—200 人，找档案看似小事，但按照他们的方法，2—4 个人至少得花上两个小时才能完成。他们往往抬着大大的随访登记本，在 8000 多份按顺序排好的档案中挑出所需档案，加上，档案的顺序时常混乱、手工登记不清、名字混用等成为耗时耗力的主要原因。刚开始的第一周，我就提议并亲自示范了一种快速完成的方法。从随访登记本上，按照病例编号从大到小，将编号抄到小纸条上，每 20 个号一组，分发给不同的人，登记不清的、名字不清的、转诊的把病例号和名字同时记下，对比寻找。这样下来，原本需要 4 个人两个小时的工作，在我的改进建议之后只需要 2 个人 30 分钟。

简单而言，我们的互动过程也就是彼此分享的过程，认同只是一系列过程的结果。因此，人类学意义上的“他者”何在？“异”在何方？

（二）再思“他者”，倡导“文化分享”

第一，再思“他者”观，“异”在何方？

对于为何要再思“他者”观？“异文化”在何处？很重要一个原因不仅仅是源于在“海外”框架之下有重新探讨之必要，更重要的一点是源于我在坦桑尼亚等东部非洲调研的一些经历。首先，所谓的“非洲”并非我们从书本、媒体、西方人类学家那里得来的非洲，随着田野的深入，逐步裂解着对固化、刻板非洲的认知。其次，非洲是如此“热情、丰富、多样”，出乎我的想象。第三，我体验到的非洲，已经不再是被祖辈们奉在友谊、兄弟之上的非洲，其实当地人对中国或者中国人的认知出现裂变。第四，亲历后感知，在被殖民者建构的“黑、白”二元世界里，夹杂在中间的“黄色”中国人，如同对非洲、西方未知一样，会产生强烈的不适感。见以下田野笔记。

> 2017年3月初，在坦桑尼亚完成近两学年的田野后，我打算前往卢旺达、乌干达、肯尼亚等进行短期调研，原因有三。一是在近两学年的田野，让我深感此“非洲”非彼“非洲”，这里人民热情、饮食丰富、文化多样和乐观的人生态度，对我来说是不小的冲击，击碎了对非洲的认知，固化、刻板的认知在热情、丰富、多样面前是如此不可理喻；二是坦桑尼亚一国如此，其他周边国家想必也是如此；三是被祖辈歌颂的中坦友谊出现裂变。曾经的坦桑尼亚，在我们印象里是中国最好的非洲“兄弟”，坦赞铁路、友谊纺织厂、医疗队等被奉为友谊的象征。然而，两学年后，我感知在当地老百姓眼中的中国“兄弟”，已非那时的“兄弟”，中国或中国人已由“Rafiki”（斯语：朋友）慢慢变为“Mchina”（斯语，在当地大概有两层意思：专指中国人，也特指中国劣质产品或假货）、“Banana”（香蕉，本为当地人

的主食之一，但这里多地隐喻为越来越多的中国人，是一种不友好的专称）。除此之外，在大多数当地人的眼中，中国人都会功夫，也属于白人。显然，不管是处于主位的我，还是处于客位的他们，在互为认知上存在巨大鸿沟，已经击碎了互为“友谊、兄弟”那种神圣感。基于种种原因，增加了我前往周边国家探知的欲望。（摘自笔者的田野笔记，2017 年 3 月于卢旺达基加利）

2017 年 3 月 27 日，我和一位德国朋友共同前往卢旺达。在相互问候后，卢旺达的朋友说：“You are both Mzungu!”① 旁边的德国朋友听罢，显然不高兴，说道：“Mzungu 是指欧洲人、白人，他（指我）是中国人，不属于白人，属于有色人种。”卢旺达朋友不解道：“为什么？在我们的眼里你们都是白人啊。”德国朋友用直白不屑的口吻表示：“他是黄种人，属于有色人种。你们不能把他们叫作 Mzungu!”讲解员可能顾及我的感受，笑着说：“在我们的眼里，只有白人和黑人，没有更多的有色人种!”德国朋友耸耸肩表示无奈，说：“Ok，…Mzungu…!”此时的我，仿佛已经感受到了当初殖民者持有的姿态，也感知到当地人被建构的“黑与白”二元世界。于我，似乎被置于“黑与白”之间，一个尴尬而不适的空间。虽然，我在坦桑尼亚两个学年，也有很多人，包括小孩见到我就喊“Mzungu”，但是此刻出现的德国朋友对于我是否为“Mzungu”提出质疑，也在质疑当地人对此的认知，让我产生不适。德国朋友持有的那种不屑、俯视口吻至今仍然萦绕在脑海。（摘自笔者的田野笔记，2017 年 3 月于卢旺达基加利）

① “Mzungu”为斯瓦希里语，主要有几层意思。一指迷路的人或外来者。二指白人，多指欧洲白人。在欧洲殖民者大举海外殖民后，大部分讲班图语系的非洲国家都用 Mzungu 来特指欧洲白人；三指，除黑人之外的，来自亚洲、印度、中东等地区肤色较浅的人，有着当地人对外来肤色羡慕之意。当然，也有其他一些特定情景下的语义。笔者以此切入，剖析了其背后的历史与社会意义及中国人类学家在非洲开展田野调研的价值立场。见：Gao Liangmin, *Value Orientation of Chinese Anthropologists Conducting Research in Africa*, Africa-Asia, 2019.

在我经历了强烈的文化冲击和不适感之后，认为有必要审视和再讨论源于西方的人类学核心概念即“他者”和“异文化”，同时，中国正在发生“走出去”，这是一个跨界的社会事实（麻国庆，2015）；也正在触发国人对中国之外的兴趣，可谓是一个刚性需求。今天中国“走出去”的姿态，显然与西方当年殖民主义“走出去”有本质的差别。

第二，早期西方人类学之“他者观”与中国的海外人类学研究。

在早期的西方人类学者及当今很多人类学者看来，人类学关注的“他者”就是“所指”（Signifier）① 的国外之意涵。“他者”观，是西方人类学家一直以来研究“异文化”所特别倡导的。针对中国的海外人类学，一直有关于“异文化”“他者”两个核心概念的争论。西方人类学向来把“他者”（the Other/Others）作为学科定位，是绝对文化意义之上的、不对等的他者，以对“异文化”的关注作为学科标志，同时以走出国门去海外做研究作为研究者的成年礼。所以，在相当一段时间内，一些西方人类学家对本土研究的价值表示质疑，认为海外研究才是主流人类学的真谛。

在传统人类学家看来，并没有“海外”（Oversea）这一词汇。之所以如此，是因为早期如欧洲、日本等国的人类学家，认为人类学研究本身就是去“海外”做田野调查，撰写民族志，并不需要在前面硬生生加一个地理概念。之所以如此，我认为主要有两个原因。一是，欧洲诸国和日本国土面积狭小、普同性较强、多样性较弱，异文化就显然指向了欧洲诸国、日本之外的“他者”。二是，欧洲诸国、日本等因殖民扩张、殖民地治理等的需要，早期的许多人类学者，借助殖民国家提供的经费，获得殖民保护进入殖民地进行研究。例如，埃文斯·普理查德《努尔人》这一经典民族志的完成，是在英国殖民当局的刀枪护卫之下进入努尔人地区，调研的目的除了了解努尔人社群文化外，还为殖民当局开展制衡南苏丹丁卡人（Dinka）的措施提供参

① 索绪尔在《普通语言学教程》中将语言符号看作声音（能指）和意义（所指）的统一体。

考素材；拉德克利夫－布朗在调研安达曼岛人时，殖民当局也为其提供安全保障和其他便利，才得以完成民族志《安达曼岛人》；更甚的是，日本为了开展对伪满洲的殖民、屯军入侵的需要，日本军国主义为鸟居龙藏①等日本人类学家在伪满洲从事体质调研提供了军事援助。

回顾历史，欧洲人类学研究之初期发展，得益于欧洲探险家、基督教传教士以及殖民地行政官员。这些人的书信、日记、旅行记录、传记、报告以及书籍成为欧洲“座椅人类学”之基础。假若没有欧洲殖民主义的扩张，我们难以想象英国、法国、德国人类学会变成什么模样。当然，早期人类学研究者并非一味迎合殖民政府的需求，也重视他者知识的获得，重视人类整体知识的积累。在整体殖民话语下的人类学，本质意义上就是对殖民国家以外的殖民地进行研究以满足宗主国对“他者”的兴趣，并无囊括宗主国境内之说，本身就是指“海外”研究。

也正因如此，在利奇的《社会人类学》一书中，曾以不屑一顾的口吻对费先生学术路线进行质疑，认为费先生的本土研究不符合人类学对研究异文化的基本要求，以自己的社会为研究对象是否可取？（Leach E.，1983；中根千枝，1993）按照这一逻辑，中国有没有人类学都是一个大问题。当然，利奇的逻辑基于一个荒唐臆想，受到费先生系统批驳实为理所应当。费先生正面回应说，研究本土化不仅可取，“人心隔肚皮”完全符合人类学意义上的异文化，而且借他们共同导师马林诺夫斯基的话说，还可能标志着人类学这门学科的新发展（费孝通，1993）。相比之下，美国人类学之初始有大量的本土研究作为支持，摩尔根②和博厄斯③对印第安人的研究即为例证。由此可见，

---

① 鸟居龙藏（1870—1953），日本人类学家、考古学家、民俗学家，1905年到湘、黔、滇、蜀对苗族、瑶族、彝族进行调查，出版了《中国西南部人类学问题》一书。1921年写出了《满蒙史前时代》一文，获得东京帝国大学文学博士学位。

② 路易斯·亨利·摩尔根（Lewis Henry Morgan，1818—1881），美国民族学家、原始社会史学家，1878年完成美国西南部印第安部落调查，1881年撰写了《美洲土著居民的住房和居住生活》。

③ 弗朗兹·博厄斯（Franz Boas，1858—1942），美国人类学之父，涉及美国印第安人的研究著作有《夸扣特尔印第安人的社会组织与秘密结社》《美国印第安人手册》等。

西方人类学所说的他者或异文化研究之原则，需要接受知识考古学的解剖。以研究他者或异文化作为人类学学科的标志绝对不是一个理性选择的结果，而是一个历史过程建构的学科传统。

从为数不多早期从事海外研究的中国人类学家及其经历可见，他们多有去英美留学或访学的经历，大多经历过日本军国主义入侵或统治的时代，大多有在西南少数民族边疆研究的经历，他们出国留学或访学大多出于强烈的家国情怀和学术报国的志向。另外，中国早期人类学家通过在英美学习所得进行实践、在异国他乡开展文化多样性研究时，旨在探讨中国的社会、民族、文化问题，从中后期开展与中国相关的“乡土人类学”研究便可知晓。许烺光研究日本书化后（罗锦文，2011），直呼：“我是个‘边缘人’，随时接触到不同文化，亲身体验不同文化而在内心相互摩擦的边界。”（许烺光，1997）再如，李安宅赴美求学完成印第安人的研究后，毅然回到中国从事藏族研究及相关工作，其并未食洋不化，可谓家国情怀，求学志在报国（汪洪亮，2010）。梁漱溟更是直白地指出“西洋人是有我的，中国人是不要我的”，提出“互以对方为重”的中国人际伦理价值观（梁漱溟，1989）。正如多年从事海外民族志研究的台湾人类学家乔健先生，在1999年9月广西右江“21世纪人类学本土化”国际学术会议上指出的那样：“到了晚年，我总是要去研究一下自己的文化……”（周大鸣等，1999）。各种案例，足以展现中国人类学家的家园乡土情怀。在西方人类学面前，中国人类学虽然是意义上的“徒弟”，也曾或现在仍持有“他者”立场来开展海外民族志；但在浓厚的乡土、家国情怀面前，“他者”更多是“‘他者’之意，非‘他者’之心”。

于我，在非洲调研的另一个重要经历使我认为“他者观”不再适用于中国人类学家开展海外人类学研究的价值立场，亟待转向。见下田野笔记。

在我去过的东非大街小巷，很多当地人、小孩除了叫中国人为

"Mzungu"外，还会将中国人称之为"Asian"（亚洲人），粗略一听似乎也恰当。殊不知，这样的称谓直接延续了东非历史上的"亚洲人"称谓。在东非历史上，"Asian"指来自印度次大陆及周边的南亚人，包括今天的印度、巴基斯坦、斯里兰卡等。他们之所以到东非，有两个重要原因。一是，延续在公元1世纪以来的传统，凭借印度洋季风顺风而下，到达东南非，主要从事贸易、经商（李鹏涛、车能，2016）；二是，在19世纪，同为英国殖民属地的印度次大陆，很多人被殖民当局征召进入东非，成为开拓非洲的重要力量，甚至是重要代理人之一。印度人凭借其出色的生产和商业技能，已经深深扎根于东非大地，其身影已经遍布大街小巷，曾经或一直主宰着东非的社会民生，在政治上也有重要影响。由此，东非印度人也有了另外一个称谓，即"Dukawalla"，"Duka"斯语意为商店，"Walla"印地语意为老板或负责人（周倩，2014）。在东非国家逐步独立后，很多印度人为了生存，也主动或被迫选择了东非国籍。当今的坦桑尼亚达累斯萨拉姆、肯尼亚内罗毕、蒙巴萨、乌干达等地的印度人，仍被当地人称为"Indians"印度人或者"Asians"亚洲人，当地的华人华侨则称他们为印巴人（即印度、巴基斯坦人）。由此看来，用历史上的"Asians"来直接称呼中国人显然不适合，虽然在后来有了"Mchina"（中国人）这一个斯语称谓，但是历史的"Asians"仍就被广泛用来称呼中国人。由此可见，在东非中国人既不是"Mzungu"，更不是历史上的"Asians"。除了历史原因外，出现这一现象背后的根本原因还在于中非人民或文化之间存在的巨大认知误差、认知不足，显然与中国提倡的美美与共、人类命运共同体以及当下中非交流等完全不相符，完全是"他者"立场在作祟。（摘自笔者的田野笔记，2016年3月于巴加莫约）

第三，倡导文化分享。

目前，中国人类学确实到了有条件大规模走出国门的时刻，且已有一部分青年学者做出了努力，但仍然沿用“他者”观下定义的“异文化”或“海外”等固有概念，中国的海外民族志研究则将难以做出创新，也难以阐释出新时代人类学的新意义。由于社会科学很大程度建立在事实叙事之上，中国人类学者走向海外积累第一手资料，撰写民族志，无疑将为学科发展注入新的活力（高丙中，2014；Gao B.，Kipnis A. B.，2021）。同时，中国人类学者进入海外，增强社会科学的想象力（郝国强，2014），摆脱以往的家乡人类学或者边疆人类学范式的局限，无疑具有重要意义（高丙中，2009）。

费孝通提出的“文化自觉”“美美与共”等概念内涵彰显巨大张力，是中国人类学者开展海外研究时依赖的价值立场。从某种意义上来说，曾经作为西方半殖民地的中国，不应该信奉西方人类学绝对意义、不对等的“他者”观，而应该借鉴“美美与共”“我们”“在一起”，甚至“人类命运共同体”等一些相对平等、平视的概念。正如费孝通先生所言：“这些‘异文化’，经过消化、改造之后成了各自文明中新的、属于自己的内容，并从宗教、政治和意识形态等方面反映出来。今天的世界上不同文明之间已经是‘你中有我，我中有你’……”（费孝通，2005）。

从人类学家责任与立场来看，一为弘扬与人类相关的文化多样性；二为坚守文化相对论的立场，也就是文化批判（景军，2012；Hu Jun，2001，2007）。而进行文化批判主要有两种方法（马尔库斯，1998）。一是基于认识论的批判。如萨林斯认为，对文化意义的探讨优于对世间利益和物质关注的探讨，是因为对人类而言，不存在未经文化建构的自然本质、需要、利益（萨林斯，2002）。二是跨文化的批判，如米德探讨了美国人普遍认为的青春期骚动在萨摩亚的反例表现（米德，2011）。这两种方法都主张到海外去发现能够深刻校正“我们”观念的最为异己的文化。中国人类学进军海外，体悟世界多元文化，记录不同的文化形态，推进人类知识的整体增长，实则是为了文化上的分享。作为中国人类学学科建设之必要，重视人类学学科特质之学术自觉和全球意识观（麻国庆，2010）。

对于中国的海外民族志研究，应该回到何为人类学家的责任及人类学家的立场来分析和审视，弘扬文化多样性、坚守文化相对论，但需从“他者”转向“文化分享”（Cultural Sharing），借用费先生美美与共的观点，强调新时代人类学促进的文化分享之责任。据此，我认为可以从三大途径来完成文化分享，即继续认识文化多样性之必要、向其他文化学习之必要、汲取其他民族经历的社会文化磨难之必要。文化分享的另外一层意义在于，我们在体验文化多样性的同时，进而深刻反思自身文化的缺失和优势，从而创造真正意义上具有中国性的理论、观点和智慧。在这个意义上讲，中国人类学走出海外，既是反诸自身，研究中国问题，更是服务于人类命运之共同体，达到美美与共，完成人类之文化分享。

第三节　研究问题

一　艾滋病流行与防治简史

1983 年 11 月，在坦桑尼亚与乌干达边境地带的卡盖拉省的 Ndolange 教会医院发现 3 例艾滋病例①（全球第一例艾滋病报告于 1981 年美国的男同性恋者）②。如图 1－1 所示，当时，在乌坦边境发现很多从事国际商贸的年轻男性，他们大多有消瘦、腹泻、体重减轻、肤

① 卡盖拉是坦桑三十一省之一，位于西北部维多利亚湖西岸，人口 246 万，约占全国总人口 5300 万的 4.6%，首府为布科巴（Bukoba）市，东邻姆旺扎（Mwanza），北接乌干达，西邻卢旺达和布隆迪，南接坦桑基戈马（Kigoma）和新阳加（Shinyanga）地区。辖区主要有哈雅族（Ba-Haya）、巴尼波（Ba-Nyambo）、巴苏（Ba-Subi）和巴汉扎（Ba-Hangaza）。艾滋病之所以在卡盖拉省流行蔓延开来，甚至成为东非艾滋病流行的火药桶，与其特殊的历史、地理、文化和社会现实情境有莫大关联。

② 在坦桑尼亚首次报告 3 例艾滋病后 6 年，坦桑艺术家 Ibrahim Ngozi 的戏剧作品 *Ushuhuda wa Mifupa*（《骷髅的证词》）面世（Ibrahim Ngozi，1990）。故事从一个充满“恶性”的问题开始——Virus（病毒）从哪来？[这里使用的是斯语 viini（复），kiini（单）]，接着采用倒叙的方式，开始了来自骷髅的见证，骷髅必须首先变成人类才能讲述骷髅之“人”生。参见 Ibrahim Ngozi，*Ushuhuda wa Mifupa*，Dar es Salaam：Inter-Press Tanzania，1990.

色暗沉与破损、干咳、不定期发热等症状，他们的家人、朋友、性伴中也出现相似症状继而死亡[①]，因消瘦被当地人隐喻为“消瘦病”（Slim）[②]。与早前来自卢旺达、乍得报道的艾滋病相似，随后坦桑尼亚发出警报，1985 年引入酶联免疫吸附试验（the Enzyme-linked Immunosorbent Assay，ELISA）筛查法和 Western blot tests 确证法后，报告的病人越来越多。

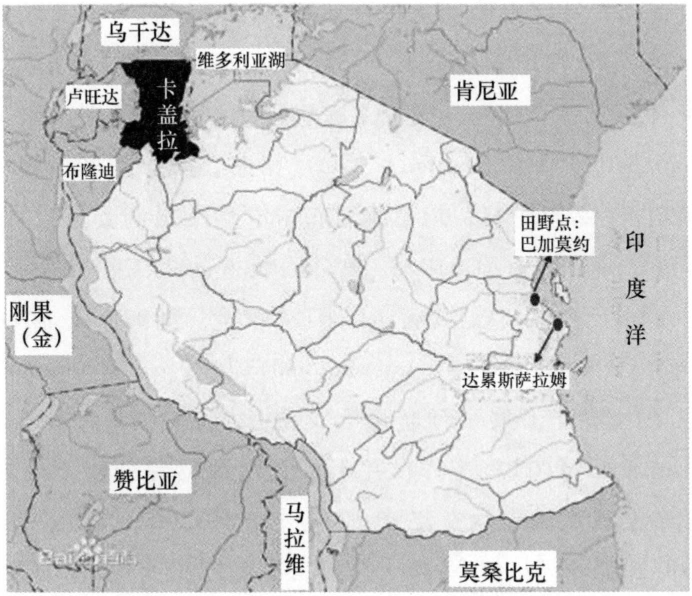

图 1－1　坦桑尼亚卡盖拉省（地图为笔者自制）

坦桑尼亚政府参与防艾工作始于 1985 年，最初在卫生部的领导下设立了国家工作队。起初，艾滋病流行被视为单纯的健康问题，所

① Dr. Anthony Lwegaba 为东非第一个发现并提醒当地人、乌干达卫生部关注艾滋病的医生，也是拉凯县（Rakai District）医疗官。

② 根据大量病人出现的症状推测，属于艾滋病晚期症状，因此有很多研究认为在 1978 年之前，艾滋病病毒（HIV）就发生在东非地区，只是还未表现出消瘦、皮肤等症状，因而未引起关注。直到 1982 年在乌干达的 Kitovu 医院报告有 84 例有相似症状的病人才引发社会的关注和重视。

有相关工作都在卫生部门内实施。1987 年 7 月，坦桑尼亚获得了世界卫生组织（World Health Organization，WHO）1381 万美元的五年资助（Illife，2002）[231]，并于 1988 年 4 月制定国家艾滋病控制方案（National AIDS Control Programme，NACP）①，在 1989 年逐步下移到省、县一级。1992—1996 年，坦桑尼亚的艾滋病流行进入高峰期（UNAIDS，2008），1997 年成年人感染率高达 9.3%，坦总统因此宣布艾滋病为国家灾难，并呼吁国际社会援助、多部门参与。从 1992 年开始，国防部、教育部、社区发展部、教育部等多个部门参与了艾滋病防治工作。到 2000 年时，坦桑尼亚共有 23 个部门加入了艾滋病防治工作，在全国所有县开展。其间，国家艾滋病控制规划仍然由国家艾滋病委员会（National AIDS Committee，NAC）秘书处来协调多个部门之间的工作。2000 年 12 月 1 日，坦总统宣布成立坦艾滋病委员会（Tanzania Commission for AIDS，TACAIDS）来全面统筹防控工作，并于 2001 年发表第一个涉及全国的艾滋病防治国家政策。2002 年，在联合国儿童基金会（United Nations International Children's Emergency Fund，UNICEF）的支持下开展了预防母婴艾滋病传播（Prevention mother to child transition，PMTCT）工作，并引入艾滋病治疗药物，全国逐步建立起了分布在重点城市的艾滋病门诊，2000—2001 年为 6 省 24 个门诊，2003—2004 年为 10 个省 57 个门诊，此后扩大到 15 个省 92 个门诊（TACAIDS，2009；TACAIDS，2013）。2003 年，在美国总统艾滋病紧急救助计划（PEPFAR）② 等国际资金、外国援助的支持下，一个史无前例、上下贯通的艾滋病防控网络体系逐步建立，覆盖了扩大治

① 1987 年 5 月成立了乌干达国家预防艾滋病咨询委员会，成为世界上首个实行国家级的艾滋病控制计划的国家，并获得了 5 年 2167.6 万美元的援助。

② 乔治·布什（George W. Bush）：于 2001—2009 年任美国第 43 任（第 54 届—第 55 届）总统，在 2003 年 1 月的国情咨文演讲中，提出了一项为期五年、以遏制世界艾滋病蔓延为目标的计划，称为“美国总统防治艾滋病紧急救援计划”（the President's Emergency Plan for AIDS Relief，PEPFAR），“健康领域”成为 21 世纪美国对外援助转向的重要标志。PEPFAR 由美国国务院美国全球艾滋病协调员与卫生外交办公室领导和管理，由 7 个美国政府部门和机构来执行，利用政府全方位的力量来控制艾滋病。

疗、关怀、健康教育、同伴教育、社区伙伴建立、信息系统等领域。2004年，PEPFAR等国际项目全面提供人力、智力、技术及财力支持，在坦大部分省、县级医院建立了CTC，在流行严重的社区、村庄也成立了CTC，至今已有1000余个。

二 “三降一升”的辩证思考

近年来，坦桑尼亚艾滋病流行出现积极转向。艾滋病流行整体呈三阶段的变化，第一阶段为1990—1996年即流行上升期，流行率从5.4%增加到9.1%，每年新病人数从15万人增加到17万人，死亡数从1.9万人增加到6.8万人；第二阶段为1997—2001年即流行高峰期，流行率维持在8.6%—9.3%之间，年新病人数维持在12万人至16万人之间，死亡数从7.7万人增加到11万人；第三阶段为2002—2016年即流行下降期，流行率从8.3%下降到4.7%，每年的新病人数从11万人下降到5.5万人，死亡数从11万人下降到3.3万人，服用抗病毒治疗药物从2010年的18%增加到2016年的62%，整体上呈现“三降一升”的积极态势，即流行率、新报告数、死亡数下降，服药数上升，如图1－2所示。

2003—2016年，坦桑尼亚开展了针对艾滋病流行情况的多次大规模调查，除了得出整体上艾滋病流行下降外，还呈现一些重要流行特征（NBS and ICF, 2004；TACAIDS, 2009；Mgina, 2015）。异性性接触传播一直是主要模式；城市感染率虽然高于农村，女性不管是病人数还是感染率一直处于高位；从城市流向农村的一个证据就是，未接受过教育或文化程度较低者，艾滋病感染率却未显著地降低；从经济收入来看，虽然经济收入较高者的感染率较高，但下降也是最快的，而经济收入较低者的感染率显著上升。另外，近年多项流行病学调查研究发现，在撒哈拉沙漠以南非洲异性间有20%—30%的异性间发生过肛门性交，也由此引发的艾滋病感染率最高达22%（Baggaley et al., 2010；Kalichman et al., 2009）。

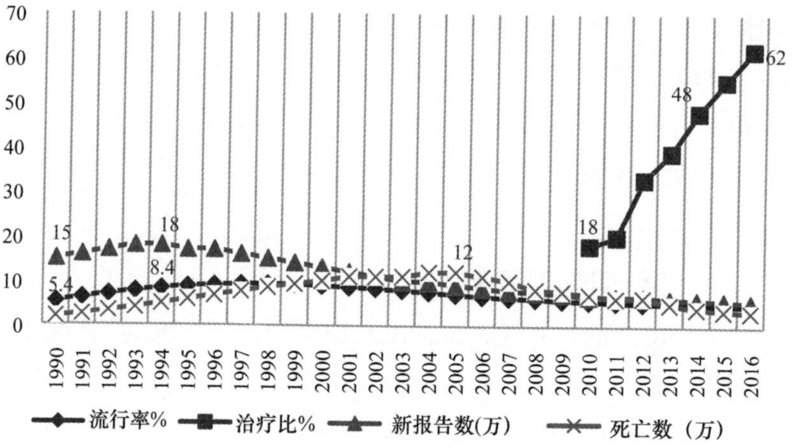

图 1－2　坦桑尼亚 1990—2016 年艾滋病情况①

从上述流行病学结果来看，有几个值得深入探讨的议题呈现。第一，异性性接触传播一直是主要模式，而且从妓女、长卡车司机、矿工、渔民及流动人群等感染率较高的高危人群，转向孕产妇等大众群体；第二，女性是遭受艾滋病感染最为严重的群体，在男性感染率呈现下降时，女性却长期维持在高位；第三，在女性中，首次性行为低龄化，在学龄儿童中艾滋病感染率较高；第四，农村地区艾滋病感染率虽然小于城市，但是绝对数逐年增加，是城市的 2—3 倍；第五，与受过教育、经济收入高的群体艾滋病流行显著下降相比，经济收入低、教育程度低的群体却稳定地维持在一定水平；第六，异性间何以普遍发生肛门性交？与艾滋风险有何文化意义上的关联？

三　研究问题

坦桑尼亚艾滋病整体呈现“三降一升”的态势，一个根本原因是实施扩大检测、扩大治疗后取得的结果，但当细化分析后，却发现在

① UNAIDS AIDsinfo，http：//aidsinfo. unaids. org/，2018－3－13（引用日期）.

国家推广安全套、男性包皮切除、扩大治疗等措施或取得整体积极转向的同时，我们却看到“异性间性接触”引发的艾滋病更多地走向农村、走向较低的社会阶层、走向女性，甚至是低龄女性。那么，为什么出现三个走向？显然，当前来自流行病学的解释不足以诠释其成因，需要一个辩证的思维和新的解释。既要思考整体艾滋病积极转向背后的成因，更要探索“艾滋多元走向”的深层可能，特别是社会底层、女性和牵涉广泛的异性之性议题。另外，值得注意的是，三个走向有一个共同点，也就是健康资源较少的农村、健康风险较高的社会底层和弱势性别之女性，显然其背后呈现的是一个不平等、不公正的健康问题。

直接而言，不平等、不公正的产生必然与结构化的社会不平等暴力形态息息相关，才导致在农村、在社会底层、在女性中引发广泛的健康风险。来自社会结构化了的暴力已经嵌套在政治、经济、社会等结构之中，因此需要做主体层面的文化分析（见图3）。特别是当艾滋病流行走向社会底层、弱势群体时，从文化视角阐释其“弱”来自何处、在何处就显得有重大意义和社会价值，简单而言就是，暴力内生化的文化阐释。

坦桑尼亚艾滋病流行的“三降一升”的态势、“三个走向”社会事实的背后，实则说明一个道理，就是暴力走向深层、暴力也在消解。对此社会事实的解读，要分析相关的暴力形态，何为经验和社会事实的暴力？更要进一步思考暴力何以走向深层？外在暴力何以内化？同时，还要辩证地看待对暴力的消解与抗争，即暴力走向深层的同时，也走向积极、阳光的一面。

就暴力的消解与抗争而言，针对近年艾滋病流行出现的积极转向，需要用别的解释视角，也就是使用辩证思维来审视问题，尤其要考虑非洲国家在控制疫情方面取得的成就，也就是说艾滋灾难还存在，但非洲国家和其他国家发起的联合行动是有效果的，是不容置疑之事，甚至也有更为深层次的文化因素。

回顾瘟疫的学术史，特别是麻风病史学的分析，一方面烙印着排斥、压迫、残酷，另一方面也呈现出人们对苦难的新认识和新行动，社会同时同情他们所受的痛苦（蒙蒂菲奥里，2015；谷操，2016；龚腾飞，2013）[20-24]。如果说对“邪恶与善良”的辩证共存之描述显现了麻风新史学的过人之处，那么暴力也应该有一个对立面，就好似天地、善恶、阴阳之间的关系。而且，假如看不到非洲的正能量，这样的研究难道还不是落入以往否定非洲的学术传统吗？试想，如果总是将“阴暗分析”呈现给非洲人，他们难道不想看到自己民族的希望吗？这种期待或希望并不是白日做梦吧？据此，本书旨在破除当前针对非洲艾滋病研究中的一个盛行的论断，即无论成因如何，好似声讨一个残忍的撒哈拉以南非洲。但是，我辩证地坚信，在特别阴暗的地方，阳光就更重要。

综上所述，本书基于在坦桑尼亚完成的医学人类学调查材料，一方面分析坦桑尼亚艾滋病的流行如何受制于结构暴力深层内化，另一方面讨论艾滋病的流行引发了什么样的社会文化反应。

第四节　研究回顾

本书核心议题之一关涉暴力，本部分将首先梳理暴力研究的相关动态，然后梳理健康、艾滋病研究领域的暴力学术关注，最后为探讨内化暴力、阳光视角分析之必要。

一　暴力研究动态

从物理暴力走向绝对暴力。暴力（Violence）最接近的词源为古法文 violence、拉丁文 violentia——指热烈（Vehemence）、狂热（Impetuosity），主要意涵是指对身体的攻击。可追溯的最早词源为拉丁文 vis——意指力、力量。从 13 世纪起，“Violence”具有“气力”的意涵（雷蒙·威廉斯，2005）。《韦伯国际词典》中的暴力是“任何物质力量的运用从而导致伤害和虐待”，而西蒙·魏尔把暴力看作“一个人对另一个人的生命实施的实质性攻击”（维雷娜·卡斯特，2003）。后来的诸多研究者都将暴力关进了“物理性”伤害的笼子（Bienen H.，1968），限制了人们对其影响的理解。

更为遗憾的是，暴力走入了绝对主义的分析视野，暴力被等同于一切罪恶。如，托尔斯泰的“勿以暴力抗恶”（列夫·托尔斯泰，2004），圣雄甘地的非暴力不合作主义，就认为暴力就是暴力，哪怕为了崇高的动机而动用暴力，也应该受到谴责（何怀宏，2001）。也有对暴力的肯定，如法农在谴责殖民主义暴力时，认为反对它而进行的暴力革命是合理的（戴维·米勒、韦农·波格丹诺，1992），萨特也认为反殖民化暴力不仅关系政治，也关系尊严、正义和道德（贝尔纳·亨利·列维，2005）。庆幸的是绝对主义观下的暴力在康德这里迎刃而解，康德将暴力确定为：“克服巨大障碍的能力。这种力量，如果能够克服掌握力量的阻力的话，就称之为权力。”（侯赛因诺夫，1995）[13]暴力就与人的自由意志结合起来，是人与人之间权力意志关系的一个变种。

“权力”意涵的加入进一步弥补了暴力定义的局限，延伸对传统暴力的理解，也暴露了“暴力”的政治本质。如，WHO提出：“蓄意地运用躯体的力量或权力，对自身、他人、群体或社会进行威胁或伤害，造成或极有可能造成损伤、死亡、精神伤害、发育障碍或权益的剥夺。”（WHO，1996）也如拉斯韦尔指出的“暴力是精英用以进攻和防御的一种主要手段”（哈罗德·D. 拉斯韦尔，1992）。在约翰·加尔通暴力三角学说中，从结构暴力、直接暴力到文化暴力的推进（约翰·加尔通，2006）[291]，使得三角暴力互相联系、互为因果，而其中，以文化和传统习俗的名义发起的文化暴力，由国家、民族群体、家族、家长实行的行为规制，通常妇女是这些规制的直接承受者和受害者（范若兰，2014）。暴力是一种表征社会关系的意志形态，而不仅仅是一种物理伤害（左高山，2005）。而齐泽克在探讨当今资本主义世界发生的暴力时，指出暴力有三种，资本主义政治经济压迫下的非理性反抗的主观暴力，以及客观的资本主义制度性暴力，还有作为文化基础的语言暴力（斯拉沃热·齐泽克，2012）。三种类型的暴力均与当代资本主义的社会体制和意识形态有着根本性的联系（韩振江，2016）。

至此人类历史与人类文明发展进程中的“暴力”，意涵进一步升华。如埃利亚斯对暴力的分析及其洞见（埃利亚斯，2009），他认为暴力并非社会边缘和秩序失范的“作品”，而是一直潜伏在生活视野之中，置于文明进程中，身体暴力越来越为某些群体（如军队、警察）所垄断。其后果是暴力并非解放，而是威胁进入人的内心，瞻前顾后取代了以身犯险。虽然表面安全，但也丰富了“暴力”的自我表达形式和强度，以至于人们走入了机械选择的长链，生物性之本能也随之升华。

对于暴力的走向，史蒂芬·平克（2014）认为物理暴力施加于人，并将痛苦集中在个人身体与生命所承受的生理伤害之上。他认为人类的暴力之所以在减少，原因不仅在于“权利革命”，也在于人性中有向恶之“心魔”，也有为善之“善良的天使”。然而，强调宏大历史叙事的史蒂芬·平克却未看到资本主义制度、女性主义视角下的男权制度、全球化的不平等等都不需要施加物理暴力就可以完成控制，完全忽视了制度性暴力，使得他只触接到了历史表象，而非历史真实。简单而言，历史固然在进步，暴力导致的苦难在减少，但是并不是说人类已经摆脱苦难，人类命运仍未卜。在布迪厄这里，我们看到了暴力发生内化的影子。他在分析文化资本时，提及“符号暴力”，强调被施用者的不知情，因此是“温和的暴力”。然而，暴力越是温和，越容易被人所不察，为人所接受（戴维·斯沃茨，2006）[103]。其中，社会行动者是有认知能力的行动者，也是“符号暴力”的合谋者（布迪厄，1998）。

在非洲语境下，在“历史恩怨与纠结”中暴力秩序也逐步生成和演变。在非洲学者塞勒斯汀·孟加看来（塞勒斯汀·孟加，2016）[186]，“有”和“无”罪是主观的或者至少是一个硬币的两面，暴力充斥着虚无主义。如同，达尔文笔下的适者生存观，对生命承担责任被视为愚蠢。生命都不可避免地对自我和对他人进行抗争，暴力成为弱者想要获得生存所必需的武器。进而暴力被道德化，使其成为减少无辜生命被害的一种方式。由于历史恩怨，哪怕是出于正义，暴力合法性的辩护往往在实践中成为可悲的事实，甚至会很快失去道德光环。也正因如此，这一秩序建构的逻辑陷入了西式的暴力逻辑，一如，柏拉图将实施暴力的人看成独裁专制的人，为了证明自己的优越性，以控制他人为乐；二如，弗洛伊德认为暴力是人性的弱点，是神经症的一种症状（塞勒斯汀·孟加，2016）[187]。也就是都将“暴力”还原成一种自然行为，等同于免除了所有的人类责任，为那些诉诸暴力的行为提前做好了辩护。

在更为宏大的层面上，20 世纪 30 年代“黑人意识运动”（Negritude Movement）的兴起和对其的批判性审视，在某种意义上成为非洲语境下对结构暴力和暴力的内化的一次思辨。对其批评者之一的人类学博士、加纳总理科菲·阿布雷法·布西亚（Kofi Abrefa Busia），他提出了对文化模式说的批判以及对文化人格论的质疑。20 世纪 30 年代，法属殖民地非洲知识分子和来自加勒比海的留学生在巴黎开启“黑人意识运动”，通过学术讨论、诗歌创作以及生活方式强调了非洲人的心智一致性和人格一致性。这场运动逐步将黑人意识概念变为泛非主义思想的灵魂，用黑人意识的一致性说法团结非洲人是为了抵制殖民主义和种族主义，把非洲文化遗产作为对抗殖民文化和知识霸权的武器。然而，在布西亚对黑人意识运动既感到欣喜时，也存有质疑。他所欣喜的是运动的批判性，但是他认为非洲人意识、心智、人格的一致性仅仅是一种迷思，其负面影响是掩盖非洲社会文化的复杂性。在辽阔的非洲，一致的黑人意识在哪里最为流行，是在非洲大陆全部或是在局部，布西亚认为连这样的基本问题都是这场运动的倡导者无法回答的（Ntarangwi，M.，et al.，2006）。

与布西亚相比，毕泰克（Okot P'Bitek）对黑人意识运动的基本精神是肯定的。他明确表示，西方学者和西化的非洲学者对非洲宗教信仰并不感兴趣，更糟糕的是非洲学者不能用自己的术语和概念阐释非洲本土宗教信仰的灵性，而是通过欧洲人的眼光和范畴看待非洲人的宗教意识和仪式（Okot p'Bitek，2011）。对此，他指出，非洲的“文革”要以非洲人的尊严为宗旨，以培养青年人热爱非洲的情怀为重点（Okot p'Bitek，1973）。总之，尽管“黑人意识”这场政治运动以泛非主义作为思想理论，但其影响深远，很多问题至今仍在讨论。

如果说，上述“暴力”秩序建构于物理和宏观层面，那么在微观层面，暴力何以“私人化”？在情境层面，暴力何以普遍性？在针对美国非洲裔的“白人优越性”观念越发固化，甚至强化为“自我黑化”（Self-niggerization），日常生活也常常被“压迫记忆”所主导，折磨着男性的灵魂（West Cornel，2007）[20]。自我憎恨的内化仍然以缺乏自尊、自责以及对自身及与其相似者不变的怀疑等方式表现出来。在这一逻辑下，女性往往会成为受害者，两性关系和代价关系在日常中被曲解，压迫被“永久化”。然而，回到现实世界层面和社会事实，“私人”暴力很容易超越历史范畴，因为“物质贫乏”会使得伦理准则失去感召力，诉诸暴力也就成为遭遇者自我麻醉和暴力合法化的说辞。对女性或者自己的妻子施暴也被视为无助，最终从败落的幻象中逃脱。因此，“私人”暴力也是一种邪恶伦理（塞勒斯汀·孟加，2016）[170-197]。回到马达加斯加“割礼神话”（Maurice Bloch，1986），男性割礼经由仪式实践中的象征意义，走向了历史演变中的意识形态，完成了从“祝福到暴力”的转变，文化、制度、权利等元素流转于“变与不变”的个体生命意义与权力统治合法化中。暴力在这一文化情境中，获得了普遍性存在的意义。

然而，非洲传统之两性之性并无“暴力”之影子，更多是一种和谐的秩序之力。在乌干达某酋长笔下，非洲传统社会文化中的两性并无“暴力”，那些两性“物理和文化暴力”都是谎言，是殖民主义等外来之力强加的结果（Chief Musamaali Nangoli，1987）[37-40]。而在非洲本土人类学家笔下（Jomo Kenyatta，1970），非洲传统两性之“性”有着严苛的社会文化规范，哪怕是存在赤裸上身的婚前“爱抚”，婚前插入性的性行为也必须是一种意愿性的、非强制的，但是仍然面临“处女之贞洁、男性之羞耻”的控诉。

二　从健康社会阶梯到结构暴力

坦桑尼亚艾滋病流行的“三个走向”，均是涉及农村地区、较低社会阶层和弱势女性的一个健康不平等、不公正的问题，是一个结构化社会不平等的暴力问题。与此相关的理论脉络来自健康社会阶梯，即社会经济地位越高，健康水平越高，但需要设置一个特定的社会、特定地区，具备一定文化共享性，而不能泛泛而言（景军等，2014）。坦桑尼亚作为一个特定地区、特定社会，也共享一定文化，流行病学学科关于艾滋病的分析已经告诉我们，社会经济地位、社会分层在健康水平中扮演着重要角色。同样，健康阶梯也被广泛应用在很多特定地区。比如，在等级森严的印度种姓制度下，低种姓的身高、营养状况、健康水平均远低于高种姓（刘欣如，1998）。潘蛟早年的研究也指出在充满等级制的“族籍血统认辨”的凉山彝族社会中，黑彝和白彝的差异也反映在体质特质上（潘蛟，1990b），还体现在严格的婚姻文化及生活行为之中（潘蛟，1990a）。景军采用“泰坦尼克定律”和“风险社会学说”，认为中国艾滋病流行的实际风险和风险认知都有深深的社会阶层烙印（景军，2006）。同样，在高福利国家或已建立全民免费医疗制度的英国，健康的社会分层阶梯依然明显，其中英国白厅的研究还首次系统地使用社会分层和社会梯度概念阐述了“健康的社会决定因素”（the Social Determinants of Health）（Marmot，1987，1991；景军等，2014）。

不难看出，上述健康社会决定论、社会分层的理论渊源均有马克斯·韦伯的影子。马克斯·韦伯的“三分法”（Weber，2010），关注的是财富（经济地位）、声望（社会地位）、权力（政治地位）及其交互作用，其结果是社会经济地位的高低直接影响到人们支付医疗费用的能力，进而产生健康水平的差异。如果马克斯·韦伯的观点尚为中性，那么弗朗克·帕金的社会闭关（Social Closure）理论则更进一步，他旗帜鲜明地表明了价值判断取向，因为社会闭关的本质是少数人对稀有资源的控制（Parkin，1979，1997；Latour et al.，1985）。相比之下，韦伯提出的获得性地位意味着财富、声望或权力的获得途径处在开放形态，也就是健康等资源可以通过努力获得，而弗朗克·帕金的社会闭关则认为基于宗教、族群、种族、甚至特殊职业的社会分层，可以成为上层社会实施制度化排斥的理由，更是意味着社会排斥（Parkin，1974），其重要后果就是剥夺导致人之异化。

提到人之异化，源于马克思。马克思在《资本论》中指出具有剥削的资本主义制度，榨取剩余价值的生产，被剥削的生产力和资本主义生产方式，乃至上层建筑与经济基础的关系等一系列问题的最终结果是使劳动者的异化。也就是，劳动者与自己生产的产品没有直接关系，无生产资料的所有权，在生产中无发言权，在利益分配中处于弱势地位，在国家政治权力中被边缘化，而身心苦痛时只能在宗教信仰中找到止疼的精神鸦片（魏小潭，2012）。可见，在马克思眼中，他将人之异化直接作为对工业资本主义最强烈的批判（李志，2007）。人的异化其实质是社会的异化，比如影响到人们的健康，更甚的是异化引发病态的同时发生在无产者、有产者中，无产者将原始人都不能接受的肮脏生活环境视为自然状态，导致生理需求退化，而有产者则发生了畸形膨胀的生理需要，尤其是上流社会人士，极端奢华享受的生活方式象征着财富和信用（王江松，2006）。

相比马克思，恩格斯则更关注工人的健康权。他通过对英国工业革命时社会的考察，认为肺病、霍乱、伤寒等瘟疫集中在住房拥挤、肮脏、潮湿、空气污浊的平民窟，而且有地域性、地方性及社会分层的特征，据此，他认为英国工业革命建立在对工人健康的无视和损伤的基础上，而工人需要通过限制劳动强度、提高营养水平、消灭流行病、改善生活环境等措施来提高健康水平，获得工人自己的健康权（恩格斯，1956）。

在社会分层、社会闭关的基础上，与健康息息相关的理论还有结构暴力、制度冷漠。保罗·法默[1]（Paul Farmer）在关于海地的民族志研究成果《艾滋罪名》中，将“结构暴力”以及“制度冷漠”概念从政治学、解放神学、历史学移植到医学人类学，而且有创新发挥（Farmer，1992），进一步丰富了结构暴力的内涵。结构暴力（Structural Violence）来自挪威社会学家约翰·加尔通有关人们的生存需求、健康需求、身份需求、自由需求被人为剥夺的分析和批判，它是指社会、经济、福利、就业、医疗疗制度与意识形态组合在一起产生的暴力。结构暴力与战争暴力、民族冲突或罪犯暴力之不同点在于它被合理化、合法化、自然化（Gilligan，1997）。在加尔通看来，和平时期最典型的暴力形式和最大化的暴力程度就是结构暴力，集中表现在跨国经济体用资本在政府寻租，在建立资本权力与国家权力联盟之际，收买媒体、封锁不同政见，毁坏正义知识分子的公共形象、煽动保守团体反对社会发展的立法，目的是方便在全球范围的资本主义扩张和剥削（Galtung，1969，1993）。

制度冷漠则是来自拉丁美洲天主教教派左翼知识分子。在解放神学[2]（Liberation Theology）大旗之下，他们挑战了天主教和基督新教都认同的教义，即贫困即是贫困者作孽之产物，认为穷人不应为自身破落负责，因为在他们面临结构暴力的另一面是制度冷漠，无数人间

① 参见网站“成功者档案”（Achievers）对保罗·法默生平有详细的介绍，详见《成功者档案之保罗·法默》，http：//www. achievement. org/achiever/paul-farmer/#profile，2018 年 2 月 1 日（引用日期）。

② 解放神学运动：20 世纪 60 年代末的拉丁美洲，主张以基督爱人救世和实践福音教导，并坚决站在穷人一边，通过揭露和反抗殖民统治、独裁统治的，支持阶级斗争，以天主教领导解放神学运动和思潮在拉丁美洲流行开来，并传入美国。

不幸都因制度化冷漠而发生，但是在社会未能引发抗议，上流社会不屑一顾的态度、媒体不负责的报道、中产阶级撤离高犯罪率社区的趋势以及社会正义思想在整个社会中迷失，是制度冷漠的严重结果（杨煌，2006；Sigmund，1992，2011）。解放神学的倡导将社会失范的责任从穷人转移到富人、官员、警察、中产阶级、知识界、媒体、教会（Rowland，1999），被全球许多知识分子认同和部分公众接受。

保罗·法默认为，结构暴力往往会被埋没在那些长期存在的无所不在的社会结构中，由稳定制度和经常经验来完成规范化，大多数人理解世界的方式近乎平凡，几乎看不见那些无所不在的结构力量，不同的资源、政治权力、教育、健康保健和法律地位仅仅是其中的一部分，结构暴力往往与社会不公正、社会压迫的社会机制、社会制度密切相关（Farmer，2004）。保罗·法默的分析采用了暴力外在说（Externalization），解放神学的幽灵是外在说的内核。如上所述，解放神学家认为，穷苦人的困境不应归结于他们自己的过错，更不是原罪，而是制度所致。确实，制度决定论在讨论贫困问题时是一个难以推翻的道德立场，也是一个难以否定的学术观点。从概念可见，结构化暴力理论主要指出，个人、群体受到伤害的根本原因在于结构性的社会安排，镶嵌到了社会世界政治、经济组织形态中，因为是暴力的，最终才会导致健康议题上的重大不平等以及穷人们的重大伤害（Farmer et al.，2006）。结构化暴力理论作为一个具有导向性的理论，它扩大和深化了我们对疾病社会文化成因的思考，很明确地要求在思考中将生物学议题和全球政治经济联系在一起。

当然，学界也有对结构暴力理论的批判。认为，结构暴力是一个模糊的术语，比如可将严重侵犯人权的行为与高度的收入不平等相关联，国际贸易协定会阻碍仿制药的生产，等等。然而，对一些人来说，如果结构化暴力能以多种方式表现出来，它就不再被视为一个有用的解释力量，反而成为一个“黑匣子”（Janes et al.，2009）。而且，结构化暴力不能像测量经济活动参数一样来衡量。因此，社会科学学科（包括流行病学和量化社会学）等实证主义学科很难将这一概念纳入其理论范畴。同样，人类学和质性研究在内的解释学学科，也可以避开这个理论，因为它挑战了传统研究对地方社会的关注。

三　外在暴力

对于结构化的社会不平等、暴力外在说的结构暴力理论，由于指向历史的纵深、宏观的全球层面，使得在分析撒哈拉沙漠以南非洲艾滋病议题时，得到了广泛应用，虽然很多社会科学未直接提及结构性暴力理论，但仍可见其影子，或者说结构暴力理论与其他理论有很多切合，研究综述如下。

撒哈拉沙漠以南非洲之所以成为艾滋灾难地区，一个基本理论逻辑导向就是全球化进程引发的地区不平衡、不平等在健康议题上的呈现，是外在力量导致的健康风险，也就是宏大的外在暴力。在这个脉络上，源于沃勒斯坦 20 世纪 60 年代在非洲对民族主义运动进行观察的世界体系论（World System Theory），认为如果要更好地认识非洲，就必须将其置于整个世界体系之内，作为一个框架中的一个组成部分加以研究，才能得到清楚的认识（伊曼纽尔·沃勒斯坦，2000），也为后来将非洲艾滋病流行置于全球化视野下的思考提供了强有力的理论支撑。20 世纪 60 年代晚期，阿根廷学者劳尔·普雷毕什（Raúl Prebisch）率先提出“依赖理论”（Dependency Theory）（Raúl Prebisch，1959，1962），将世界划分为先进的中心国家与落后的边陲国家，后者在世界体系中的地位使之受到中心国的盘剥，依赖于宗主国，导致发展滞后。此后，弗兰克（Gunder Frank）、阿明（Samir Amin）等将依赖理论进一步发展，认为其是外围国家日益走向贫困的重要原因，并主张与宗主国的“脱钩论”（Gunder et al.，1996；Samir，1976）。一直以来，依赖理论在非洲议题分析中有着广泛的社会文化市场，包括大量来源于国际援助的艾滋病防治经费以及嵌入其中的病人群体、个体的生与死。

就国际援助而言，很多学者已经在新自由主义理论脉络下辩证、批判地审视过，其中一个基本观点为非洲作为艾滋病国际援助的接受者，是主要接收方，对非洲医疗卫生产生着巨大影响，新自由主义价值观的引入繁荣了私立医疗体系（Angelika，1988；Viola，1988）。同时，艾滋病国际援助使得非洲公共卫生成为热点，不仅切合了传统意义上的共享，更是使得私立医院、医疗保险等“共享”进一步延展，但对于中产阶级，不仅可以在私立医院和医疗保险中获得健康服务，甚至去国外寻求更加优质的服务。而在乌干达实施的艾滋病 ABC 策略①（Funding for HIV and AIDS，2015；HIV Prevention Programmes，2015）直接改变了美国的援助策略，即将援助重点放到了对禁欲、忠诚的关注，不仅是安全套发放——安全套发放取得过良好效果，但近年乌干达艾滋病流行反弹使得 ABC 遭到质疑。有学者称此为“获得性政治免疫系统缺损综合症”（Schoepf，1997，2001），将污名与性、道德败坏与死亡等关联（Herek et al.，2002）。对此莫瑞·辛格指出，要把这些问题放在历史文化的视角来审视（Morsy，1996），在不忽视疾病和治疗本身的同时，更加全面考察它们与文化、社会地位的关系（莫瑞·辛格，2006）。

不管是世界体系论理论，还是依赖理论，都将非洲艾滋灾难议题纳入宏大视野。其中代表性学者有保罗·法默、林登鲍姆（Lindenbaum）及古德（Delvecchio-Good），他们的基本观点是艾滋病以异性性接触传播的国家或地区中，疾病的传播取决于全球、国内和地方社会，诸如阶级、民族、社会性别等产生的结构力量。由此，认为具有剥削性质的社会不平等关系和霸权主义意识形态是艾滋病等很多流行疾病的根源（Baer et al.，1997）。同时，在某一特定地区、国家中，社会底层、弱势群体也因为这种社会结构上的不平等而成为艾滋瘟疫

① ABC 策略，即“abstinence，be faithful，use a condom”——禁欲、忠诚、使用安全套，这一策略在乌干达取得了初步成功，还一度推广到非洲的很多国家，乃至全球。

的主要受害者（Singer et al.，1988）。在此脉络上，艾滋病被视为一种世界体系中不平等的政治、经济上的权力关系疾病，其背后根植于种族主义、殖民主义、资本主义、全球化等一系列社会过程之中，甚至还会反作用于社会过程。

此外，外在暴力还体现在艾滋病的贫困论上。很多学者认为“贫困”在非洲艾滋病流行中扮演了重要作用，甚至贫困使得原有的社会张力、对抗等不对等的社会结构放大，衍生出更深层的社会问题。从全球整体上看，撒哈拉沙漠以南非洲承载着最为沉重的疾病负担、贫乏的健康资源，也是宏观层面产生艾滋灾难的主要原因（Sud，2015）。由此，“获得性权力缺乏症”（翁乃群，2003）、“获得性收入缺乏综合症”（Schoepf，2001；Setel，1999）等都被用来形容面对艾滋病脆弱的社会底层和无权力的人群，甚至美国学者迈克尔·莱丁还指出：“非洲即将死于疾病（艾滋病）和饥饿。”（奎西·克瓦·普拉，2013）在他们看来，不平等使得社会底层首当其冲，成为受害者和“高危人群”，更是导致了社会的歧视与排斥，进一步生产更为深层的不平等，最终走向弱势之弱者（Risse，1988）。同样，因为贫困不得不从事性工作、仅为一日三餐的妇女和儿童也成为重要受害者，甚是另类悲哀（Samuels，2009）。

外在暴力还指向频发的战争、不稳定的政治、滞后的经济等导致非洲艾滋病以异性性传播为主的流行模式。有学者认为，此种流行模式与一种低强度战争有关，断断续续的冲突导致经济发展的滞后，带来不稳定、不安全的社会环境，引发多性伴行为、性产业的发展，同时，人们对健康知识的获取、高风险防范能力上的薄弱，才导致艾滋病广泛流行（Baldo et al.，1991；Henry，2005）。在此基础上，艾滋病使得黑人成为高危人群的代名词，引发了广泛的社会歧视与污名，而且还有学者从体质特征上纳入种族歧视议题对非洲人进行诟病（Okeagu et al.，2003）。

外在暴力更多地指向结构层面，而对于主体性的关注仍然不足。

例如，人类学家对于艾滋病流行的社会文化成因，一部分学者认为应该在区域水平上予以关注，针对具体社会、文化、道德情境来分析个体、群体行为的塑造与疾病的内在关联（Weiss，1993；Setel，1999）。然而，与上述观点相反，长期在坦桑尼亚开展艾滋病流行研究的人类学家迪尔格（Hansjörg Dilger）则强调重点应在于摆脱结构力量的束缚，更多地关注个人、社区主体性在面对艾滋病时的选择（Dilger，2001，2003，2008）。同时，还有学者认为，在一个社会化、道德化层面均充满挑战的时代，应用文化去解释苦难，凸显文化意义、文化实践的再生产（Ortner，1984）[144]。

四　何为内化？及内化暴力之必要

非洲艾滋病的外在暴力说确实为导致非洲健康不平等的社会事实提供有力解释；而人间苦难的诉求，引发了全球乃至上升到人类命运的关注。然而，从宏观结构审视非洲艾滋病议题的同时，会导致忽略艾滋瘟疫的另一个事实面相，也就是艾滋病之所以在撒哈拉以南非洲这样一个特定社会、地区中广泛流行，固然与宏观结构的力量有莫大关联，但是我们也不能因此忽略主体性层面的力量，也就是在特定社会情境中主体性视角分析的必要性。就此，本研究试图引入“内化暴力”这一概念，来阐释主体性力量在艾滋病议题中的贡献。

第一，何为内化（Internalization）？

“内化”来自于彼得·伯格（Peter Berger）和托马斯·卢克曼（Thomas Luckmann）关于人类社会双重属性的思辨中，即一方面为涂尔干之“社会事实”，另外一面为韦伯论证理解的主观主义。他们认为，“内化”是指人是社会的产物，是三个持续不断的辩证过程之一，即外化（Externalization）、客观化（Objectification）、内化。与三个持续不断辩证过程相对应社会世界的基本特征，也就是社会是人的产物（外化），社会是一种客观现实（客观化），人是社会的产物（内化）。由此，人类的存在是一个不断外化的过程，人将自己外化而建构了世界，也将自己的意义注入了世界，并通过内化过程将个人融入社会及完成文化的传承（彼得·伯格，1966，2005）。

彼得·伯格认为，内化是对一个表达意义的客观事物的直接理解或诠释，作为另一个主观过程的展现，由此变得对我自己具有主观意义，也就是借助社会化的过程，将已客观化的社会再度注入人之意识。内化过程包括初级社会化（Primary Socialization）和次级社会化（Secondary Socialization）。初级社会化涉及对社会定义的学习顺序，是个体在孩童时期经历的最早的社会化，是个体人生中最重要的一环，也就是“概化他人”（Generalized Other）；而次级社会化是制度或制度化的形成来自的“亚世界”（Sub-worlds）及其惯习化（Habitualization）后的定型化（Typification[①]），它的范围与特质由劳动分工的复杂性及伴随而来的知识的社会分配决定。就此，他们认为，社会化必须在特定社会结构背景中完成，其“成功完成”程度与社会结构有关，主观现实总是有赖于特定的可信的非人结构，即其维持所要求的具体社会基础和社会过程（彼得·伯格，1966，2005）。最终，人在生物性上注定要与他人共同建构、共同生活在一个世界，一个占主导地位的、确定的现实世界，一旦构建起来，会反作用于自然天性。在自然与社会构建的世界之间存在的辩证关系，人类有机体自身被转化。人创造了现实，并由此创造了自身。也就是，个体在主观内化、客观社会结构的社会化过程中，建立了个体的主观社会实体。

在吉登斯结构化理论（The Structuration Theory）中的结构“二重性”（Duality）思想中，他不再把主体和客体、行动与结构、个人与社会一系列视为对立、排斥，而是认为通过行动者的日常行为有机地结合在一起（吉登斯，1998a，2003）。同样，还从微观的视角切入，

① 按照邓理民的注解：typification，多译为类化，但他认为，是指活动中的人，在互动中将彼此交互的各种信息视为当然的过程，故称为定型化。这里不但具分类之意，更重要的是分类之后的固定意像的产生。所以，他译为定型化与类化。详见［美］彼得·伯格、［德］卢克曼《知识社会学——社会实体的建构》，邓理民译，台北：“国立中央”图书馆2005年版，第71页。

将个体行动者的心理构成和日常生活纳入广延的时空中进行审视，理解社会何以经由日常行为而使自身展现结构化的特征，从行动者的日常生活中审视人类社会的整体变迁，使得宏观与微观有了有机结合（Ira 1989；吉登斯，1998b）。布尔迪厄的实践理论（Theory of Practice）强调日常生活的实践来超越结构与能动性、客观主义与主观主义的对立，使得实践上的个体不再是纯粹的个体，而是包含了已经内化的社会文化价值之能动性的个体，进而使用了“惯习”（Habitus）来分析日常生活实践中的行为倾向，强调个别的人在实践的过程中会改变其个别的惯习（Bouridieu，1977，1990）。他以“惯习”取代了文化，彰显了个体实践与文化结构之间互为主体的辩证关系（高宣扬，2004）。

在《让“经济”有灵魂》一书中，张小军提出了“文化内卷化”（Cultural Involution）这一概念，是指文化参与的社会复制（非简单复旧）与精致地格定各种秩序；文化的参与不是固定的，内卷化也是文化的实践；而实践者选择何种文化以及何种文化可作为行动的资源和手段，与习性和场域的共同作用有关（张小军，2014），另外，他还用波粒二象性来理解并丰富了对文化动力学的阐释及其与社会关联性的内涵（张小军，2012）。

简单而言，内化是基于客观化社会事实的基础上，呈现制度化、社会化、惯习化、定型化等多元意涵，而且还与外化、客观化互交互融。彼得·伯格并未将“内化”作为一个具体的社会学理论，而是将其作为一个思辨人类社会主观、客观事实建构的方法学脉络。吉登斯的结构“二重性”、布尔迪厄的实践理论、文化内卷化均超越结构与主体的二元对立来阐释行动者之能动性，都蕴含着内化的语义，甚至指向内化。在此基础上，本书提出的“内化”是在“暴力”框架下，相对于结构暴力这一“外在”暴力说而言，提出并将使用“内化暴力”（Internalized Violence）说，在客观社会事实和不否认外在力量或在“外在与内在”互为主体的基础上，以主体性视角来阐释撒哈拉以南非洲艾滋病流行这一重大社会议题指向的内化暴力及其演变逻辑。探讨暴力内化的深层逻辑，制度化、定型化了的社会结构性不平等，这种不平等在暴力内化发生社会化过程中扮演了何种角色？探讨暴力内化的深层逻辑中，惯习化了的社会文化场域中的文化认知、文化认同与文化权力关系何以交融、互动？何以让暴力持续地、持久地内生化？

第二，外在暴力之局限以及内化暴力之必要。

回到非洲当下艾滋病流行情境中来审视，如同坦桑尼亚艾滋病整体上已经出现新发病人减少、死亡病人减少、服药病人增加等，近年来，撒哈拉以南非洲地区已经出现了积极转向。因此，外在暴力的解释就出现了局限性，需要一个新的解释。同时，当从微观层面、细化分析艾滋病流行走向时，我们却发现艾滋病流行也出现了负面转向的一面，也就是流行走向广袤而资源贫乏的农村、走向社会底层、走向弱势的女性。显然，不能因为整体积极转向的事实而忽略“三个走向”的负面事实。在这里，外在暴力的解释显然也出现局限性，更需要一个辩证的思考。可见，其需要一个内在的、内化暴力的解释。

在一些人类学对非洲艾滋病的研究中，已经看到内化暴力的影子。比如，“异常化的正常”的提出（Barnett et al.，2002）[129]，认为面对21世纪的艾滋病，非洲历史受到国际巨大变化的影响，还进一步分析到从奴隶贸易开始到现在，非洲一直是权力和经济利益的玩具。在殖民时期，族群、传统和语言被肆意地、任意地整合进国家体制中，在后殖民时代，独立的战争、军事政变和冷战已经被形塑进非洲生活的方方面面。最后，自1980年以来，国际货币基金组织和世界银行发起的结构调整方案，更是进一步加剧在地方性别形成与权力关系建构上的压力，并创造和“繁荣”了一个施行暴力、性剥削和当今艾滋病流行的“风险环境”（Barnett，2002）[124-156]。

内化暴力之影子还体现在艾滋病问题的文化建构方面。这些观点认为，艾滋病的传播有复杂的文化成因，是一种文化建构的疾病，而不仅是生物医学意义上的疾病。这一基本观点受到来自政治经济学等结构视角的质疑，他们基于文化是由社会结构和人类实践所塑造的假设（Singe et al. , 1988），而认为文化并非万能（Onoge，1975），应该纳入宏观的思考，不能因文化而忽视不平等的权力关系（Beer，1986；Friedman，1987）[107-118]。在这个意义上，认为应该在历史、社会结构中来审视社会文化对艾滋病流行的影响（Frankernberg，1986）。

在中文语境下，我们也可以从很多研究中看到内化暴力的影子，比如人类学家刘绍华的《我的凉山兄弟》，虽然以现代性与全球化为时代背景和理论视野，但他生动鲜活地呈现出诺苏流动青年与吸毒者的生命经验，将之与中国剧变中所经历的多元现代性、社会韧性相关联，个人因对生命的憧憬而交织在一起（刘绍华，2016）。虽然未能直接呈现内化暴力这一概念，但其图景已经有了内化暴力与地方社会、文化关联的影子。

综上可见，奴隶贸易、殖民、后殖民的种种外在暴力内化已渗透非洲生活的方方面面，以及艾滋病问题的文化建构，均指向外在暴力已经发生内化的社会事实，而且有了主体性的影子。然而，不管是近年艾滋病疫情整体上的积极转向，还是微观的“三个”负面走向，艾滋病的持续、持久流行都提示一个道理，外在暴力产生了转向，超越了单纯的社会结构、社会文化。一方面暴力发生了内化，走向深层，也就是使得进一步认知暴力何以内化及其发生内生化的机制极为重要；另一方面也出现了对抗暴力的力量，也使得暴力消解为积极之力，也就是相关主体的自我抗争与救赎。

五　社会文化反应之必要

回顾学界关于人类瘟疫史的分析，笔者发现在瘟疫肆虐、社会歧视和排斥等一系列“阴暗分析”的同时，也有着积极阳光的一面。比如，在麻风病新史学的辩证认知中，欧洲启蒙运动时期为了满足启蒙运动对于黑暗中世纪的批判这一基本需求，最初的学者们统统把麻风病解读为“排斥和驱逐”，他们也就成了疾病“阴暗分析”创史者。

但是，后来的学者发现，中世纪对待麻风病的态度并非单一的排斥和驱逐，而是多元的，也就是在排斥的同时发生了大量的救赎行动，甚至救助麻风病患者还成为当时宗教组织的时尚行动。在过去，麻风病院被解读为一个类似监狱的机构，而新史学的研究则指出，恰恰是人们认定的麻风病之可怕，使其成为有宗教情怀之人积极救助无助者的切入点，许多社会捐款以及反抗疾病歧视的行动由此开始。在十字军东征试图征服耶路撒冷的过程中，患有麻风病的军人不但没有被抛弃，而且被组成麻风军团，配有最早的战地麻风患者医院（蒙蒂菲奥里，2015）。所以，麻风病历史一方面烙印着排斥、压迫、残酷，另一方面也呈现出人们对苦难的新认识和新行动。至少在麻风病历史研究中，学者意识到社会对麻风病人的外表感到恐惧，但同时社会同情他们所受的痛苦（谷操，2016；龚腾飞，2013）[20-24]。如果说对“邪恶与善良”的辩证共存之描述显现了麻风新史学的过人之处，那么暴力也应有一个对立面，就好似天地、善恶、阴阳之间的关系。

同样，除了麻风新史学外，关于人类瘟疫、灾难的社会文化反应还有诸多经典案例。比如，当东非努尔人面临干旱威胁到社区利益时的集体抗争（埃文斯-普理查德，2002）。在清朝末期东北鼠疫大流行期间，病入膏肓的清朝政府却倾全国之力，顶住多国势力的干涉和压力，最终依靠自身的力量成功控制了鼠疫大流行，避免了人间悲剧（焦润明，2011；余新忠，2014）。人类学家庄孔韶等也向我们呈现了文化对抗瘟疫的经典，比如小凉山彝族自发的“虎日”民间戒毒行动对抗艾滋瘟疫（庄孔韶等，2005），面对灾难时政府体制同民间力量联合的传统（庄孔韶等，2009）。

综上而言，相对于“暴力”而言，本研究纳入社会、制度、文化、个体等多个维度来考量坦桑尼亚社会文化对艾滋病的积极反应。正如，近年艾滋病流行整体走向积极的这一社会事实，之于同时艾滋病也通过内化暴力走向农村、社会底层、弱势性别的负面事实一样，应该辩证地审视。即，一方面，相对于暴力深层内化；另一方面，嵌入“社会、制度、文化、个体”在应对艾滋灾难时的努力和积极效果中。在这一脉络下，人类学针对非洲艾滋病议题主体的积极、辩证的研究较少，而且多为流行病学、社会学学科，因此，这将是本研究亟待阐释的重点之一。

第五节 基本情况

一 坦桑尼亚

坦桑尼亚联合共和国（英语：United Republic of Tanzania，斯瓦希里语：Jamhuri ya Muungano wa Tanzania）位于非洲东部、赤道以南。北与肯尼亚和乌干达交界，南与赞比亚、马拉维、莫桑比克接壤，西与卢旺达、布隆迪和刚果（金）为邻，东濒印度洋。1961 年 12 月 9 日坦噶尼喀（Tanganyika①，今坦桑尼亚大陆）获得独立；1964 年 4 月 26 日，与桑给巴尔（Zanzibar②）联合成立坦桑尼亚联合共和国。

联合国官网显示③，坦桑尼亚国土面积947303 平方千米，2016 年人口 5572. 2 万（其中桑给巴尔 120 万人），首都为多多马（Dodoma）。不含桑给巴尔，坦桑尼亚大陆 2014 年人均 GDP 952. 2 美元，2005—2015 年 GDP 增长率维持在 6. 4%—7. 4% 之间。含桑给巴尔，2010—2015 年，人口增长率为 3. 2%，城市人口占 31. 6%（2015

① Tanganyika：中文为坦噶尼喀，来源于斯瓦希里语“Tanga”（动词是无目的地乱逛的意思，或名词起航、航行之意）和“Nyika”（空旷之地，或荒芜的土地，甚至是寸草不生的土地），特此 Tanganyika 意为在“旷野中航行”，在坦桑尼亚西南部有湖名字为坦噶尼喀湖（Lake Tanganyika）。来源：维基百科 https：//en. wikipedia. org/wiki/Tanzania，2017 年 10 月 30 日（引用日期）。

② Zanzibar：桑给巴尔，源于波斯语“Zenj”，也有写成“Zangi”，意为“黑人、黑人的”，“Zenj Bar”为“黑人的海岸”或“黑人的帝国”，南宋周去非（1135—1189）于 1178 年写的《岭外代答》中写道：“西南海上有昆仑层期国……”描述了东非沿海地区的奴隶贸易，“层期”是 Zangi 的音译，指斯瓦希里人居住的东非沿海地区。在冯承钧的《诸番志校注》中指出：“层期与僧衹是 Zangi 之同名异译……唐书宋书之僧衹奴，殆皆来自非洲东岸。”后来的南宋地理学家赵汝适在《诸番志》、元朝中国旅行家汪大渊的《岛夷志略》中提到的“层摇罗”即为今天的桑给巴尔。

③ 联合国官方网站：http：//data. un. org/CountryProfile. aspx？crName = United%20Republic%20of%20Tanzania，2017 年 10 月 30 日（引用日期）。

年)，城市人口增长率为 5.4%，期望寿命女性 65.6 岁，男性 62.6 岁，婴儿死亡率 37‰，卫生支出占财政总支出的 5.6%，医生的数量每 1000 人小于 1 人。下辖 31 个省（Region），169 个县（District）。坦桑尼亚境内有 126 个民族，人口超过 100 万的有苏库马（Sukuma）等 6 个民族，还有一些阿拉伯人、印巴人和欧洲人后裔。斯瓦希里语为国语，与英语同为官方语言。坦噶尼喀（大陆）居民中 35.32% 信奉天主教和基督教，45.30% 信奉伊斯兰教，其余信奉原始拜物教；桑给巴尔 99% 的居民几乎全部信奉伊斯兰教。

1981 年 6 月 5 日，美国报告首例艾滋病病人以来，不久以后，艾滋病陆续在各大洲被发现。据联合国艾滋病规划署的报告，撒哈拉以南非洲大陆的艾滋病占到了全球的 70% 左右（2470 万/3670 万），成为影响最严重的地区。南部非洲成为影响最严重地区，其中，斯威士兰（Swaziland）流行率最高达 26.5%，博茨瓦纳（Botswana）为 23.0%，莱索托（Lesotho）为 23.1%，南非（South Africa）为 17.9%（南非是艾滋病人最多的国家）。而东非次之，其中，肯尼亚（Kenya）流行率为 6.1%，乌干达（Uganda）为 7.2%，坦桑尼亚为 5.1%（UNAIDS，2013）。

1983 年在坦桑尼亚的卡盖拉省首次报告了艾滋病感染者，1987 年蔓延至全国。截至 2013 年年底，估计存活的艾滋病病例约 140 万人（80% 为异性途径传播），其中，15—49 岁 120 万人，14 岁以下儿童 25 万人，艾滋孤儿 13 万人（12 万人至 15 万人）（UNAIDS，2014）。桑给巴尔流行较低，仅为 0.6%（UNGASS and TACAIDS，2010）。2011 年 4 月 WHO 最新公布的数据，坦桑尼亚人均期望寿命（Average Life Expectancy）为 59.5 岁，排世界第 157 位，艾滋病是第一影响因素。而 1960 年坦人均期望寿命为 43.7 岁，半个世纪仅仅增加了 16 岁，2012 年艾滋死亡率 167/10 万（全球排第 13 位）。2012 年卫生费用支出虽然占到国内生产总估值（GDP）的 7%（中国 2011 年为 5%），但是 50% 以上用于艾滋病。

二　巴加莫约县

本研究长期所在的主要田野点为坦桑尼亚海滨省（Pawni[①]）巴加莫约县，距达市约90公里，毗邻印度洋，曾为德属东非的首都，曾是东非大陆通往印度洋、途径桑给巴尔岛的最重要贸易点。全县陆地由沿海向内陆方向缓缓上升，直达海拔300米，部分地区平坦，深受来自北部的马萨伊人（Masaai）的喜欢，有“马萨伊草原”之称。在整个辖区，相对起伏不超过50米，除了蓬圭（Pongwe）山外，无其他山峰，西部最高为800多米，内有鲁伍（Ruvu）河、瓦米（Wami）河流经过并进入印度洋，全县经瓦米河由西向东一分为二。

“Bagamoyo”一词源于“Bwagamoyo”，其中“Baga”意为“解脱、放下”，“Moyo”为“心脏”之意，可译为“让我的心安静”（be quite my heart），或“放下你心中的重担”（lay down the burden of your heart），或者“throw off your melancholy”（摆脱忧郁），也有字面之意“抛弃我的心”（throw down my heart），意思是“一个破碎的心，一个绝望的地方，失去希望的地方”。对于第一种语义，适用于长途跋涉、从内陆到达巴加莫约的奴隶，他们经历了沿途野兽的攻击、饥饿、死亡、疾病、痛失亲人等多种身体、心理折磨，经历了漫长而艰辛的死亡之旅。奴隶主把奴隶带到巴加莫约、桑给巴尔，许多奴隶再被运往阿拉伯等地。对这些奴隶，过了巴加莫约这个大陆上最后的据点，再也没有回家的希望，他们的内心是极度伤心的、沮丧的、绝望的。对于第二种语义，适用于长途商队、码头搬运工、渔民，巴加莫约是在艰苦辛勤劳作之后庆祝、休息和娱乐的场所，是“让我的心安静”之地，是劳累之后歇息之所。

在12、13世纪，有土著居民居住在考奥莱（Kaole）村[②]附近，

---

① Pawni：斯瓦希里语，意为海岸（Coast），常翻译为海滨。

② 考奥莱（Kaole）村离现在巴加莫约镇4公里，地处巴加莫约镇南侧。也有学者翻译为，考勒或考奥勒。

肥沃的土地和丰富的渔业资源，吸引了阿拉伯人等移民。早在13世纪，阿拉伯人选择考勒作为行政和军事总部之一，修建了定居点，包括清真寺。当地土著居民对此非常好奇，“让我们去看看阿拉伯人在做什么”①。到15世纪末，考勒镇被生长繁殖速度很快的红树林侵占，为捕鱼人提供了栖身之所，也成为葡萄牙水手们的中途停留补给站、贸易点。在葡萄牙人控制港口后，大多数阿拉伯人被迫返回故土或另寻他地，考勒镇从此萧条。最后，考勒镇成为只有俾路支人（Baluch）的村庄。在17世纪时，阿拉伯人从葡萄牙人手中夺回了东非沿海的控制权，开始发展和建设新的城镇，也就是现在巴加莫约镇的所在地。而现代雏形的巴加莫约可能建立于18世纪末。在现镇上的Mwanamakuka穆斯林墓地遗址上，发现了公元1230年和1228年可能是巴加莫约建立的时间点（Johannes，2105）[42-43]。另外，还发现了来自同时期中国明朝的蓝白相间的陶器，也可进一步作为佐证。

在历史上，巴加莫约大多以渔业、贸易为生，大规模农业、种植业生产的引入来源于殖民时期和乌贾马（Ujamaa）农村运动时期（Grete B et al.，2014）。如今的巴加莫约县是海滨省6个县之一②，距达市75公里，共9847平方公里，其中855平方公里被水覆盖（印度洋以及3条河流）。县被划分为6个行政区划（Divisions）、16个区（Kata-wards）、82个村子（Village-kijiji），631个次级村子（Sub-village-kitongoji），共2012年311740人（NBS，2012）。之前的人口情况是，1998年173885人，1999年202869人（United Republic of Tanzania DSA-CRP，1999），2002年23万人。2005年，巴加莫约县有83个村子，645个次级村子，其中镇核心地区为敦达区（Dunda Ward）的敦达村和考奥莱村、马戈迈尼区（Magomeni Ward）的马戈迈尼村和马库伦葛（Maku-

① 注：“让我们去看看阿拉伯人在做什么”此句由“Chite Kalole Mwaarabu Viatendile”翻译而来，其语言是扎拉莫族“Zaramo”族的语还是其他语言仍待进一步考证。

② 2016年，原巴加莫约县的查林兹（Chalinze）镇被中央政府划出，独自成县。

runge）村（NBS，2012）。1889—1891 年巴加莫约县为德属东非坦噶尼喀的首都，1929 年为英国殖民政府的一个镇级殖民政府所在地。如今，巴加莫约县是以巴加莫约镇为中心，12 个农村社区分散在南、西、北三侧。如图 1－3、图 1－4 所示。

在 1961 年独立之前，除了沿海一些重要城邦由阿拉伯地方当局治理以外，很多传统社会（县、村级）的治理一般由当地酋长和村长头人来完成。通常由氏族（Clan）来完成地方社会的治理和控制，一般采取由酋长或者头人或村长里最有威望的人来主持治理，该制度被称为 Ukoo。长老（Wazee）在当地社会政策、传统事务的中扮演了重要角色。在 Ukoo 制度中，一般来由德高望重的老人主持和处理婚礼、葬礼、节日庆典、年轻人传统教育、居民纠纷等事务。至今，Ukoo 制度也还有一定影响。

巴加莫约县主要由 6 个族群组成，其他大约占 20%。族群之间形成了相对固定的地理区域和边界。以渔业为主的扎拉莫族（Zaramo）（占 20%）主要在镇及周边沿海地区，游牧民族马萨伊族（Maasai）（占 5%）主要在西部和中部草原，兹谷阿族（Zigua）主要在北部地区（占 15%），卢谷茹族（Luguru）主要在西南部地区（7%），奎微雷族（Kwere）主要在沿海到中部（占 23%），而多厄族（Doe）在中间地带（占 10%）。奎微雷族、兹谷阿族、卢谷茹族及扎拉莫族，四个族群是最早大规模进入该地区的族群，而擅长经商的多厄族、游牧马萨伊族是后来者。除马萨伊族属于尼罗—哈米特（Nilo-Hamitic）人外，其他都属于班图人。奎微雷族、兹谷阿族、扎拉莫族、卢谷如族为母系制族群，而多厄族、马萨伊族为父系制族群。在漫长的族群迁徙和交融中，固有的社会结构已经退化，也不再是母系社会，有了很多父系社会的特征。由此带来的一个重要的影响就是，引发了殖民时期的族群战争、抗击殖民者的战争。

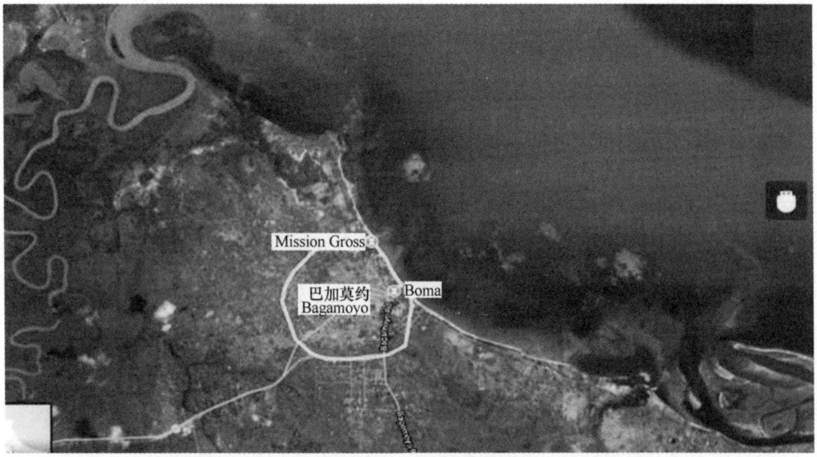

图 1-3　巴加莫约镇的谷歌卫星地图及周边情况

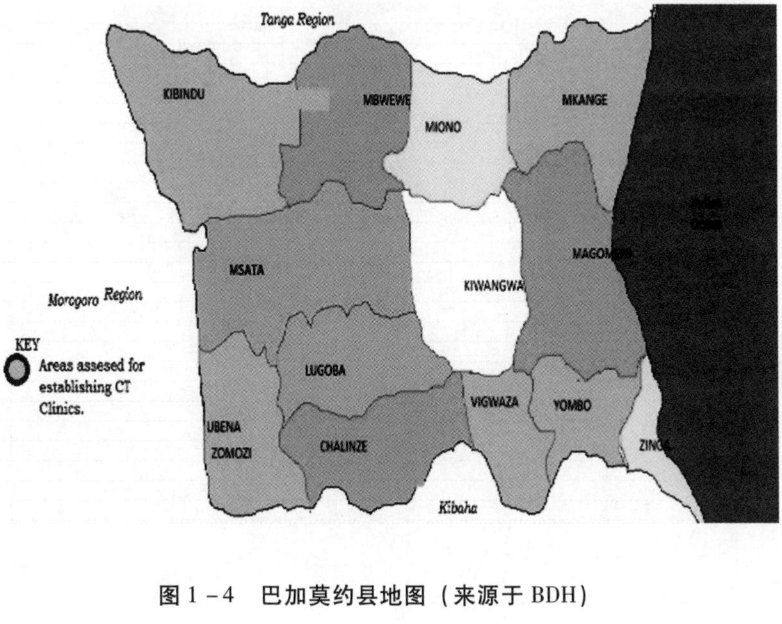

图 1-4　巴加莫约县地图（来源于 BDH）

巴加莫约艾滋病流行开始于 1984 年，2012 年统计显示，艾滋病流行率为 2.6%；2016 年 3 月县医院统计显示（BDH，2016），累计 HIV/AIDS 感染者 11205 人，女性 7721 人，男性 3484 人。2014 年海滨省入组抗病毒治疗情况为，共7780人，男2406人，女5374人，设有抗病毒治疗点12个，县级一个，社区及农村级11个，如图1－5所示。

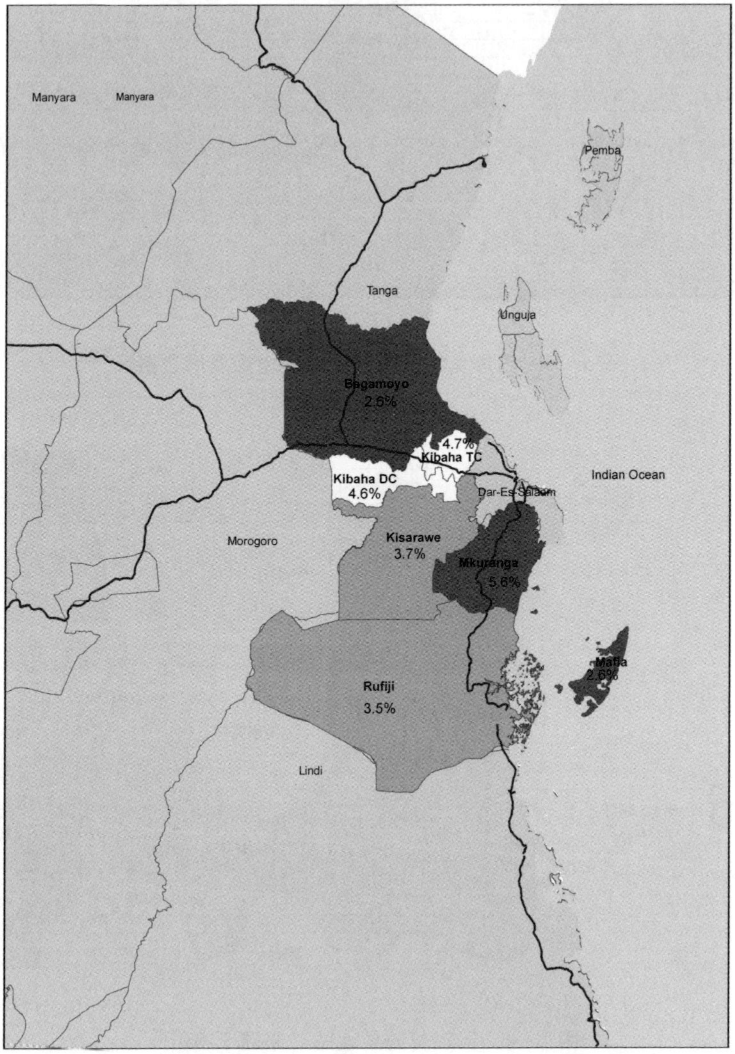

图1－5　2014年海滨省HIV流行率估计①

① 数据来源：坦桑尼亚2014年预防艾滋病母婴传播（PMTCT）项目、2012年THMIS国家调查资料。

巴加莫约县医院及其艾滋病关怀与诊疗中心情况如下。

巴加莫约县医院（Bagamoyo District Hospital，BDH）坐落在镇的东北角，印度路偏向海滩一侧的沙滩之上，离印度洋不到50米。印度路处于高位，县医院地处低位，但高于现在的沙滩，如图1－6所示。县医院为该县最大、唯一的县级公立医院，床位100张，医生25人，护士49人，其他27人。与医院同一个院子内，还有依法卡拉健康研究所巴加莫约分所即巴加莫约研究与培训中心（Bagamoyo Research and Training Center，BRTC），也就是笔者的访学机构。

BDH有着悠久的历史，是东非地区较早的大型医院之一。1886年由印度商人Sewa Haji捐献而建，经历了桑给巴尔苏丹帝国统治时期、德国殖民时期军队医院时期、英国殖民时期，是坦桑尼亚历史的见证者。现在的很多部门、病区仍然还在使用早期的建筑。比如，笔者所在的艾滋病关怀与诊疗中心（HIV/AIDS Care and Treatment Center，CTC）就是早期建筑之一，如图1－7、图1－8所示，在2009年美国的支持下翻新而成（详见第四章第一节）。

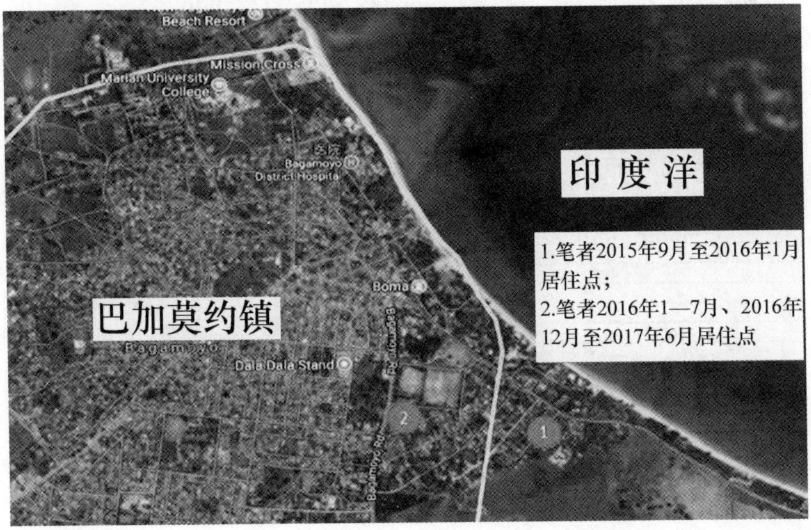

图1－6　笔者曾经的两处居住点及县医院

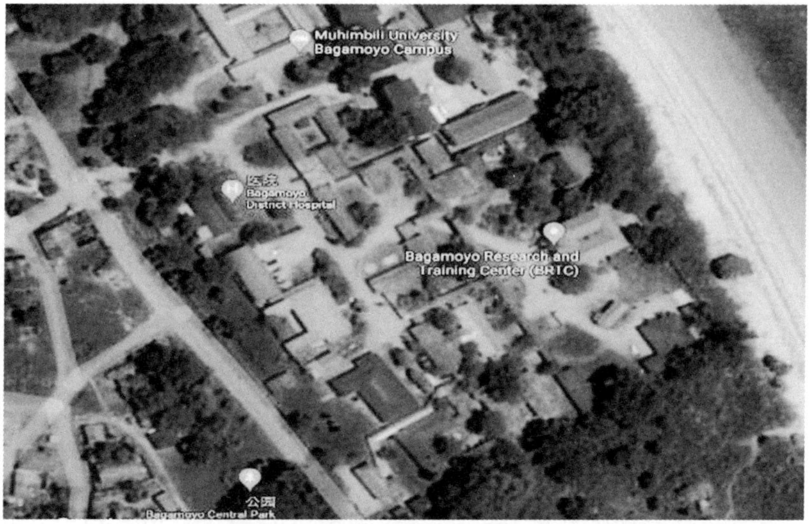

图 1－7　县医院鸟瞰图（来源谷歌地图）

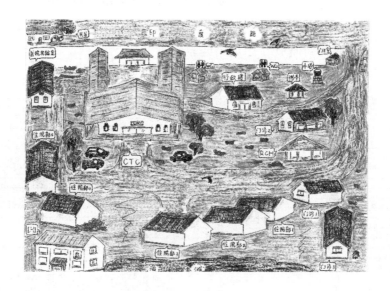

图 1－8　巴加莫约县医院内部图（高良敏、陈昭合制）

第六节 研究方法

2015年9月，自我搭乘前往坦桑尼亚经济之都达市（Dar es Salaam，平和之港）的卡塔尔航空公司航班时，我的“田野”算是真正意义上的开始。我这个外来者显然已经不是字面意义上的“外来者”，这个时空下的我将追忆历史、见证现实、憧憬未来，甚至成为其中一份子。我期待像很多人类学家前辈那样，对“田野”充满向往和情怀。在达市居住了两周后，非洲导师带我前往70公里外的研究所巴加莫约分所。

2015年10月初，我向访学的依法卡拉健康研究所提交了研究计划、伦理学申请（含知情同意申请书），不到一周便获得批复，同时将资料提交到坦桑尼亚学术伦理委员会进行备案。另外，获得研究许可还必须向坦桑尼亚移民局、劳工部申请居住证、工作证，但我的居住证、工作证办理历经7个月（2015年10月到2016年4月[①]），提交了7次相关资料，才最终获得两年居住、工作的许可。

我于2015年9月至2017年6月两个学年间，居于坦桑尼亚这样一个“异文化”空间因此，我通过参与社区研究方法，纳入整体性视角来进行田野调查。社区研究方法源自马林诺夫斯基和拉德克里夫－布朗开拓的“实验室”，后来吴文藻先生于20世纪30年代提出社区研究方法。参与社区研究方法强调社区研究要在本土文化解释、外在与社区的政治经济之间来寻找连接点。因此，我的研究不局限于对巴加莫约县历史与现状的二元对立描述，也更多地通过涉及的行动主体的历史记忆、现状描述及今后的展望，进而呈现当地人对当下的思索与行动，我还关注了相关行为、日常话语、实践之间的冲突与关联。

① 其间，我向坦桑尼亚劳工部、移民局提交申请资料，并获得开具的发票后，才得以进行田野调研。

在此基础上，我纳入整体性视角，对于涉及的经济、政治、宗教、社会、文化、医患关系建构等议题，更多地将“在场”作为把握和去感知整体社会的途径，将参与式观察作为重要的路径。对于整体的了解不仅局限于把握研究对象在政治、经济、法律、生态、语言、病患体验等各方面，也强调关注社会生活的表述与实践、构想与运作、意识形态与日常经验之间的关系的整合（李荣荣，2012）。对于坦桑尼亚，遥远而陌生，但不能简单地把它的陌生而遥远的“异文化”空间产生的文化冲击随意作为可用之物纳入研究，而应试图将田野调查作为一个思考地方性、群体、个体层面的主体能动，思考地方主体如何在当地日常生活、社会秩序建构中发挥力量，以期获得更为“真实”的研究素材。因此，本研究不仅仅将社区作为整体来考量，还将“主体”纳入整体性视角进行关怀。

在具体操作或研究素材获取方面，我结合自身作为“中国医生”的角色，同时也作为一个“研究者”的角色，在进入田野时确立了如下基本立场和取向。我以“主位视角”参与具体的医疗实践情境，进行观察，也以“客位身份”与研究对象进行互动，以期获得一个更加客观的立场。简单来说，在具体的医疗实践中，我被赋予了“医生或者公共卫生工作者”这么一个“主位身份”，在与病患情境、医患关系、患者个体进行互动的过程中，我作为医者，尽医之职，为病患服务、为医患关系服务，同时以借助“主位”优势来获取相关知识、素材。另外，我以作为“客位”的研究者，不得不时常交融于“主、客”之间，但是，对于整体观察、思考时，我更多呈现客位，尽量规避“主位”可能带来的事实偏差。

在此基础上，我采取了参与社区或具体机构的实践与行动、个人深度访谈、个案追踪、历史与档案等素材收集相结合的方法路径。

对于参与社区或具体机构的实践与行动。我的第一个身份是作为依法卡拉健康研究所访问学者，虽很少参加研究所具体研究工作，但研究所赋予了我“合法”身份。一方面通过与非洲导师组指导成员进行工作和公务事宜的处理；另一方面按照研究所规定的研究伦理、注意事项进行调研，处于研究所的“管控”之下。借此身份，我访问了达累斯萨拉姆市大学、国家图书馆、国家档案馆、当地图书馆。按照非洲导师所说：“我对你负责，你向我报告。”我的第二个身份，在坦桑尼亚期间，因为之前清华大学与美国哥伦比亚大学合作关系，我得以顺利成为哥伦比亚大学坦桑尼亚办公室、马拉维办公室的临时成员，虽然我的研究多不受哥伦比亚大学的限制，但正是这一“临时成员”的身份，使得我有了深度参与哥伦比亚大学公共卫生学院支持的一些当地NGO活动（详见第四章），也因此获得前往马拉维开展短期调研的机会。我的第三个身份，作为巴加莫约县医院艾滋病关怀与诊疗中心的一名工作人员，也就是当地病人叫我的“中国医生”。在这里，我得以深度参与、实践、体验医患互动、医患关系建构，得以获得很多研究素材，包括很多艾滋病病人的访谈和追踪；并和医护人员的深度互动与交流，对地方医疗体系、医疗卫生实践的深度了解。

对于非正式访谈。从研究议题可见，本研究除对HIV流行结构性成因的关注外，将重点关注和回应“主体”。之所以采取非正式访谈，有两个方面的原因。一是研究专业背景与研究路径。我曾经接受生物医学、公共卫生的训练和实践，在涉及两性、性等敏感问题“脱敏”处理方面有一定经验，对于所在艾滋病诊疗中心的工作内容、工作流程较为熟悉，可以快速地获得当地人的认同。因此，保罗·法默结构化暴力理论提倡的“观察、审视、行动”这一连贯的研究路径得以实施。二是，对于涉及两性、性等文化的主体，往往作为一种敏感性话语而存在，如果采用非常正式的交流或访谈，容易引起误解和回避，我也不希望在此点上将自己、当地人置于“道德、伦理”争议之上。因而，结合前一阶段的体验，本研究将从研究对象的日常生活话语中，作为切入点来展开。正如，格尔茨所提及的地方性知识及阐释性解释的研究手法（格尔茨，2014），其解释不仅仅是一种升格领导的训诂学，还确实是一种解释的形式，使我们聚焦于制度、行动、意象、表达、事件、习俗等社会科学兴趣所指向的一切常见现象，也正因如此，才具有重要意义。特此，本研究将自己“置身于半个当地人”的位置，从他们的日常话语中去阐释本书所关注的“主体”。具体操作是结合录音和笔记，采取非正式访谈的方法和参与式观察为主。通过我在当地介乎于医生与志愿者、研究者与兄弟、规矩与非规矩情境之间的身份来完成我的非正式访谈。善于运用肢体语言的当地人，要求我不仅有对话语的感知，也必须具备敏锐观察力和审视力。在与当地人互动、交融后，观察、闲聊、广泛交友等也就成为非正式访谈的主要方式。

个案追踪与访谈。本研究主要为针对一个人、一个事情的追踪。在医院中，由于病人通常每个月都会到医院进行领药、随访，所以我也因此有了对病人长期追踪的机会。对于其他个体，我通过建立一定程度情感上的联系，互为朋友、互为兄弟，大多进行了正式面对面的访谈，在时常问候、时常交流、时常分享的基础上进行互动和了解。

历史档案、文献资料的收集。对于相关历史档案和文献资料，我主要在巴加莫约县天主教堂博物馆、县医院材料室、县图书馆，以及坦桑尼亚国家图书馆、国家档案馆、达累斯萨拉姆大学图书馆以及街头的一些二手书摊进行采集。

对于访谈的录音、笔记及相关素材，由于进行深度访谈或交流时，我的斯瓦希里语水平远远不足，有听不懂或含糊不清的地方，我求助于当地的医生、护士、朋友给予翻译或解释。在此基础上，形成中文、英文的文本材料，也有部分斯瓦希里语文本材料。

在坦桑尼亚的两个学年里，我主要做了以下事情。第一，体验当地文化。除了在研究所巴加莫约办公室、县医院外，还游荡在小镇的大街小巷，沙滩、渔市场、老市场、村市场、印度街上的酒吧、餐馆、商店，以及各种古迹遗址、教堂及周边的农村。第二，除了小镇之外，还偶尔前往达市，到过国家图书馆、档案馆、达累斯萨拉姆大学历史系、社会学系查阅资料和访谈。第三，围绕研究议题，前往北部城市坦噶（Tanga）市、科罗圭县（Korogwe）、马萨伊族聚居之地阿鲁沙（Arusha），还前往政治首都多多马（Dodoma），坦桑尼亚与马拉维边境重镇姆贝娅（Mbeya）、库土尤（Kutuyu）县，南部高原依林加（Iringa）市，以及桑给巴尔主岛（温古贾岛，Unguja）和奔巴岛（Pemba）。第四，短期前往了周边国家，包括马拉维2周、乌干达2周、卢旺达1周，肯尼亚1个月。

本研究除了参与式观察以外，还访谈了97人，包括医护人员21人、当地学者7人、艾滋病人29人、同伴教育员9人、阿曼后裔1人、印度后裔1人、1家（4人）、华人3人、家仆（Houseboys）8人、政府官员3人、哥伦比亚大学国际艾滋病防治项目坦桑尼亚办公室5人、病人家属及其他9人。我还走访了11个相关机构和组织，前往坦桑尼亚及周边国家的15个城市（坦桑尼亚9个、马拉维2个、肯尼亚2个，其中马拉维－坦桑尼亚、肯尼亚－坦桑尼亚边境城市各1个）、7个农村社区及东非5国。

巴加莫约曾为东非大陆最大奴隶、象牙贸易基地，很多商品（含奴隶）经此运往桑给巴尔、中东、亚洲，是东非历史上贯通印度洋的重要据点。由于历史原因，巴加莫约作为一个人口、文化的大熔炉，因曾经来自东非内陆的奴隶集居于此，阿曼苏丹帝国曾把这里作为走向大陆的重要据点，曾经的印度商人、阿拉伯商人、德国（德属东非首都①）、英国的殖民者②都曾聚居于此。这里的历史、文化、人文呈

① 德属东非（德文：Deutsch-Ostafrika），含今卢旺达、布隆迪、坦桑尼亚大陆及莫桑比克北部等地区，于1885年在东非设立殖民政府，第一次世界大战德国投降后，国际联盟于1919年将卢旺达及布隆迪交付比利时、洛伏马河以南地区交付葡萄牙、坦桑尼亚交付英国托管，才结束34年的殖民统治。

② 英属东非（British East Africa），含今乌干达、坦桑尼亚大陆、桑给巴尔、肯尼亚，英属东非殖民地的首府于1907年从蒙巴萨移到内罗毕，直到20世纪60年代才先后获得自治独立。

现了深邃的区域空间。① 在这个意义上，我走出了巴加莫约，因为“我是在村庄里做研究，而不是在研究村庄”。据此，我的田野图景得以展现，以巴加莫约为基地，纵横坦桑尼亚（包括桑给巴尔岛），延伸至周边国度。

---

① 东非联邦或东非之国（East African Federation）：第一次世界大战之后，德国殖民的坦噶尼喀被英国人接管，为了榨取东非种植园经济、依附经济对英国本土发展的好处。英殖民政府试图将肯尼亚、坦桑尼亚、乌干达整合为一个联盟，甚至一个国家。虽然得到肯尼亚的支持，但因乌干达、坦桑尼亚殖民当局的反对，东非联邦未能实现。逐步独立后，在泛非主义思潮的影响下，雷尼尔一直试图建立东非联邦，然而，肯、坦两国意见不一，东非之国不了了之。后来，1967 年首次出现了东非共同体（East African Community，EAC），但 1977 年解散；直到 2000 年，在肯、乌、坦三国的倡导下，在坦桑尼亚阿鲁沙重新成立，随后布隆迪、卢旺达、南苏丹逐步加入，最终形成 6 个国家的区域性国际组织。

第二章

结构性暴力：公共健康的历史追问

本章主要探讨导致坦桑尼亚农村艾滋灾难的地理健康格局形成的历史和社会原因，与健康结构化的社会不平等息息相关的暴力及其走向；探讨在经历漫长的外族统治、殖民主义、社会主义、市场经济阶段后，坦桑尼亚形成了怎样的、错综复杂的社会结构，形塑了怎样的医疗卫生和医者，定型了怎么样的健康格局？

艾丽克丝，女，一个从事性工作并有 3 个孩子的艾滋母亲。她和坦桑尼亚 80% 的艾滋病人[①]一样，来自农村。她来自离巴加莫约镇 20 公里的一个有 400 多艾滋病人的基旺嘎村（Kiwangwa）。和这里很多女性病人一样，艾丽克丝之所以感染艾滋病，是因为来自城市中的商人“Baba”（城市人称为“Sugar Daddy 糖爹爹”）。艾丽克丝是巴加莫约县 30 万人口中的一万两千多名艾滋病人之一，是坦桑尼亚 5300 万人口中的 150 万名艾滋病人之一。借用县医院 CTC 主任 Dr. Job 的话：“艾滋病对于现在巴加莫约的很多农村，完全就是灾难。”

从流行病学上来看，坦桑尼亚的艾滋病并非一开始就广泛出现

---

① 斯瓦希里语：Virusi Vya UKIMWI，VVU，艾滋病病毒（HIV）；Upungufu wa Kinga Mwilini，UKIMWI，获得性身体免疫缺陷综合征（AIDS）。参见 Aldin K. Mutembei，HIV/AIDS in Kiswahili and English Literary Works，*Matatu：Joural for African Culture and Society*，2015。

在农村，而是从城市流入农村。2003 年，坦桑尼亚城市艾滋病流行率（10.9%）远远高于农村（5.3%）（NBS and ICF，2004；TACAIDS，2009）。到 2011 年时，虽然城市依旧高于农村，但有下降趋势，城市从 2003 年的 10.9% 下降到 2011 年的 7.1%，农村从 5.3% 下降到 4.3%（Mgina，2015）[26-44]。从整体上来看，坦桑尼亚的艾滋病出现了积极转向，似乎与农村艾滋灾难这一事实相悖。不可否认，整体上向好，但是更不可否认的是，农村依旧为重灾区。如果仅就“流行率”这一相对意义上的统计学指标来看，坦桑尼亚 80% 为农村人口这一庞大基数会使得农村永远不会成为“艾滋灾难”的事实依据。流行率下降的另外一个证据为艾滋病检测数增加，但农村流行率下降趋势远不如城市，一个重要原因在于农村艾滋病病人数是城市的 2—3 倍，而从城市流向农村的同时，农村病人数在 1992 年就开始超越城市，到 1996 年就为城市的两倍（10 万/5 万），而增加趋势一直远高于城市（World Bank，2008）[5]。同样，2004 年开始的艾滋病抗病毒治疗到 2008 年才覆盖到省、县级下的城市区域，2000 年以后才在部分农村的健康中心、医务室中开展（Mgina，2015）[26-44]。

坦桑尼亚艾滋病流行出现了从城市到农村的重大转向。坦桑尼亚农村艾滋灾难和农村人口占 80% 的社会事实背后映射出健康之城乡格局①，即农村是健康的薄弱地区。殊不知，这一健康地理格局的形成与坦桑尼亚历史上长达几百年由阿拉伯人、德国人、英国人等“外来者”主导的远离农村的医疗资源、远离大众的医疗实践，及 1961 年自治后由“原住民”主导的、探索中但广泛受制于殖民遗产、外援的医疗卫生实践，存在重大关联。

① “城乡”这一术语的使用居于中文语境，在坦桑尼亚地方情境中，也有城镇、半城镇半农村、农村地理格局划分，因此，本书中“城”指坦桑尼亚的“城、镇”，“乡”指“城市或乡镇周边地区或城市乡镇周边从事农业生产的郊区，以及农村地区”。

第一节　外来者主导

一　奴隶贸易利益的健康守护

巴加莫约县医院（BDH）坐落在小镇东北角，离印度洋不到50米的沙滩高地，为全县最大、唯一的县级公立医院，床位100张，医护及其他工作人员111人左右。BDH有着悠久的历史，是东非早期的大型医院之一。1886年兴建而成，经历了桑给巴尔苏丹殖民、德国、英国统治时期①，是坦桑尼亚历史的重要见证者。早期的部分建筑仍在使用，我所在的CTC就是其中之一。

从巴加莫约天主教博物馆相关资料及历史文献中，获知了建立BDH的初衷和历史背景。

1870年，巴加莫约镇暴发了一场霍乱，而在教堂广场上的医务室每天都在接诊前来领药的病人。传教士通过煮沸小椰子树叶，形成汤药，才使得很多病人得以康复。1882年，一个非常小的医院在教会支持下建立。医院的护理工作由修女和接受修女训练后的护士组成。在桑给巴尔工作的法国志愿者Madame Chevalier经常来帮助。为了改善巴加莫约镇的卫生、医疗环境，1886年，印度商人Sewa Haji Paroo捐献了一个广场和足够建一所新医院的资金。德国总督、印度商人、阿拉伯商人在内的很多人士参加了1891年3月25日举行的奠基仪式。在1896年9月6日，Sewa Haji Paroo在他生平的最后遗愿中，指出他捐助的钱要用于生病的尼亚姆韦齐族人（Wanyamwezi）

① 东非殖民时间的界定：以现坦桑尼亚大陆和桑给巴尔为例，按照重大历史时期来划分，经历了波斯人、阿拉伯人、葡萄牙人、德国人、英国人五个大的外族迁入或者殖民统治，一直从6世纪持续到19世纪中。殖民主义（Colonialism）是指一个比较强大的国家采取军事、政治和经济手段，占领、奴役和剥削弱小国家、民族和落后地区，将其变为殖民地、半殖民地的侵略政策。本书参照殖民主义的概念，来划定波斯人、阿拉伯人、葡萄牙人、德国人、英国人是否为殖民者。

和其他病人身上，特别是麻风病人。1897 年 9 月 4 日，新的医院终于建好，并在主教 Allgeyer 的主持下，举行了隆重的庆典仪式。在新医院中，早期仅有修女 Mary 和接受过培训的护士，每天大概接诊 50 个病人（Johannes，2015）[20-21]。

1652 年，阿曼人南下战胜了葡萄牙人，建立的阿曼苏丹帝国主宰了东非沿海乃至整个印度洋贸易，随后丁香等香料种植园、椰子园的兴起①，进一步带动了奴隶贸易，使得桑给巴尔成为政治、贸易中心。1832 年，阿曼苏丹赛义德将首都移到了桑给巴尔。由于此前波斯设拉子人主导的基尔瓦（Kilwa）商贸城邦遭受过葡萄牙人的猛烈攻击，加上多年象牙贸易，使得南部地区的大象濒临灭绝，迫使阿拉伯人、印度人寻找新的贸易港口。最终，阿曼人选择了离桑给巴尔最近的大陆巴加莫约地区，作为新的奴隶、象牙贸易据点。同时，大部分欧洲传教士、探险家也经过桑给巴尔岛到达巴加莫约并进入非洲大陆进行传教、探险。最终，到 19 世纪中期，巴加莫约崛起并代替基尔瓦成为东非大陆重要的贸易据点、政治中心。

在巴加莫约这个新的重镇中，聚合了西方传教士、探险家、阿拉伯商人、印度商人等，因此奴隶、象牙贸易盛极一时。繁华的背后，有这么两个群体生活在社会的最底层，第一类群体是被阿拉伯商人从东非购买或抓捕而来的奴隶，他们大多被送往桑给巴尔岛，前往中东或者岛上的种植园；第二类群体是专门从事搬运的劳工，有码头劳工、长途搬运工，他们大多服务于阿拉伯商人、印度商人。在 1890 年的巴加莫约，共有居民阿拉伯人 400 人、印度人 1000 人、自由非洲人（Free Africans）2000 人、非洲奴隶 1000 人（Illife，1994）。在

① 丁香为一种香料，可食用，也可作为香水辅料。源产于印度尼西亚周边的岛屿，16 世纪被阿曼人引入东非桑给巴尔等地，使得桑给巴尔岛、奔巴岛成为“丁香王国”，主宰了丁香的世纪贸易。同时，由于丁香树高，但树枝小而脆弱，需要小孩或灵巧的人采摘，因此进一步扩大了奴隶的需求，使得东非的奴隶贸易盛行长达近 4 个世纪（17 世纪到 20 世纪初）。

1900年，有1305支长途商队，41144名商队搬运工。直到1900—1915年，尽管西方和教会已经开始抵制或者反抗奴隶贸易，但奴隶仍然是巴加莫约经济的重要形式（Johannes，2015）[76]。在被奴隶商人们贩卖的奴隶眼中，巴加莫约不是一个闲情惬意之地，他们到达巴加莫约后，大多会被船只拉走，开始奴役生活。他们从未见过大海的惊涛骇浪，从未如此远离过陆地，带着手铐、脚链，一路走来，一部分同行的奴隶已经饿死、成为野兽盘中餐、因病魔致死，剩下的亲人也被迫各奔东西，除了悲伤，就是绝望。从奴隶们的歌声中只有忧郁与绝望的旋律，只有正在流血的心，一个“伤心绝望之地”即“Bagamoyo”两个含义之一（Jake，2009）[9]。

奴隶象牙贸易催生的另外一个重要群体就是长途商队搬运工，他们在巴加莫约的经济、社会发展中扮演了重要角色，主要来自坦桑尼亚大陆西边的尼亚姆韦齐族（Wanyamwezi）、苏库马族（Wasukuma）及瓦曼叶玛族（Wamanyema）。搬运工队通常由大批人组成，有些还随身携带自己的货物，有些受雇于小业主；搬运工大军日出开拔，一直到11点，通常每天行军两次。他们意志十分坚强，他们的肩膀和脚完全是为负重而生，毫无怨言地扛起沉重的象牙，一根通常需要两个人来扛。他们意识到漫长的、危险的搬运行程将结束于巴加莫约。在入住村子后，他们就唱起轻松惬意之歌（Jake，2009）[8]。① 不同于奴隶们，巴加莫约成为长途搬运工、码头工人的“歇息之地”，“Bagamoyo”的第二层含义也由此产生。

随着巴加莫约人口剧增，发生了多次瘟疫流行。从1870年起，巴加莫约发生过多次霍乱流行，还有大量麻风病人，疟疾等热带疾病更常见。多次瘟疫流行影响到巴加莫约的经济贸易，影响到富可敌国的印度商人Sewa Haji的家族生意。加上，东非最大的慈善家之一

① 注：在劳累一天之后，长途搬运工、码头工人唱的歌曲如下：“Be happy，my soul，let go all worries；Soon the place of your yearnings is reached；The town of palms，Bagamoyo…Be quiet，my heart，all worries are gone！We are reaching Bagamoyo！”

Sewa Haji 于 1851 年在桑给巴尔出生，他一度将自己视为非洲之子，怀有对上帝无比的敬畏。按照印度一个叫作 ISMAILIMAIL 组织的说法，他虽为印度人，但其灵魂、心都属于非洲，是非洲之子。在他的众多慈善中，最为有名的是建立当今坦桑尼亚最大的穆希姆比利国立医院（Muhimbili National Hospital）（1897 年至今）、东非最早的学校之一即位于巴加莫约穆瓦穆宝小学（Mwambao School）（1896 年至今①）。巴加莫约县医院（BDH）也在他的资助下，于 1897 年建成。

按照他生前的遗愿，他捐助的钱要用于生病的尼亚姆韦齐族人和其他病人身上，特别是麻风病人。对于尼亚姆韦齐族人，在奴隶贸易时期、殖民时期，因为身体强壮深受阿拉伯商人、印度商人、殖民者的喜爱，大多从遥远的内陆迁徙到巴加莫约，从事码头搬运和长途搬运的工作，他们大多不是奴隶，但多被强制征召。现在凋零的巴加莫约港口仍然可见到他们的身影。一方面，“仁慈”的 Sewa Haji 出于愧疚，通过建立医院来救治在瘟疫中受到伤害的码头工、长途搬运工。另外一方面，也避免瘟疫影响到他家族的庞大商贸。

在 1865—1891 年间，巴加莫约因奴隶贸易引发的不好名声，以及多次瘟疫对商贸带来的巨大危害，使得阿曼苏丹及印度商人开始寻找除了巴加莫约之外更好的贸易港，最终选中了现在的达累斯萨拉姆市，并于 1865 年动工建造。另外，由于西方的反奴运动，使得通过大量的奴隶来补充建造新港口所需的劳动力已不太可能，因此开始大规模招募劳工。1890 年，随着达累斯萨拉姆港口已有一定规模，加之大量的阿拉伯、印度商人搬迁到达市，巴加莫约逐步进入萧条。随即，1891 年 1 月 1 日，德国殖民者凭借其船坚利炮，强制将德属东非首都从巴加莫约迁往达累斯萨拉姆，成为这座新城的主宰。

此前的 1882 年，由于大量外来劳工、商人聚居在达累斯萨拉姆，同时也带来了天花、霍乱等疾病。仅当年，城中四分之三的居民因天

---

① 坦桑尼亚第四任总统基奎特就毕业于穆瓦穆宝小学。

花暴发而失去生命，此后 1884 年的干旱、饥荒也导致大量的当地族群扎拉莫（Zaramo）族和城市居民死亡（James et al.，2007）[18]。面对瘟疫横行和越来越多的外来劳工，商人 Sewa haji 于 1910 年投资建造了达市最大的医院即 Sewahaji Hospital①。在同一时期的桑给巴尔岛上，1887 年商人 Tharia Topan 在石头城皇宫旁边将一栋 4 层楼高的房子改造成医院，即现在的“The old dispenary”，是东非早期少有的现代医疗机构，但多服务于阿曼王公贵族和有钱商人（Abdul S.，1995）。

综上，在坦桑尼亚这个东非奴隶、象牙贸易时期的核心地区，奴隶、象牙贸易成就了盛极一时的桑给巴尔苏丹帝国和印度商人，其背后是原住民的奴隶、长途劳工、码头搬运工为之付出的血汗与生命。虽然，有诸如印度商人 Sewa Haji 一样怀有慈善之心的社会顶层人士将现代医疗引入东非，但更多的不是为了感激奴隶、劳工，而是在“仁慈”之美名下，避免瘟疫在劳工群体中流行，进而影响到其庞大的商贸利益。

二　欧洲殖民统治的健康守护

在 BDH 的历史上，德国殖民期间曾将其作为殖民军队医院，服务于德国殖民者、欧洲移居者及有钱的阿拉伯商人、印度商人。随着达累斯萨拉姆港口的建成和繁荣，大批阿拉伯商人、印度商人迁往达市，以及后来将德属东非首都迁往达市，使得巴加莫约的经济在 1900 年左右陷入崩溃。而医院每天靠慈善接诊的孩子却越来越多，整体运作、支撑能力下降。随后，德国市政当局建了自己的医院即德国医院（German Hospital），并于 1921 年接管了 Sewa Haji 援建的医院，并将之作为军队医院。殖民当局接管后，医院得到了巨大发展，增加到

① 1956 年，英国殖民统治期间被更名为 Princess Margareth Hospital。1961 年坦桑尼亚大陆自治后被收为国有，现为穆希姆比利国立医院（Muhimbili National Hospital），为坦桑尼亚最大的公立医院。http：//www.mnh.or.tz/index.php/about-us，引用时间 2017－12－12。

100 张床位，并奠定了医院的整体结构。[①]

殊不知，在第一次世界大战之前，非洲原住民几乎得不到任何现代医学规范化培训、治疗的机会，没有任何一个殖民政府为原住民提供一套系统的医学培训和医疗服务。殖民医疗服务的对象通常是欧洲白人士兵和官员，目的是保护他们免遭来自非洲土著疾病的传染，维护种植园、农场经济。殖民主义医学（Colonial Medicine）[②]，其本质是服务于殖民政权的建立和持续，此阶段的医生主要为部队服务的军医、为殖民政权服务的医生、为传教而来的医生以及研究热带疾病的医师，同时也培养了极少的第一代本土医学精英，但主要为欧洲人和地方权贵服务。按照时间脉络，东非殖民医疗实践主要分为三个阶段。

第一个阶段，殖民医学、公共卫生实践主要是防止热带传染病从非洲人那里传播到欧洲白人和殖民地官员，措施就是种族隔离。在此动机之下，一个基本的措施就是强制设置居住区、生活区，实施种族隔离。在英属东非，英国殖民者实行了欧洲人、印度人和非洲人三重种族体系，在医疗卫生、教育、通婚、居住区等进行了严格限制。殖民者实施的医疗卫生政策主要是为了隔离非洲人可能向欧洲人传播的疾病，教育上为了保持欧洲殖民者种族优势地位，禁止种族间通婚主要是为了防止印度人和非洲人联合。

在曾经的德属东非首都巴加莫约，由于地理空间相对狭小，而且在德国人来到之前，印度人、阿拉伯人已经经营了好几个世纪，德国殖民者实行的种族隔离政策主要体现在居住地区的限制和某些地方的禁止进入。

---

① 独立后，德国坦桑尼亚巴加莫约友好社会（Bagamoyo Friendship Society/Germany）在德国政府的支持下，进行了两次大规模翻新和维修（最近一次于 2006 年），医院的整体结构得以维持至今。

② 有学者将殖民时期的医学称之为“帝国医学”（Imperial Medicine），主要指关于欧洲医学在海外被征服、占领和定居点等殖民地开展活动的海外经验。参见 MacLeod R.，Lewis M.，*Disease, Medicine, and Empire*：*Perspectives on Western Medicine and the Experience of European Expansion*（1st ed.），Routledge，1988. https：//doi.org/10.4324/9781003278245。

在巴加莫约镇，印度街一带、商业中心，主要为印度人、阿拉伯商人居住，而在殖民总督府背后广大区域为欧洲移民居住，主要是德国、英国殖民者。在现汽车站及 Magomeni 一带主要为当地非洲人和获得自由的奴隶居住（Barbara，2008）[39-40]。1889 年，德国人在镇上建了一个老市场（the Old Market），专门销售一些来自欧洲的商品，印度人、阿拉伯人是主要商人，还出售一些蔬菜、粮食。这里的客人大部分为欧洲人。奴隶、当地非洲人和自由的奴隶都不能进入这个市场！（Johannes，2015）[23-24]

在后来的达累斯萨拉姆市，德国殖民者采取的种族隔离政策使原本为邻居的非洲移民和印度阿拉伯商人，逐步居住到划定的区域。英国接手整个坦噶尼喀后，在城市中也广泛实行种族隔离政策。整个达市根据种族被分为三个区。

一区（Zone I）为欧洲居民和殖民行政当局（主要集中在今天的 Kisutu 区到 Oyster Bay 半岛区域），二区（Zone II）主要为印度、阿拉伯商人（今天的 Upanga 地区）①，三区为非洲人（今天中、低档商品销售中心卡里亚库区、Mnazi Mmoja 区及以南地区）（James，2007）[29-30]。上述按种族的城市分区，至今还在影响着整个达市及其市民的生活。随着城市的扩建，大量非洲人移民到达市，逐步在周边形成一些聚居地。1905 年，移民所在的达市边缘地带，被称之为完全（被殖民者）未计划中的区域（James，2007）[26]。

第二阶段，随着殖民地扩张和深入，东非大陆的疾病谱也悄然发

---

① 有研究指出，之所以印度、阿拉伯商人被殖民当局安排到 Upanga 区，原因在于 Upanga 接近港口和火车站，擅长于经商的他们可以使整个达市经济甚至坦桑尼亚经济活跃起来。Upanga 的居民人数也从 1891 年的 100 人增加到 1900 年的 900 人、1913 年的 2600 人。参见 James R. Breman，Andrew Burton，Yusuf Lawi，*Dar es Salaam-History from an Emerging African Metropolis*，Dar es Salaam：Mkuki na Nyota Publishers，2007，当然，也有殖民地治理过程中，为了防治传染病从当地人或印度人、阿拉伯人传到欧洲人而按照种族进行居住划分的原因。

生了变化，脑膜炎、梅毒等之前很少见的疾病也流行开来，同时传统的热带传染性疾病也流向东非全境，影响到殖民地经济的发展，由此引发了一系列的殖民地公共卫生运动。在殖民早期，各种疾病在非洲大陆盛行，疾病谱的悄然改变并未引发殖民当局的关注。在殖民地中，不仅有天花、结核病、疟疾、嗜睡病（Sleeping Sickness）等常见病，还有因为移动劳工及人口流动导致的梅毒等性病以及脑膜炎（Cerebro-spinal Meningitis）等流行。同时，大量的妇女、儿童因为营养不良引发免疫力下降而生病致死，甚至出现人口的减少。后来，欧洲移居者（农场主、种植园老板等）发现劳工的疾病已经影响到农场生产和种植园经济，一通抱怨后才引发殖民地官员和医疗部门的重视。殖民者也发现非洲劳工的疾病流行已经威胁到当地人口数量，并威胁到劳动力的供应。

> 2017 年 2 月，我在坦桑尼亚北部重镇坦噶（Tanga）调研期间，当地一个叫阿布杜的老人告诉我，现在坦噶周边用于旅游的很多小岛，在德国、英国殖民统治期间，大多被用来安置疟疾、天花等病人。因为在坦噶有很多大型农场，是殖民者种植剑麻等经济作物的重要基地，有大量来自内陆的移动劳工。一旦这些工人感染了疟疾、天花、麻风等疾病，为了防止更多的劳工被感染，破坏生产，这些病人就会被殖民地军警（Askari）送到岛上，隔离起来。一旦进入这些小岛，要么不治而亡，要么逃跑时被海水淹死，这些病人从此远离了他们的亲人、朋友。（摘自笔者田野笔记，2017 年 2 月于坦噶）

如同 BDH 曾经作为德国殖民军队医院一样，为德国或欧洲工业提供原材料的种植园经济兴起，现代化农业引入，对矿产资源的虐夺等一套围绕殖民地治理、殖民地经济的医疗健康体系也逐步形成。1888 年德国殖民东非后，首次在东非引入了现代医疗服务，但是一直具有军事化性质，比如 BDH 以及 Pangani 的德国军事医院。德国殖民期间，共雇佣了43名军队医生，11名一般医生，64名医疗官（Juhani，1994）[464]。直到1914年，在德属东非的主要城镇共有12个全科医院，两个小型医学研究所（研究传统医药和热带病），和在达市、坦噶两地各有一家接受过培训的非洲护士的欧洲医院（Ann，1977）[48]。

在热带非洲，由于细菌感染的疾病很多，使得拥有显微镜的实验室作用凸显。然而，在1897年之前没有一个实验室拥有显微镜，直到1897年德国才开了一家政府实验室，但初期仅有1名医生。到1941年英国殖民后才聘请了一个非洲人作为助理。同样，在1905年的坦噶，因为疟疾、寄生虫病的盛行已影响到剑麻生产，德国殖民者不得不第一次在坦噶的德国学校培训非洲助理使用显微镜，包括尿液、血液标本的采集等最初级、最简单的实验室工作。当时的坦噶，剑麻种植所在农村的公共健康问题已经凸显，希特勒的国家医学顾问也要求在坦噶地区开展针对天花的疫苗生产。在坦噶地区开展的两次重大行动，即"消除疟疾、寄生虫行动"、天花疫苗接种行动是成功的，首先要归功于德国学校培养的非洲初级实验师和疫苗接种师。同样的经验被德国殖民者用于嗜睡病的防治中，原因是在德国、英国殖民东非期间，东非内陆共有20多万的当地人死于嗜睡病，而且蔓延到德国殖民的坦噶尼喀湖周边的种植园、农场地区和英国殖民的肯尼亚地区，甚至还有很多次小流行（Harvey，1969）。德国还在今天的卡盖拉地区设立了隔离带，雇佣了大量的非洲人来照顾受害者，采集研究用的采采蝇（Tsetse-fly）。布可巴（Bukoba）城的德国传教士记录下了这次经历。

> 医疗官将很多当地年轻人送到农村去，挨个地检查当地村民的颈部，一旦发现有Botongo疾病的症状，村民将被强制送往一个在Kigarama的隔离营地，并接受治疗。他们抓了很多人，同时这些村民看到医生用注射器刺入他们的肩部，感到很恐惧，很多人因此逃离到了更加遥远的地区。（Harvey，1969）

相反的是，英国在殖民地开展了更多以非军事医生为主的医疗服务。在1912年乌干达的24名、1914年肯尼亚的25名医生均以非军人医生为主；同时，还有58名印度籍助理医生或外科助理医师，英殖民者同样允许印度私人医生在当地行医，要求所有医生必须注册。1920年，坦噶尼喀的医生开始注册（Illife，2002）。另外，英国为了建造乌干达铁路①，在肯尼亚内罗毕建立了土著公民医院（Native Civil Hospital），其服务对象为铁路工人，但到1904年时因没有热水、没有电，又旧又脏的病床以及危险的建筑，已完全不能使用。

第三阶段，在主要城镇、劳工营地，德国、英国殖民当局均实施了带有强制性、种族主义色彩的性病防治运动。第一次世界大战前，殖民者在东非除了针对热带疾病的公共卫生运动外，还有性传播疾病的预防与治疗。随着性病在种植园周边的劳工营地、城市中广泛流行，引发了殖民当局的重视，由此开展了非洲历史上史无前例的、带有种族主义色彩的性病预防、健康教育、治疗运动。性病以梅毒②为主，在东非的流行首先从种植园周边劳工营地的劳工及妓女开始，随后向军警、非洲女家仆等人群蔓延，最终流向农村、普通人群。1920年，性病流行最广的姆贝娅省仑圭（Rungwe）县，有当地非洲人性病病例82例，五国交界的卡盖拉省布可巴（Bukoba）有253例，塔宝拉（Tabora）237例，1947年姆贝娅省医院就报告了非洲人中有69例梅毒③（Saskia et al.，2013）[86-87]。

在整个坦噶尼喀，“土著妓女”④ 被认为是将性病传播向大众和土

---

① 乌干达铁路：英国人在殖民期间修建，起点为肯尼亚的蒙巴萨，途径内罗毕、乌干达的金贾，达到乌干达首都坎帕拉，其目的是将矿产等资源通过印度洋运往英国本土。

② 16世纪初的《西菲利斯：高卢病》中提及Syphilus（一个牧羊人）来描述当时流行于意大利的疾病——高卢病，Syphilus也就被认为是患梅毒的第一人，因而得名，至18世纪中末期才被Syphilis代替。

③ 1947年，姆贝娅（Mbeya）城共有人口约185265人，包括了772名亚洲人［多为当时的印度人（含巴基斯坦人）、斯里兰卡人］、421名欧洲人、其他非黑色人种19人。

④ 20世纪20年代，现坦桑尼亚和马拉维交界的姆贝娅省土库尤（Tukuyu）县中的妓女（被英国殖民者称之为native prostitutes，土著妓女）主要来自尼亚萨兰（Nyasaland，现在的马拉维）。

兵的罪魁祸首。到 20 世纪 30 年代及后期，随着城市化进程加快，流动劳工、性工作者频繁往返于城市和农村之间，逐步将性病带入家庭，导致性病进入农村并流行开来。在达市，欧洲人一旦感染性病，往往会归咎于黑人女家仆（Jams et al. , 2007）[54]。自 19 世纪以来，“性传播疾病”就被视为殖民地对人体危险最大的因素之一（Saskia et al. , 2013）。殖民当局极为重视“性传播疾病”对殖民地治理、发展的影响。在应对“性传播疾病”的议题上，殖民当局一如既往地持有强烈的种族主义意识形态，还上升到道德议题进行审视。如同中世纪的欧洲社会一样，将性病往往怪罪于当地的妓女、闲散人员（王旭东等，2005；斯科特，2017）。

殊不知，在殖民之前，以梅毒为主的性病确实给欧洲社会带来了巨大恐慌，且与美洲、非洲有所关联，进而让身处殖民地的殖民者产生了恐惧（波特，2000；玛格塔，2003；弗雷德里克等，2004；威廉，等 2010；魏健，2003）。殖民者将梅毒的流行视为当地人的“性欲过度”、“淫荡”、道德败坏，以此来转移罪责。来自坦噶尼喀姆贝娅（Mbeya）省的殖民当局最高行政长官（Provincial Commissioner, PC）站在道德至高点这样说道（Saskia et al. , 2013）[86]：

> 在古北区人与热带非洲人①之间存在性道德上的巨大差异。关于社会恶魔的俗语适用于大不列颠，不适用于坦噶尼喀，因为这里的人对于淫乱和性病不会认为是耻辱的。妓女和淫乱是作为原始热带社会的一部分。部落社会体制中没有任何制度来限制当地人的淫乱，这种层次的体制必须通过外部教育来改善。

同样，19 世纪早期的殖民地巴西，梅毒也高度流行，殖民医疗官

① 注：古北区人（Palaearctic People）：指欧洲、亚洲北部、阿拉伯北部以及撒哈拉以北部分地区的人；热带非洲人（Tropical People）：指撒哈拉沙漠以南非洲的人，即所谓的撒哈拉沙漠以南非洲地区的人。

倾向于认为："来自热带地区（巴西、非洲）的气候滋养了'淫荡'、'道德败坏'，经过奴隶贸易之后，点燃了他们汹涌澎湃血液中的性欲之火。"（Leibing A.，1997）[221-240]

除了责难、污名化非洲以外，在殖民地实施的一系列性病防治经验均来自宗主国长达几个世纪应对性病的经验，性病防治经验也完成了殖民地化。中世纪的欧洲，将上层社会流行的梅毒归咎并处罚于妓女①，甚至开启了人类历史上对妓女的强制医学检查制度和实践（斯科特，2017；Beck，1977）。这一经验也被殖民当局带进了殖民地。在20世纪20年代早期，英属殖民当局吸取德国殖民地治理的医学政策经验后，采取了自愿治疗政策和对妓女的强制医学体检政策，同时在城镇中建立了一些针对性病治疗的早期治疗中心和医院（The Early Treatment Centers and Hospitals）（Saskia et al.，2013）[88-90]。如，1925年，在坦噶尼喀达市的军警和警察中，发现了多例性病，殖民当局强制围捕了当地的妓女，并实施了强制医学体检。1945年，殖民地土著当局也下达了对性病患者实施强制治疗②的命令（Saskia et al.，2013）[89]。

---

① 1560年的法国，查理九世颁布法令，废除巴黎的妓院，并强迫所有妓女及跟这一职业有关的人离开这座城市。而1577年的意大利，除了限定妓女及妓院人员在8天内离开外，还给予鞭刑的惩罚；在同时期的西班牙，似乎比较人性，即允许妓女留在城里，但是她们必须接受医生的检查，如果发现染病，就不允许继续从事性工作。1860年英国朴茨茅斯《传染病防治法》规定，对妓女实行传染病医学检查，到1879年成立了一个特别调查委员会调查《传染病防治法》的实施及效果，虽然证明这次实验性的措施是失败的，但是法律、传染病（性病）、医学检查三个因素被结合到一起。参见［美］乔治·莱利·斯科特《文明的阴暗面——娼妓与西方社会》，秦传安译，中央编译出版社2017年版，第87—89页。

② 在坦噶尼喀，推荐针对未感染者施行注射6次碱式水杨酸铋（Bismuth）。最终，根据国家卫生组织联盟（the League of Nations Health Organization）的要求，针对男性梅毒感染者必须注射32次碱式水杨酸铋，随后临床观察不得少于3年。然而，"公共卫生治愈"政策是失败的，不仅仅导致了梅毒等疾病无法得到及时治疗进而演变为慢性，甚至在很多接受者中产生了复发。另外，高额的药品成本和基础设施、人力资源的缺乏也是导致此项政策失败的重要原因。参见：Saskia Wieringa，Horacio Sívori，*The Sexual History of the Global South：Sexual Politics in Africa，Asia and Latin America*，London：Zed Books，2013，p. 89。

任何感染性病者必须向卫生院和医院报告，并持续实施治疗，直到明显治愈。患者在第一次到达治疗中心时，会接收到一个便条，被告知治疗和随访事宜……任何不执行治疗、随访相关政策的，将会受到当地土著法庭惩罚和制裁，包括被收押、拘留。

20 世纪 40 年代，青霉素的问世让治愈梅毒成为可能。在殖民地，青霉素治疗费用高昂和数量少，让很多当地人一瓶难求，特别是在农村卫生所更无法提供青霉素，殖民当局也仅实施了针对怀孕母亲和婴儿的免费治疗。1944 年，殖民当局专门为性病强制治疗推行了《防御修正案》，在第 32 节中的第 2—6 条均赋予警察权力，逮捕那些没有被允许出现在火车站附近和军营附近的闲散游逛人员。这些人员可被怀疑为从事性工作者而被捕，强制被施行一些性病医学检查。一旦被发现为性病患者，医疗官将以书面形式通知其去指定的医学中心进行性病治疗，对于不服从者，医疗官将通知当地治安官员对其进行强行治疗，同时将强制进行不超过 1000 先令的罚款，或者送进监狱关押不超过 6 个月（Doyal et al.，1981；Saskia et al.，2013）。

在流动劳工方面，20 世纪 50 年代，大量的劳工从坦噶尼喀内陆到沿海地区、南非矿山寻找工作，在被招募前必须经性病医学检查，结束回家时也要接受医学检查。如果被诊断有性病，只有治愈之后才能被招募或回家。为了使卫生控制更加有效，劳工们在轮换工作或流动过程中也必须再次接受医学检查。直到 20 世纪 50 年代后期，针对从南非、赞比亚、坦噶尼喀沿海及矿山回内陆的劳工实施的性病医学检查才逐步取消（Charles，1989）。

健康教育运动作为当时坦噶尼喀殖民当局对抗性病流行的重要手段。殖民当局一直认为，需要用教育来对抗疾病，但内容一直有很大的争议。一方面，认为应该提倡道德教育，特别是涉及性事的道德，比如：禁欲、贞洁、节欲、社会伦理等；另一方面，认为应该突出的是流行病学化教育，从科学上来解释性病是如何传播、如何才能防治及后果等（Beck，1977）。然后，通过学校、邮局、电影、小册子等多种平台开展健康教育及健康知识的宣传。然而，健康教育运动并未取得预期效果，主要是由于健康教育小册子采用的是英文文本，很多非洲人根本无法看懂和理解。另外，传达健康信息材料的邮局多分布于城镇，农村很少见，非洲人很难获得。很多性病治疗失败案例也是导致健康教育失效的重要因素。来自姆贝娅省 1958 年医学报告显示："在姆贝娅省并未真正地实行性病治疗运动实践，且治疗根本没有效果。"（Saskia et al.，2013）[92]

在殖民当局的强制措施之下，尽管很多非洲人都接受了性病治疗，但是医疗干预仍然面临一系列困境。比如，诊断、治疗方法和措施的缺陷，资金和人力的缺乏，医疗设施不足，等等。1940 年，来自坦噶尼喀很多地方的报告显示（Saskia et al.，2013），由于药品延迟到达医院或社区卫生所，药品等供给常不稳定，甚至缺乏。另一个问题就是缺乏人力资源，在非洲医生本就紧缺，特别是性病医生。在城市尚有医院，在许多农村地区或遥远的地区医院或卫生所简直是个稀罕事。另外，医生多为男性，女性极少，加之性病涉及生殖器等隐私部位，哪怕是同性医生检测病人的生殖器都不会被当地人所接受。在 Mbozi 县，有 57423 人，仅有 4 个土著当局的卫生室，每个卫生室服务大约 14356 人，虽然也有一些教会医院和传教士卫生室，但是也无济于事，且很少见到实验室，直到 1950 年姆贝娅省仅有一个医疗实验室（Saskia Wieringa，et al.，2013）[93]。

三　传教士与救赎者

在巴加莫约镇东北一侧的天主教博物馆旁，有一座名为"第一教堂之塔，1872 年"的塔，也叫"李文斯敦塔"（Livingstone Tower）。此塔建于 1872 年，是旧天主教教堂的一部分，后来被毁，但塔被完整地保留了下来。1874年2月24—25日，李文斯敦①的尸体被其家仆从遥远的非洲内陆抬到此塔内安放了一晚，随后被送往桑给巴尔和伦敦，故而得名“李文斯敦塔”。塔周边原为被宗教团体救赎了的奴隶所在的自由村（The Freedom Village），还有一所早期的传教士医院（现为社区健康中心，Health Center）。

在巴加莫约天主教堂博物馆中，我见到了一本关于耶稣在非洲传教的图书，从书中的图画可见，来自西方白肤色的耶稣，在非洲已经变为黑肤色的耶稣，故事完全非洲本土化。图书讲述了非洲耶稣从出生、受难到升天等一系列故事，其中除了各地传教的图画外，令我印象深刻的是耶稣治病救人的图画，他帮助村庄祛除恶魔，治愈麻风病人，治愈白内障患者，还有救赎那些大海中、路途中的奴隶们。博物馆工作人员告诉我，耶稣无处不在，这是耶稣在非洲救苦救难的一切。（摘自笔者的田野笔记，2016年9月于巴加莫约）

巴加莫约镇东北角一侧的历史，向我们诉说着基督教走向、深入东非的故事，其重大时代背景是地理大发现和西方海外殖民扩张，同时也告诉了我们基督教在东非传教的三个重要特征。

首先，传教士为殖民者服务，与殖民主义可谓如影随形。

15世纪“地理大发现”之后，兴起了一波基督教对外传播的狂

① 戴维·李文斯敦（Livingstone，David）（1813—1873），苏格兰医生兼传教士。1840年，他第一次去非洲探险，包括1849年穿越卡拉哈里沙漠，以及1855年在赞比西河发现由他命名的维多利亚瀑布。1871年，美国《纽约先驱报》发起了由享利·莫顿·斯坦利带队深入非洲内陆，寻找消失许久的李文斯敦。1871年10月，斯坦利在乌吉吉找到了李文斯敦，最终成为至交好友。他本是要到中国传教，但是1840年中英鸦片战争爆发，他不得已才进入了非洲。他的妻子在陪伴他探险非洲的途中，也死于热带疾病，他自己也于1873年死于非洲内陆，心脏或内脏埋于“非洲中心”坦波斯，尸体由其仆人抬到巴加莫约搁置一夜后，经桑给巴尔被送回英国。参见张文亮《深入非洲三万里——李文斯顿传》，敦煌文艺出版社2006年版。

潮。1498 年，葡萄牙航海家瓦斯科·达·伽马绕道好望角后，北上东非，建立了以当今莫桑比克索法拉①为据点，通往东方印度、东印度群岛、中国的中转站。在葡萄牙占据东非沿海的 200 多年中，带来了基督教，但是贪婪的葡萄牙人主要为掠夺财富，传教并未受到重视。到 17 世纪，他们被阿曼人赶出东非沿海后，传教士也走出了东非海岸，基督教传播东非的第一阶段并未留下多少烙印。

直到 19 世纪，欧洲工业革命后，开始大规模向外殖民，也为基督教进入非洲带来了的重要契机，非洲的基督教化过程与殖民化过程如影随形、相辅相成。1844 年，第一个传教士来到桑给巴尔，逐渐以此为据点走向东非沿海，深入东非内陆，最为著名的为寻找尼罗河起源的探险家、传教士兼医生的李文斯敦，他也是东非内陆出现的第一个现代医学医生。1884 年柏林会议西方殖民者瓜分非洲的同时，也促进了基督教在非洲的传播，此时期被称为传教的“黄金时期”。传教士与殖民者如影随形，一度曾经引发基督教徒们的不满和反抗（张宏明，1999）[238-240]。从早期传教士传教的路线、站点可以看出，这些路线也是殖民者进入东非内陆的重要据点，是地方土著当局所在地。

就公共卫生事件而言，一个重要历史事实就是，在东非殖民地种植园经济遭遇到性病、疟疾、麻风、嗜睡病等破坏时，殖民当局除了依赖殖民医生外，还积极向传教士医生寻求帮助。比如，在 1905 年的坦噶剑麻种植园周边的疟疾、寄生虫大流行，以及坦噶尼喀湖区的种植园周边杀死了 20 万非洲人的嗜睡病流行（详见第二章第一节），传教士医生都在其中扮演了重要的角色。一方面救治了大量的病人，一方面成为殖民地经济发展的维护者。

正如我在天主教堂博物馆看到的耶稣的肤色为黑色一样，这是基督教非洲化运动、本土化策略的重要体现，成了基督教在撒哈拉以南

① 从 1498 年葡萄牙人进入莫桑比克，直到 1975 年莫桑比克才获得独立，是历史上最长的殖民地之一。

非洲获得重大发展的根本原因（郭佳，2016）。基督教非洲化运动，一是为了在组织形式上摆脱西方的控制；二是为了与当地社会文化取得更好地融合，通过将教义、礼仪、神学融入非洲传统宗教，使基督教在非洲日益演变为具有非洲传统精神和文化内涵的宗教，获得非洲人的认同、吸引更多的教徒。正如博物馆的工作人员告诉我的：

> 早期，传教的重要成绩之一就是对奴隶的救赎，但是其他传教方式并不被很多当地人认可，重要的原因就是语言问题，很多传教士不会说斯瓦希里语、族群语。于是在大约1888年的时候，传教士改变了传教策略，通过开设教会学校、医院等方式，向教徒、非教徒开放，同时很多传教士还学习斯瓦希里语，并将德语、英语等词汇与斯瓦希里语结合起来，最终取得了巨大成功。在这个时期，来自欧洲的传教士、修女也多了起来。（摘自笔者的田野笔记，2016年9月博物馆工作人员，于巴加莫约）

其次，对苦难、病患的救赎，更是以文明开化为主的福音传播。

对苦难的救赎是基督教传播福音的重要内容之一。正如巴加莫约天主教博物馆图书中展示的黑耶稣在非洲救治病人、驱除恶魔、开化当地人、救赎奴隶的那样，也如传教士兼医生李文斯敦随身携带了大量治疗疟疾的奎宁及其他热带疾病的药物，偶尔也将这些药物用于救治当地的非洲人（张文亮，2006）。

救赎奴隶、传播宗教成为传教士、传教团体的重要内容。博物馆展示黑耶稣在非洲救赎奴隶之图景，向我们诉说了这一重大的历史事实和时代背景。面对阿曼苏丹统治时期惨无人道的奴隶贸易，以基督教为核心的团体发起了反抗运动，李文斯敦等传教士通过将东非的见闻带到欧洲，引发了欧洲统治者、上层社会的关注，推动了全球反奴隶运动的发展，基督教起到了不可磨灭的贡献。对于奴隶的解放，来自西方的传教士、教会发挥了中坚力量，他们不仅将残忍的奴隶贸易消息传送到西方主流媒体、政治家面前，还迫使西方精英参与反对奴隶制，同时还积极通过当地的教会或个人来救赎奴隶。其中，最为重要的就是专门以在东非地区反奴隶贸易为宗旨的罗马天主教传教团（The Congregation Roman Catholic Mission）。1860 年，罗马天主教传教团在神父 Anthony Horner 的领导下开始在桑给巴尔传教，教徒们开始从奴隶市场上为奴隶赎身，同时在桑给巴尔岛建立了自由村。然而，桑给巴尔自由村太小，加上为奴隶赎身必须获得阿曼苏丹的同意，以致早期的反奴隶运动成效不大。1868 年，神父 Anthony Horner 转战巴加莫约，建立了巴加莫约罗马天主教传教团。一旦奴隶被赎身，他们便住进教堂旁边的自由村。修女们和神父们还向自由的非洲人传授经商技能，让孩子们进入小学学习。对于被新赎身的奴隶来说，巴加莫约不再是绝望、伤心之地。1870—1885 年，被罗马天主教传教士救赎的奴隶中，有 681 人完成受洗仪式成为天主教教徒（Johannes，2015）[78]。

1888—1889 年，比利时布鲁塞尔反抗奴隶制大会通过了取消奴隶贸易的相关规定，要求给予奴隶最为基本的权利，通过四种方式使奴隶获得自由——他人或组织缴纳赎金、奴隶自己缴纳赎金、奴隶主主动解放奴隶、法庭通过裁决使虐待奴隶的奴隶主释放奴隶。直到 1920 年①，在整个坦桑尼亚大陆（Tanganyika）才取消奴隶制或奴隶贸易，整个巴加莫约镇才逐步由“奴隶区”（Zoon Based on Slavery）向“无奴隶区”（Zoon without of Slavery）转变（Johannes，2015）[77]。

第三，除了对奴隶的救赎外，也在救赎病患的非洲人。

在东非沿海一带，疟疾、嗜睡病等热带疾病高发，同时霍乱、伤寒等也普遍多见。疾病不仅威胁当地人，还感染了很多传教士。因此，对于医学传教士的需求极大，进而出现了很多如李文斯敦这样的

① 部分文献显示，坦噶尼喀完全废除奴隶制的时间为 1922 年。参见：Jake S.，*A Study of the East African Slave Trade in Bagamoyo*，SIT Study Abroad，2009.

有医学背景的传教士，也有护士专业背景的修女。他们通过在当地救治病人、开办教会医院、向当地人传授简单医学技能，通过对病患的救赎来进行传教。现代医学这一重要的西方现代文明象征就这样被传教士带入非洲，一方面拯救了很多病患群体，一方面成为扩大教义的关键。

非洲原住民最早接触现代医学是通过有医学技能的传教士，以及教堂、教会医院。在基督教看来疾病意味着洗罪净化，疾病是天恩，怜悯情怀成了社会的宗教精神特质（西格里斯特，2012）。传教士肩负着开化当地人的灵魂、拯救当地人病患的躯体的双重义务。因此，他们把现代医学作为传教的一个重要内容带入非洲的使命。

来自巴加莫约天主教堂博物馆的资料如下。

> 在 1868 年，在巴加莫约北部 Nunge 的盐场附近，传教士 Anthony Horner 就在 Reunion 岛上建立了一所专门服务于麻风病人的小医院，同时也有一些传教士还专门为麻风病人盖了临时的椰子棚。天主教堂的婚姻记录上显示，1905 年首个麻风病人举行了婚礼。1911 年，学校也开始招收很少的麻风病孩子。至于麻风病医院何时关闭，为什么被关闭就没有记录。（摘自笔者的田野笔记，2016 年 8 月于巴加莫约）

除了救赎病患外，医生传教士还逐步将简单的医学技能传授给非洲人，而那些被救赎的奴隶或家仆也就成了第一批接触到西方现代医学的非洲人。传教士医生对当地人传授医学，经历了从培养拥有简单技能的医护助理到正式职业的医护人员的过程。直到 1920 年左右，非洲人才获得将医学作为一项职业的地位（Ogunbanjo G. A.，Knapp van B. D.，2009）。第一次世界大战前夕，在西方或宗教的资助下，一些自由人（Freedmen）开始有机会接触到正式的医学教育和实践。在那个到处是热带传染病的年代，西方传教士带来并就地生根的现代医学慢慢地与教堂一起走进非洲大陆。大批奴隶从桑给巴尔奴隶主那里获得解放，其中 James Ainsworth 成为有记录的东非第一个接触现代医学的自由奴隶，他于 1875 年作为传教士兼医生 E. W. Forster 的助理，在 1844 年建立的肯尼亚蒙巴萨的教堂传教会（Church Missionary Society，CMS）工作（Illife，2002）。此后，也有很多教会学校培养了大量的当地医护助理，其中优秀的一部分还被送往乌干达麦克雷雷医学院（Makerere Medical Colleage）（详见下文）和欧洲国家进行深造，他们也成了东非殖民中后期医护人员的重要组成部分。

第二节　外来者与原住民共同主导

一　殖民医学教育

在 1920 年之前，东非针对非洲当地人开展的现代医学教育、医学培训多由传教士完成，当地人通常扮演医护助理的角色，从事简单的医护工作，并未接受过系统的培训。虽然，殖民医学服务于殖民政权，人员主要为部队服务的军医、为殖民政权服务的医生、为传教而来的医生以及研究热带疾病的医师，同时培养了第一代本土医学精英，但主要为欧洲人和地方权贵服务。虽然传教士医师为民服务，但多限于城市中接受西医的少数人。直到 1920 年，针对当地人规模化、系统化的医疗培训才在乌干达麦克雷雷医学院出现，即殖民医学教育。

殖民医学教育大致可以分为两个阶段。

第一阶段，当地人作为欧洲医生或传教士医生的助理。非洲本地人最早接触现代医学是通过有医学技能的传教士，依托教堂、教会医院，那些被解放的、聪慧的“奴隶”才有机会作为学徒。大批奴隶从桑给巴尔奴隶主那里获得解放，其中 James Ainsworth 成为有记录的东非第一个接触现代医学的自由奴隶，于 1875 年作为传教士兼医生 E. W. Forster 的助理（Illife，2002）。随着殖民统治的深入，非洲疾病谱系发生重大转变，医疗实践由个体医疗转向大规模的公共卫生治理，非洲人才被欧洲医生请上了医护助理的舞台，随即在非洲大陆上出现了非洲本土现代医者的身影。比如，1905 年，坦噶发生疟疾、寄生虫流行，已经危胁到剑麻的生产，在欧洲医护人员较少的情况下，一批专门从事采集血液、尿液标本、使用显微镜的非洲助理经过培训首次进入了殖民者主导的公共卫生运动。1914 年，在达累斯萨拉姆市、坦噶市的欧洲医院就仅有 2 名接受过简单培训的非洲护士。同样，随着农村地区的天花等公共健康问题凸显，德国人在坦噶地区开展了大规模的天花疫苗接种运动，而在坦噶德国学校培养的非洲初级实验师和疫苗接种员成了这次运动的主力军。随后，德国人在坦噶尼喀湖周边及内陆地区开展的嗜睡病防治运动中，就雇佣了很多非洲人，除了照顾越来越多的病人外，还采集了研究用的采采蝇以及到村子中收治感染嗜睡病的村民。

第二阶段，系统化、规范化的殖民医学教育及其演变。现代西方医学的学习、实践均需要现代医学科学知识作为基础，而前殖民或殖民初期的非洲人显然无法理解和实践西方医学所秉持的种种特质，而对于自由奴隶而言能成为一名助理实属幸运。直到 1920 年左右，非洲人才获得了将医学作为一项职业的地位（Ogunbanjo et al. , 2009），标志性事件是英国人于 20 世纪 20 年代建立了乌干达麦克雷雷学院（现仍为乌干达乃至东非最好的大学）及后来的肯尼亚内罗毕大学。在初期，两所大学承担了殖民地医生护士的培养，采取按地区或国家定额培养，并与西方宗主国医学教育相关联。

1912 年，首个正式培养医生的学校出现在乌干达，也就是 Mengo 医科学校（Mengo Medical School）。殖民当局培养非洲人的一个重要目的是取代当时较多的印度籍助理，但发现很难在当地招聘到有学医意愿的人。1923 年麦克雷雷医学院才正式培养当地医生，但一直使用英语教材，使得当地学生学习出现困难。对于医生培养，一开始实行 4 年制，到 1926 年时增为 5 年制，与欧洲医学教育标准基本一致（Hussey，1959）。对于医师助理的培养，一开始按照培养医生的标准进行。这样一个粗糙的医学教育框架，其长远目标是，建立一个如同欧洲一样的医学教育体系。1924 年时殖民当局决定放弃技术性课程，发展文学、医生、教师在内的职业课程，进而将麦克雷雷医学院转向更加高等综合的大学。1927 年，殖民当局教育委员会决定建立一个 Mulago 医科学校，覆盖整个东非地区，同时强化学术、医院及实践为基础的医学教育（Murray et al.，1986）。医学教育规定前两年在麦克雷雷学院学习基础的自然科学课程，然后进入 Mulago 医科学校进行临床前科学教育和临床学习，最后增加一年作为实习医师从事全科医疗实践。由于乌干达的环境卫生问题，预防医学教育在医学院拥有较高地位，1928 年助产士专业培训也被引入。1927 年，首批 3 个学生通过最终考试，进入殖民当局医疗机构工作。1936 年，34 名医生毕业，其中两人是来自桑给巴尔的阿拉伯裔学生，无一人来自肯尼亚、坦噶尼喀（Macpherson，1964）。

而在坦噶尼喀，学校的标准要求比较低，但官方一直抵制将坦噶尼喀的年轻人送往乌干达，原因在于坦噶尼喀殖民当局认为乌干达坎帕拉（Kampala）是当时非洲政治极端主义的中心。其间，鉴于坦噶尼喀没有医科大学，一些富裕的当地人极其希望将自己的子女送到乌干达。在 1945 年，来自坦噶尼喀的全部学生参加考试均失败，未能进入乌干达学习医科，以致当年学医的人数少于 1940 年（Illife，2002）[356]。

但是，由于没有更好的教学医院，乌干达的殖民医学教学受到英国政府的质疑，认为获得医学文凭的人必须是一个有丰富临床教学实践经验的医生。因此，1939 年 8 月，英国宣布从殖民地发展基金（the Colonial Development Fund）中拿出 24 万英镑资助 Mulago 医科学校和医院，计划将病床数扩大到 540 张。随后，由于第二次世界大战爆发，麦克雷雷学院和 Mulago 医科学校等医学教育体系遭受到沉重打击，教育资金减少、学生减少、教学质量下滑，其结果是 1940—1946 年仅有 34 名学生完成医学课程并毕业（Goldthorpe，1965）。1945 年，乌干达仅有 3 名学生毕业，同样，1947 年的肯尼亚也只有 3

个非洲学生获得非洲助理医疗官（African Assistant Medical Officers，AAMOs）资格，同年的坦噶尼喀仅有5人毕业。英国政府还规定，所有获得医学文凭的学生必须通过政府医疗咨询官的资格认证，或者是成为伦敦医学学士学位的候选人（Bernard，1952）[77]。同年，英国伦敦大学将麦克雷雷学院作为东非分院，医学院被整合成为大学的一部分，而且受到伦敦大学学术委员会的严格控制。然而此政策受到非医学专业教职员工的反对，直到1949年才被接受。重要原因在于，获取伦敦大学学位对于很多非洲人来说非常困难，且麦克雷雷学院的很多课程不被伦敦大学允许和同意。

麦克雷雷大学的很多老师更加倾向于学生们拿麦克雷雷的学位，而不是伦敦大学的学位。原因在于伦敦大学认为，麦克雷雷医科学校不具备完善的、高级的医学教育资格，因此很多学生的学位签署和授予被伦敦大学忽视。对于培养非洲医学生的欧洲老师、麦克雷雷非洲教职工，还会被欧洲或伦敦大学歧视，甚至称他们为“白人的垃圾”（White Trash）（Bernard，1952）。1949年，在乌干达政府和麦克雷雷大学的努力下，麦克雷雷大学终于获得了对医学院的控制权，学生们也终于可以顺利地得到医学文凭。在坦噶尼喀大陆，由于德国殖民者采取的军事医学政策以及英国对前德国殖民地的忌惮，使得极少的非洲人获得接受现代医学精英教育的机会，大多数则是接受了教会非系统、非规范化培养的医者，致使1961年坦噶尼喀独立时，才有135名医生（Illife，2002）。

从整个东非殖民现代医学教育演变过程可见，殖民医学教育的发展实为殖民地治理、殖民地经济发展的一个重要环节，作为非洲当地人接受现代医学教育经历了从被忽视、种族偏见到重视但受殖民当局控制和质疑的过程。殖民医学教育的一个重要特征就是，殖民当局完全不考虑殖民地的实际情况，一味地开展精英式教育，通过一套美其名曰的“科学化、专业化”知识体系，强加于当地。其结果是殖民统治期间，作为培养医学精英的乌干达麦克雷雷医学院仅仅为东非地区培养了为数不多的医生，与社会发展、社会实际严重脱节。

殖民医学教育体系虽然承担了殖民地医护人员的培养，但须定额按地区或国家培养，与宗主国（英国）医学教育相连接。初期现代西方医学所持有的“专业化、精英化”倾向，对当地非洲医学生们高标准、高要求，却没有相匹配的医疗环境、病人及薪金来支撑现代医学在非洲的立足。他们毕业后，一味地寻求“专业化”医学所要求的行医生态，显然在当时的非洲大陆是根本行不通的，而随着殖民者退出非洲大陆，无法满足医学“专业化”要求及其产生的种种弊端也就慢慢呈现。

二　成为医者

从上述殖民医学教育体系来看，殖民统治期间确实为东非建立了一套相对完善的医疗、教学、科研体系，同时也为殖民地培养了一定数量的非洲医生。然而，专业化、精英化的殖民医学教育策略，从一开始就脱离大众、远离社会，简单而言，殖民医学教育体系下的医生并非为了非洲人民的健康而培养，而是殖民统治在医学领域的呈现，一味地以宗主国之高标准来培养非洲医生，使得他们的走向远离了社会和人民。因此，本部分将通过东非殖民时期医学生的来源、求学动机及其最终走向，探讨殖民时期的非洲医生远离大众的成因。

首先，以社会上层、族群特权阶层为主的医学学生。

在殖民初期，学习现代医学的非洲人多为社会阶层较低的群体，如解放了的奴隶、传教士医生家中的家仆、教会救赎的奴隶等，也正是在这些群体中诞生了东非第一批、乃至第一个接触或实践现代医学的非洲人（详见第二章第一节）。

直到1920年，麦克雷雷医学院建立后，大多学医的非洲人才来自于当地社会特权阶层或上层的子女。到1940年，这些教育精英主导了东部非洲，大多获得较高的社会地位，成为殖民地重要的代理人，甚至在很多族群、殖民土著当局中有逐步取代酋长、头人等趋势。如，1940 年，坦噶尼喀第一个在麦克雷雷医学院完成医学教育的约瑟夫（Joseph Mutahangarwa），来自乌坦边境酋长家庭，通过学习现代医学教育，快速地适应和认同了欧洲文化，并喜欢上了基督教传教的工作，在族群中拥有较高威望。很多来自酋长国王家族的子女、亲属，都成了殖民者治理族群的第一代合作者，同时也成为了族群中的第一个现代医生。再如，肯尼亚、坦桑尼亚边境马萨伊族中的第一个现代医学的医生也是在这时期培养的。1936 年以前，麦克雷雷医学院一半左右的学生来自布干达王国（Buganda），前两届的学生全部是信仰天主教的干达人（Ganda），可能的原因为，与其他族群相比，他们很少获得来自基督新教主导的殖民政府的岗位和工作机会（Simon，1939），同时，来自肯尼亚和坦噶尼喀的学生极少。

除了富裕、特权、上层阶层外，也有少量学生来自社会下层。1954 年之前的麦克雷雷医学生中，大约 15% 来自完全的文盲家庭。比如，厨师的儿子、翻译的儿子；坦噶尼喀医学生查尔斯（Charles）的父亲就是一个普通警察，独立后乌干达的卫生部长则出生于穷苦家庭。在这些人群中，学业最为成功的阿瑟噢科维巴（Arthur Okwemba），来自一个穷人家庭，凭借其聪敏才智考入麦克雷雷医学院，被校长称之为“教堂里的神童”（Kipkorir，1974）。

其次，学习现代医学的动机多为寻求物质财富意义上的成功与荣耀。

在当时，医学教育是时间最长、难度最高、最具威望的教育。作为殖民统治特权阶层、社会精英培养的重要载体，获得医学教育的机会和医学学位，意味着拥有了西方的“荣耀文化”，意味着拥有了成功和荣耀。正如麦克雷雷医学院学生写下的人生格言那样（Kipkorir，1969）：“在所有的事业中，人只追求和努力获得成功和荣耀。”

对于大多数学生，高昂的学费刺激了他们通过学医追求财富的欲望。比如，麦克雷雷医学院学费为每年 300 先令，而当时殖民者支付村级酋长的月工资才是80先令，一个劳工一个月才有5先令（Wako，1939）。尽管坦噶尼喀、桑给巴尔、肯尼亚等当局会给予一些津贴，但是，对于大多数学生来说，高昂的学费往往使得他们放弃学医或者中途辍学。相当一部分学生，在族群、社区的支持下才得以进入医学院学习，寄托了族群和社区的期待（Amon et al.，1976）。总之，对于大多数医学生来说，学习医学成了他们追求物质财富，追求成功和荣耀的重要途径。正如一个早期毕业的乌干达医学生所说的那样："在我所认识的非洲医学生中，没有一个非洲医学生学医是为了成为一名好医生，或学医是为了帮助非洲人民。"（Joan，1979）学医是为了追求更高的社会地位、追求物质财富所赋予的成功和荣耀。在前几届学生中，很多成了后来者的榜样，认为当了医生，穿上白大褂，就成了一名"欧洲人"。

当然也有很少的非洲医学生，学医是出于对医学知识的敬畏、神奇和兴趣。这部分学生，大多有着童年时被西医治愈的经历，才有了对医学的兴趣。

正如早期毕业的学生 Swedi Mwankemwa 回忆的那样："我小时候，脚上有一个很小的脓肿，脚上完全麻木、没有任何知觉。后来，医生、护士切开了我的脓肿，缓解了脚上的疼痛。当时，我非常吃惊，认为医生是一个神奇而伟大的工作，从此我就喜欢上了医学。"也有很少一部分学生出于亲属、族人、家人生病时遭到欧洲医生忽视等痛苦经历。比如，后来成为乌干达副总统的 Samson Kisekka，他见证了垂死挣扎的父亲是如何被欧洲医生忽视的，正如他所说（Illife，2002）[70]："我希望我可以做得更好，做一些好事。我不喜欢欧洲医生忽视我父亲的态度。因为，欧洲医生不属于我的族群，不属于我的家人。"

第三节　原住民主导

坦噶尼喀1961年获得独立，随后走上了非洲社会主义道路。独立之后，非洲社会主义性质将发展置于家庭之上，家庭成为发展的中心，成为国家政权合法化、发展政策合法化以及摆脱西方殖民的重要支点，同时也肯定了传统社会结构、传统思维，同时借此绕开资本主义和马克思主义之争。不管是涉及的群体、地方和生态发展，一个根本目的就是在发展的框架下，保住传统的文化价值、代代相传的东西和乡村、家庭集体内有意义的东西（让－皮埃尔，2003）。在“非洲社会主义”中出现了加纳的恩克鲁玛、坦桑尼亚的尼雷尔等伟大的开拓与践行者，他们一直将“非洲社会主义性质”融入非洲家庭（微社会）之中。尼雷尔无疑是以公开形式将这个思想体系表达得最好的人，他认为：“非洲社会主义的基础和目的就是扩大型家庭。”（让－皮埃尔，2003）非洲社会主义理论被冠名为“Ujamaa”（乌贾马）[1] 村庄化运动。在斯瓦希里语中，“Ujamaa”一指扩大型家庭，二指互助群体，是坦社会主义阶段农村发展运动的代名词，其目标是创造以共同分担所有的经济、社会活动为基础的乡村组织（裴善勤，2003）。坦桑尼亚的医疗卫生也在非洲社会主义思想的指导下，开启了新的篇章。

一 独立早期

在坦桑尼亚大陆，社会主义医疗在20世纪60年代后期才开始启动。1965年，政府打算任命127名省、县级医疗官，其中30人为坦桑人、62人为印度人或欧洲人，仍有35个岗位空缺（Kris et al，1987）。在国家财力不足、人力不足的困境下，来自民间的医疗人士迅速占领了广大的乡镇、农村市场，开设了很多私立药房和诊所，也有村民自助开设药房。由此，在尼雷尔督促下，一项由卫生部主导的Bryceson计划启动，计划旨在培养更多的、但不是很专业的农村卫生工作者或者医疗助理，来服务广大农村地区。尽管医疗计划的重点放到预防医学、

① 注：Ujamaa：原义为非洲部族传统社会中集体劳动、相互合作、共享成果的家族社会关系。尼雷尔称“这种精神就是非洲人所需要的社会主义”，是一种社会方式和生活哲学。

农村卫生上，但是受到了来自西方特别是英国的质疑；虽然邀请英国来参与国家医疗体系的建设，但是除了建立新的穆希姆比利国立医院外，其他未能获得来自英国医疗团队的认可和支持，还被英国警告指出，"Veritable graveyard health plans"（名副其实的墓地健康计划）（Nangwanda，1970），认为其已经脱离了西方医学教育的本质。然而，预防医学、农村卫生、农村急救医学、4 年制的医生培训最终被纳入有"证书"的医学教育体系，还建立了两个国家级转诊医院。最终，建立了一个相对覆盖广泛的、平衡了城乡地区的医疗体系。

1964 年 1 月，桑给巴尔革命后，很多医生都逃往英国、阿拉伯、肯尼亚以及印度，也有一部分医生在革命中死亡。在同年 12 月，新政府重组了卫生部，而且将健康服务指向社会主义。同时，邀请社会主义国家东德、中国的医生前来援助，一系列县级健康诊所得以增设，从 1964 年独立时的 32 家增加到 1973 年的 67 家，并采取免费医疗并废除私立医疗，在 20 世纪 70 年代国家困难重重下，还将 45 名医生送到国外进行培训（Van，1976）。

无论是大陆还是桑给巴尔，独立后的坦桑尼亚医疗资源贫乏，而且大多集中在城镇，当国家的 Bryceson 计划将医疗卫生工作的重点指向农村时，却遭受殖民原宗主国英国的质疑和讥讽。在暂时无法脱离英国支持的背景下，1964 年综合英国的意见，中央政府将农村卫生工作的任务交给了地方政府，中央政府的资金负责城市医院建设和医护人员培训。在中央政府支持的两个新的省级转诊医院莫希（Moshi）和姆旺扎（Mwanza）医院开始接受教会的援助，80% 的医院病床得以开始运作。然而，连接县、乡镇、农村的转诊网络和体系迟迟未建立，同样在达累斯萨拉姆 91% 的病人涌向莫希比利国家医院，而非去了社区、农村的医院（Tanzania，1964）。就地方政府而言，很少获得税收，来自中央分配的资金少得可怜。因此捉襟见肘的地方政府，很少有钱投入卫生领域和建设农村医务室。全国统计来看，到 1969 年，才建设了 5% 的农村卫生中心，全国的投入也小于十分之一（Urban，1986）。此外，国家卫生运动的另一个重点是消除天花和防治结核病，而不是营养不良、麻疹等急剧增加的传染性疾病，因为当时已有7万麻疹病人受到影响。另外一个困难是，少得可怜的医务人员，在整个坦桑尼亚1961年仅12名注册医生，到1970年也才123名注册医生（Tanzania，1964）。

可见，由于殖民遗产和宗主国的偏见，坦桑尼亚不得不将农村卫生工作的重点交给了本就捉襟见肘的地方政府，使得独立后10年内，农村卫生工作进展不大。疾病防治也未能照顾到大面积出现的营养不良、麻疹等疾病，加上少得可怜的医务人员，使得整个国家的医疗卫生工作裹足不前。

二　社会主义时期

自坦桑尼亚联合共和国成立后，就开始走上社会主义道路，重心是强调自力更生，通过国民自己的努力来解决种种困境。在1967年的《阿鲁沙宣言》（*The Arusha Declaration*）中，尼雷尔指出了乌贾马（Ujamaa）村庄运动的原则和策略，还将宣言的核心定义为人类平等之原则。据此，Ujamaa运动的重要目标之一就是确保人人获取基本的健康保健服务，并在运动中贯彻和实施。然而，不得不指出，与农业、工业、教育相比，《阿鲁沙宣言》对农村健康卫生领域关注度较低，但《阿鲁沙宣言》之后，坦桑的农村卫生工作受到了来自同样是社会主义的中国医学体系的影响，特别是中国“县—乡—村”三级保健卫生网络以及“赤脚医生”（Barefoot Doctors）[①]，使农村医疗卫生工作进入一个崭新的时期。

1969至1974年第一个“五年计划”期间，中央政府提出将改变原来地方政府负责的农村医疗卫生工作，转由中央政府承担起了农村

① 注：当时的中国，有5年制、8年制的医学大学教育，也有培训3—6个月的赤脚医生项目，工作后赤脚医生每年将接受10—15天的知识更新培训。他们针对农村地区常见病的诊治，提供初级救助和大众的健康教育工作，但他们自己也是农民。

健康中心建设任务，增加 80 个农村健康中心，同时增加医疗助理、农村医疗救助、农村卫生工作者的数量。相比之前，《阿鲁沙宣言》发表之后整个农村卫生工作的卫生支出增加了 5 倍多，建立了尹林加（Iringa）、木塔瓦拉（Mtwara）两个综合转诊医院，一大批来自农村的卫生工作者获得了来自医科学校培训的机会。然而，事实却是全国 60% 的医疗卫生支出都集中在达累斯萨拉姆市，7% 用于预防医学；而卫生支出 50% 的资金却来自外国援助（Kris et al.，1987）。

对于农村医疗卫生工作的重大突破是 1971 年 9 月执政党革命党的会议，强调要将农村卫生工作作为社会经济发展计划的优先领域，并且提出了“用最小的、成本最低的、最简单的设备或机构，来就近为村民提供服务”的政策（Nhonoli，1975）。此政策意味着卫生支出的重点将由大医院、医生转向健康中心、医务室、农村健康津贴和卫生服务。此政策出台的一个重大背景是配合当时如火如荼的 Ujamaa 村庄化运动，借此吸引更多的村民进驻 Ujamaa 村。按照村庄化运动指南，规定每个登记注册的村庄必须拥有保健工作者，每个村庄须送一名村民前往开展短期医疗培训，政府提供一些急救药品、常用药及村庄药箱。每个接受培训的医生其服务将覆盖 200—300 个家庭。同时，确保每个村有一个诊所（Clinic），每 5 万人有一个健康中心（Health Centre），每个县有县级医院（District Hospital）。由此覆盖“县—乡—村”的三级保健网络计划框架基本形成。

解决大量短缺的农村卫生人力资源是 Ujamaa 村庄运动的核心，就此，当时大部分 Ujamaa 村采取了如下策略，吸收大量的传统医学者和接生婆，政府不支付任何薪水，其薪水由各 Ujamaa 村劳动部门负责。当然，由于大型国家级、省级转诊医院建设滞后，加上社区健康中心、农村医务室普遍缺乏药物、设备，导致病人过度拥挤和不满。在捉襟见肘的政府预算中，打算将省、县级医院和医生相关的支持由 1970 年的 75% 下降到 1980 年的 50%，农村健康中心、医务室从 10% 增加到 25%，预防医学费用从 5% 增加到 10%—15%，培训费用从 2% 增加到

7%（Urban, 1986）。培训的重点集中在医疗助理、农村医疗救助、母亲儿童救助。

坦桑尼亚社会主义时期，医疗卫生工作的重点转向农村地区，是作为 Ujamaa 村庄化运动的一个重要内容，以此来吸引村民聚居到 Ujamaa 村。

下面通过巴加莫约县的案例来进一步解读。

在 20 世纪 70 年代，在巴加莫约县，除了拥有县医院外，从县城到达市 70 公里的公路旁还有 Kibaha 区的 Kisarawe 县医院，也是很多居民首选的医院。同样，还有一个 Lugoba 健康中心、Miono 健康中心，以及一个诊所。上述医疗机构都是殖民统治时期所建，只有 Lugoba 健康中心由罗马天主教会建造，如图 2－1 所示。除了上述长期存在的诊所或医院外，在鲁伏河（Ruvu River）的南边和西边新建的一些乌贾马村暂时没有卫生室，县政府每个月会为这些居民提供一次流动诊所的服务，主要提供针对母亲、孩子或者孕妇的基本保健服务，而在鲁伍河东部沿海一带的居民大多可以到 Kisarawe 县医院或巴加莫约县医院就医。

今年 71 岁，在巴加莫约县医院工作了 30 年的老医生赛利姆（Salim），是独立后坦桑尼亚国内培养的第二批助理医师，经历了社会主义时期轰轰烈烈的农村卫生工作运动，赛利姆告诉我：

在整个乌贾马村庄化运动中，县政府有雄心勃勃的计划，但缺乏资金和人力，村卫生所的建设一直较为缓慢。在 20 世纪 70 年代后期，一半以上的村庄仍然没有诊所，而且流动诊所的服务也不能及时到位，服务质量也极其低下。在交通不便的村子中，还得靠人徒步进入，很多病人或需要服务的人群根本无法得到任何形式的健康保健。

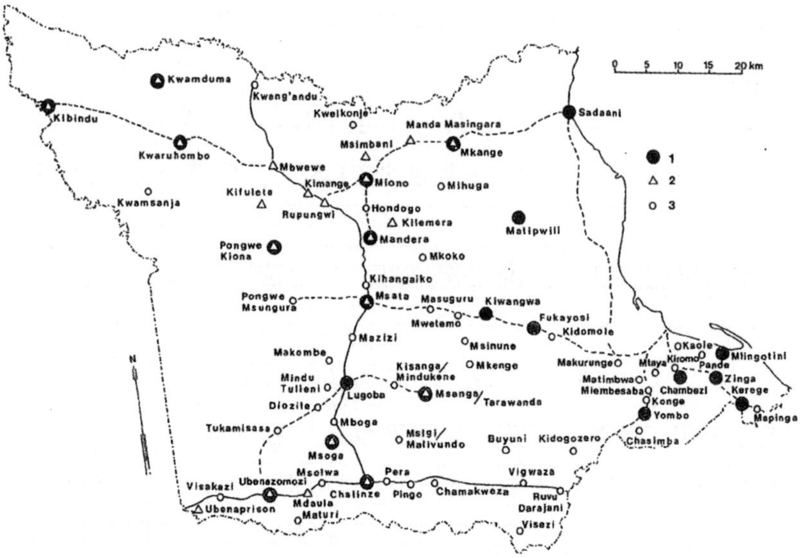

图 2-1　1979 年巴加莫约县健康服务设施分布图①

（1 = 永久性乡镇级诊所，2 = 流动诊所，3 = 没有健康服务机构的村庄）

除此之外，由于药品短缺和国家分配药品不能及时到位，导致整个县医疗机构都不能及时获得上级分发的药品。相比公立机构，私人诊所往往可以直接从达市进购药物，虽然药品昂贵，但巨大医疗需求使得公立医院在整个村庄化运动中并没有发挥多大作用。虽然乌贾马村庄化运动中一直推崇西方医学服务，但是在当时的巴加莫约农村人口占到近 90%，加上在农村中存在广泛的传统医学、巫医，很多居民一方面倾向于私人诊所，一方面转向传统医学。我认为一个重要的因素是，传统治愈者多为患者的隔壁邻居或者来自同一个村子，并不直接收取现金，多以物品、农产品等代替，同时有很多知晓一些传统医学知识的巫医、治愈者也

① 图片来自巴加莫约县图书馆，笔者于 2017 年 2 月采集。参见 Timi Sitari, "Settlement Changes in the Bagamoyo District of Tanzania as a Consequence of Villagization", *Development and Culture Research*, 1983, 5: 12.

很乐于去帮助患者。（摘自笔者的田野笔记，2017 年 3 月，赛利姆，于巴加莫约）

从巴加莫约案例可见，在整个村庄化运动中，作为基本的健康保健体系并未如人们期待那样，覆盖到每一个人，但相比殖民统治期间，政府在财力、人力极度匮乏的情况下，还建设了一定的村卫生所、健康中心，并为部分农村地区提供了流动诊所服务，整体上还是取得了一些进步，使得健康服务第一次大范围地走进农村地区。坦桑尼亚将农村卫生工作摆放到国家整体规划中，在一定程度上弥补了殖民时期医疗卫生工作重心远离农村、远离大众的健康漏洞，也奠定了今后医疗卫生的格局。

虽然，社会主义医学取得了一些实质性进步，但由于来自医疗卫生人力、医疗资源极度匮乏等一些既定困境的掣肘，导致 Ujamaa 村庄化运动的乌托邦设想与现实困境中的巨大落差。除此之外，更甚的是来自殖民期间培养的大多数医疗精英以及精明的印度医生未能参与和支持 Ujamaa 村庄化运动，而且整个村庄化运动中的资金大多来自外国援助，使得社会主义时期的医疗实践困境重重，主要表现在如下一些方面。

第一，殖民期间培养的大多数医疗精英在 Ujamaa 村庄化运动中的缺位。

从本章第二节中可以见到，殖民医学教育采取的是精英化、专业化模式，而且本就为数不多的医生，他们的目的却是以物质财富为基础的成功和荣耀，必然远离农村、远离大众。当进入以农村为重点的社会主义医疗实践时，不仅遭受到殖民宗主国的质疑，更是被大多殖民时期培养的医生所抛弃。虽然，坦桑尼亚独立后，建立了达累斯萨拉姆大学、穆希姆比利医科大学，培养了一定数量的医生，但依旧采取精英化、专业化教育，其本质是殖民医学教育的延续，即使国家在借鉴中国的“赤脚医生”策略后，农村卫生工作有了一定的改变，但是作为社会精英的医生却未能更多地参与其中，使得坦桑尼亚卫生人力资源稀缺，整体医疗事业发展不尽如人意。

由于医生们可以通过私立医疗来获得重大利益，很多医生对于国家医疗卫生政策走向保持沉默，特别是来自占据坦桑尼亚私立医疗大半江山的印度后裔医生。[①]《阿鲁沙宣言》之后，尼雷尔提高了医生的待遇，一个医疗官月工资在1840坦先令到3200坦先令之间，但远远低于私立医疗机构的工资。1972年，坦桑尼亚所有的医生中仅有34%在政府各级医院工作，仅1973年就约有50名非洲医生辞去政府公职，进入私立医疗行业。到1982年，坦桑尼亚大陆共有1600名医生，仅有52%服务于公立省级医院、县级医院及社区健康中心（Harald，1986）。然而，在医生们看来，较低的工资收入并非他们离开政府医疗机构的唯一原因，而是政府医疗机构及以农村卫生为重点的工作策略无法为他们提供发挥医疗专业化技术所需的硬件、软件。

> 正如老医生赛利姆（Salim）告诉我的那样："医生的职业就是用其专业化的知识来为患者服务，然而，社会主义时期国家未能为医生们提供很好的专业化工作环境，很多公立医院没有医疗设备、没有实验室，药物也很少，医生不能发挥其技能，很多医生也不愿意到小城市、农村去工作。加上，本就不高的工资，使得他们走向私立医院。这是整个社会主义时期，国家无法得到医生们支持的原因。"（摘自笔者的田野笔记，2017年3月，塞利姆，于巴加莫约）

第二，由于经济发展滞后，使得外国援助主导了Ujamaa村庄化运动乃至今天的农村卫生工作。

① 尼雷尔曾在"谁是东非人?"的分析中，对印度人有这样的评价："印度人狡猾、欺骗。"参见朱利叶斯·尼雷尔《尼雷尔文选第1卷：自由与统一》，韩玉平译，华东师范大学出版社2015年版。

在雄心勃勃的社会主义运动中，一开始卫生支出从 1970 年的 5.2% 增加到 1973 年的 8.9%，但随后就急剧下滑，一个重要原因是 1974 年出现大面积干旱、石油价格飙升，初期村庄化运动遭遇重重困境。其结果是，直到 1979 年坦桑尼亚在这场持续的经济危机中，对卫生的投入远小于 20 世纪 60 年代，寻求外国援助成了弥补自身支出不足的重要路径，因此在坦桑尼亚 20 世纪 70 年代期间，国家卫生预算中的 70% 就来自外国援助。同样，20 世纪八九十年代国家卫生财政预算中的 80%—90% 也来自外国援助，国家仅支出 10% 左右用于购买药品、医疗设备的资金（Knud，1986）。同时，为了彰显卫生的公平性，国家仍然实行免费医疗政策。

借助外国援助，用于农村领域的国家卫生支出在 1971—1981 年从 20% 增加到 42%，甚至高于同时期的乌干达、肯尼亚。到 1972 年，坦桑尼亚大陆拥有 99 个健康中心、1501 个村医务室，1980 年增加到 239 个健康中心、2600 个村医务室（Kris et al.，1987）。虽然，整体框架上实现了尼雷尔提出的农村"就近就医"的社会主义医学目标，然而，1985 年世界银行的报告显示，在政府开办的 1800 个村医务室中，仅有 660 个有较好条件，大多难以运转，且很多出现长期每年仅 6 个病人的窘境，也仅覆盖到 37% 的农村地区，一些地区还在每个社区设置经过 3 个月培训的 1—2 个兼职农村卫生工作者（Brian et al.，1992）。但是，农村卫生工作者由于缺乏足够的培训以及药物缺乏、监督缺乏，受到村民和社会的广泛质疑，最终于 20 世纪 80 年代早期大部分被停止行医执业资格。直到 1983 年，卫生部接管了农村卫生工作者的培训，采取至少 6 个月的培训，国家也试图增加药品供应，但直到 1990 年，仅有 5000 名医生接受过培训（Illife，2002）[217-219]。随后，随着坦桑尼亚大规模放开医药卫生市场，很多医生最终选择了个体从医或者开药店，最底层的农村卫生工作者也最终完成了他们的使命。

第三，社会主义医疗产生了管理权限混乱、药品供应低下、病人涌向大医院和私立医院等一系列问题。

20世纪70年代中初期，坦桑尼亚开始实施地方分权（Decentralization），其中对于县级医院（District Hospital）的管理权限转移到县级政府，管理权限的下放使得县级政府极度混乱，还产生了一系列地方冲突。直到20世纪90年代，县级医疗官（District Medical Offers，DMO）得对6个县级政府机构负责和汇报工作，可见复杂与混乱。另外，由于交通状况差、行政混乱和效率低下、外汇短缺等一系列问题，使得药品供应体系和能力未能适应越来越扩大的医疗服务，其中还牵涉大量腐败问题。在20世纪80年代，仅有15%的药品供应可以到达农村的医疗卫生机构，导致很多居民、村民很少光顾健康中心、农村医务室（Mnyika et al.，1991）。1984年，仅有17%的农村健康中心和4%的医务室有工作车辆，使得病人转诊、药品下放等问题无法满足现实的需求。最后，由于县级、社区、农村三级医疗机构药品短缺、医务人员不足和服务水平低下，使得大量病人涌上城市大医院、国家级转诊医院，出现人满为患。由于政府卫生支出转向农村地区，城市大医院、国家级转诊医院的很多预算资金被冻结，医院设备和环境恶化，但是却引来了大量的病人。从1977年到1986年间，在穆希姆比利国家医院，住院部病人从42157人增加到211547人，门诊病人从241949增加到534344人；而在Kilosa县级医院，却出现8%的孕妇死亡，同期的穆希姆比利国家医院仅1.2%（Kilonzo，1987）。

第四，以农村卫生为重点的国家卫生政策与城市化加剧形成极大反冲，20世纪90年代的卫生医疗格局与社会变迁格格不入。

Ujamaa运动以及“农村卫生”为重点的社会主义医学政策，产生的一个重要后果就是，在城市地区的一些居民放弃城镇生活，被迫进入Ujamaa农村。但此时，坦桑尼亚的城市化进程加快，如达累斯萨拉姆市的人口数从1967年的272515人，增加到1988年的1360850人。其间，城市人口的增加导致公共卫生工作质量下降，计划免疫覆盖范围下降，使得城市、农村地区的结核病感染率、疟疾发病率同时增加。疟疾的高发使得大陆医院的工作量从1968年的13%增加到

1985 年的 25%（Tarimo，1985）（见上文“第三”部分）。

三　市场化阶段

2017 年 3 月 16 日，在巴加莫约县医院关怀与治疗中心（CTC）的例会上，护士长告诉大家近期有三个重要活动，即 3 月 25 日的“青少年幸运日”、3 月 30 日的“幸运家庭指数日”、4 月 1 日的“家庭幸运日”。之所以要连续举行三个活动，因为上个月坦桑尼亚卫生部委托 THPS 对各地 PITC 指标即医务人员主动提供 HIV 检测咨询服务（Provider initiated HIV testing and counseling，PITC①）并对指标完成情况进行评估，结果显示全县家庭配偶及家庭成员 HIV 检测数仅完成了 48%（2016 年）。按照评估组的建议，THPS 拿出经费，便通过病人告知或带动家属、亲属朋友来 CTC 进行 HIV 检测。而以往的 PITC 工作主要是通过医院相关科室共同完成，也要求私立医疗机构、私立实验室等开展。PITC 工作一直存在诸多挑战，医生、病人均不愿意，无相关工作经费和补助，在私立医疗机构检测被会收取 5000—10000 先令。CTC 主任 Dr. Job 对此解释说：“在坦桑尼亚，PITC 工作的开展并不如意，除了 CTC、RCH（Reproductive and Child Health，妇女生殖与儿童健康中心）、TB（结核病中心）相关部门外，其他部门的医生根本不会愿意主动提供 HIV 检测，在医生们看来这项工作是政府的工作，和他们无关。还有就是做了这些工作，谁来提供支持？也没有相应的工作经费和工作津贴，医生们不会这样做。私立医院、诊所做 HIV 检测都是要收钱的。这些都是 PITC 工作无法推进的重要原因。”（摘自笔者的田野笔记，2017 年 3 月，Dr. Job，于巴加莫约）

---

① 为了早期发现病人，WHO、UNAIDS 提出通过临床医疗、公共卫生机构扩大 HIV 检测范围。于 2007 年 5 月 30 日，世界卫生组织、联合国艾滋病规划署编发《医疗卫生机构的医务人员主动提供 HIV 检测咨询指南》，即 PITC（医务人员主动提供艾滋病咨询检测）。PITC 工作区别于 VCT，属于医务人员主动向求询者或者就诊者提供 HIV 检测服务。参见 National AIDS control programme（NACP），*Tanzania National Guidelines for the Management of HIV and AIDS*，4th edition，2012，pp. 213 – 214.

殊不知，在撒哈拉沙漠以南非洲地区，20 世纪 80 年代后期广泛实施结构调整和民主转型（1986 年坦桑尼亚与国际货币基金组织签署结构调整协议①），并全方位引入市场经济策略后，包括医疗、教育等社会民生项目在内广泛采取了“公私伙伴”政策（Public -Private Partnership，PPP），政策的核心是搭建公共部门、私立部门合作平台，包括 4 个主要部门——政府、非政府组织、社区组织、私立部门。在医疗领域，私人资本大量进入，建立了遍布大街小巷的药店、私立诊所或医院、实验室（Honest，2006；Andreas，2015）。在 PPP 政策下，医生、护士等凭借其掌握大量病人资源，借助极低的开设药店、私立诊所或医院、实验室的门槛，使得他们成为这项政策的受益者。最终结果是，政府在医疗、教育等社会民生中逐步抽离，被市场边缘化，滋生了腐败，产生了不平等，很多地区倡导实施的“免费教育、免费医疗”都成为一张张白纸。

（一）私立之医院

在巴加莫约镇上拥有一家私立实验室的护士莫希，对 HIV 检测收费、PITC 的问题则与 Dr. J 有着不同的观点，她的观点如下。

> 我们购买试剂、试纸都有成本，而政府还要让我们交税，根本不会给这项工作进行补贴。在我的实验室收费 4000 先令一份，我认为已经是很低的价了。如果政府给我 6000 先令一份的补贴，我会做的很好。但是，在坦桑尼亚是永远不可能的事情。我的实验室现在也在做 PITC，都会对检测 HIV 的数据进行登记和转介，如果阳性会转介到医院，每个月都会向医院 CTC 报告检测数据。我认为我们做到这步已经非常不错了，政府不可能只要求我们做，而不给任何补助，还要收那么高的税。（摘自笔者的田野笔记 2017 年 4 月，护士莫希，于巴加莫约）

① 在 1986 年之前，由于坦桑尼亚经济发展极为滞后，民众出现了对社会主义的不满情绪，尼雷尔也面临来自革命党内部和其他政治团体的巨大压力；加上刚刚结束的坦乌战争和来自西方“援助条款”的压力，最终尼雷尔辞去总统一职，在担任革命党主席两年后，退出了坦桑政治历史舞台。

护士莫希的私立实验室，名叫IMMA实验室（IMMA Laboratory），共40平米，取样、操作各一间，工作人员两名，即莫希的大儿子和一位有大专学历的女检验师亲戚。实验室提供血糖、性病、血压、血糖、血红蛋白、血常规、幽门螺杆菌、粪便、HIV检测等多种服务，收费1000—10000先令不等。[①] 我对实验室2017年1月、2月、3月[②]三个台帐进行粗略统计，由于此三个月均为雨季，所以实验室检测多为疟原虫快速检测、粪便检测，值得注意的是每个月HIV快速检测的人占到10%，检测其他性病占到9%。整个实验室的收入结构为，三个月总收入12269700坦先令（大约40899人民币），疟原虫快速检测占到23%、HIV快速检测占16%、性病检测占14%、小便孕检占13%、粪便检测占10%。两份简单的数据显示，疟原虫检测成为该实验室主要工作，也是主要收入来源，因为疟疾一直是坦桑尼亚沿海地区重要的传染性疾病，恰逢雨季，疟疾呈现暴发；第二值得关注的是，性病检测、HIV检测两项收入达到总收入的30%。

莫希说："这个实验室是比较赚钱的，我打算再开一个私立医院，目前买了地正在盖房子，两年之后就可以建成了。"

我问："你这么擅长做生意，为什么还会为了一个月25万先令的工作，在这里（医院）上班?"

她答："高，你不知道，在这里我可以知道很多消息，利于做生

---

① 笔者调查笔记——IMMA实验室检测项目及其价目：血糖检测（Blood Sugar，BS），1000先令/份；性病实验室检测服务（Venereal Disease Research Laboratory，VDRL），4000先令/份；疟原虫快速诊断试纸（MRDT），2000先令/份；小便孕检（Urine Pregnancy Test，UPT），2000先令/份；尿液分析（Urinalysis），2000先令/份；血压检测，1000先令/份；血葡萄糖检测（Glucose，RBG），2000先令/份；一般血液成分检测，4000先令/份；血红蛋白检测（Hemoglobin，HB），3000先令/份；幽门螺杆菌检测（H/Pylori），10000先令/份；粪便检测，2000先令/份；HIV快速检测，4000先令/份。

② 在坦桑尼亚东非沿海地区，每年10月到次年5月为一年中降雨较多的月份。

意，特别是实验室和医院。在这里我可以认识一些政府中的人，对生意也是有帮助的。”

我问：“为什么那么多人喜欢到私立实验室进行 HIV 检测?”

她说：“我认为主要原因是保密性好，因为在私立实验室，检验师都受过培训，可以告诉想要的知识、想问的问题。在我的实验室，相当多的受检者为艺术学院的学生。如果碰到熟人，问你为什么到这里？只需要说我肚子不舒服、发热等都可以遮掩过去。另外一个原因是检测时间短。在我的实验室基本上都是一去就可以检测，不需要排队。而在医院的 VCT 室，没有1—2 个小时无法完成咨询检测，人多的时候甚至得花一个下午。”（摘自笔者的田野笔记，2017 年 4 月，莫希，于巴加莫约）

殊不知，在坦桑尼亚乃至东非历史上，私立诊所、私立医疗的出现绝非独立后才有，在殖民统治期间就存在，是殖民医疗体系中的重要组成部分。在这个体系中，来自南亚次大陆的印度人主导了“私立”医疗中的药物、医生和市场（Iliffe J.，2002），这个格局一直延续到今天。在坦桑尼亚实行 Ujamaa 农村运动过程中，印度裔医生多保持沉默和不积极参与，他们行医的本质表露无遗，如同麦克雷雷培养的精英医生一样，是为了财富而学医、行医。

不同于护士莫希的私人实验室，我的坦桑尼亚导师作为接受过高等教育、获得荷兰流行病学博士学位的社会精英，凭借其精英的特权和身份，繁忙地游走于工作、科研、生活和生意场之间，而最大的生意就是他目前正在建的坦桑尼亚北部地区最大的私立医院。非洲导师名叫“Seif”，伊斯兰教徒，阿拉伯语意为“国王之剑”即高贵之人。他 1972 年生于坦北部小城科罗圭（Korogwe①），2004 年结婚，现有 3

① 科罗圭（Korogwe），为坦东北部小城，是东北部的交通枢纽，由此向东前往坦第四大城市坦噶城（Tanga）、西北方向是乞力马扎罗省的莫希（Moshi）城、西边是全国第三大城市阿鲁沙城（Arusha）以及位于维多利亚湖边的全国第二大工业城市姆万扎省首府姆旺扎城（Mwanza）。

个孩子，皆由妻子一人在北部城市莫希（Moshi）抚养。导师有兄弟姐妹 12 人，排行第 4，属于典型的非洲扩大家庭成员。从小学习成绩一直优秀，在全家的支持下，在国内拿到医学学士学位，获英国诺丁汉大学公共卫生硕士学位，到美国杜克大学接受过培训，2009 年在荷兰 Radboud 大学获博士学位，曾经在 KCM 大学任教。2011 年后受聘依法卡拉健康研究所巴加莫约分所副所长。2016 年年底，坦桑尼亚省县调整，增加两个县，作为革命党党员的他，在革命党年轻化道路上获得新总统的青睐，被任命为姆瓦萨（Mwasa）县最高行政长官（District Commissioner，DC）。

坦桑尼亚在结构转型后，实行全面改革，大部分国有资产私有化、土地私有化，在大多数领域允许私人资本涉入。正值青春年少的 Seif，遇到此机遇，在家乡购置了 4 处农场，在四个不同的城市购买土地建盖了 5 套房子，两处自己居住外，其余均用于出租。除此之外，还开设了零售商店 2 个、服装店 1 个、时尚沙龙店 1 个，在老家与身为护士的妹妹合伙经营药店 1 个。自 2014 年开始，通过政府贷款，Seif 正在老家建设坦桑尼亚北部地区最大的私立医院。

> 笔者的坦桑导师说："在 12 个兄弟姐妹中，我是家里学历最高的，第 7 个妹妹在我的支持下，读了护理专业，现在帮助我打理一间药店。我不仅得努力工作，还得想办法赚钱，整个大家庭都对我抱有很大希望。因为在我读书期间，一切费用都是这个家庭支持的。我现在应该回报他们了。如果选择不回报，我在这个家里完全不会有地位，完全会受到家人的指责。这不是我们坦桑尼亚的传统，我们属于扩大型家庭，一个家庭成员的成功就意味着整个家族的成功。每次过圣诞节等重大节日，我都要花很多钱从达市购买所有的节日用品，要确保够全家人过节用，甚至够一周的庆祝使用。这是我的责任，我必须做的。所以，我买了土地，建了房子、农场，还雇佣了这么多人来为我干活。很多人已经为我工作 10 多年了，我信任他们。我给他们

一家提供食物，还给工资。我现在正在建医院，这个医院将会是坦桑尼亚北部地区最大的私立医院，以后如果总统不给我做DC了，我就来管理医院。我通过建医院也可以回报家乡人民。”（摘自笔者的田野笔记2016年12月，Seif，于科罗圭）

（二）私利之医者

2016年4月6日下午13：30，CTC的门口来了一个小男孩，男孩的两手被破烂衣服裹得严严实实的，一边走路，一边颤抖着身体。男孩坐到门口椅子上后，他依靠着墙，双手紧紧地抱着自己，身体微微颤抖，用呆滞的目光看着我和护士。询问后，得知男孩名叫阿里拉（Aliyla），16岁，来自较远的姆沙塔（Msata）镇。早上5点就起床，从姆沙塔镇到巴加莫约镇大约100公里，乘坐的迷你巴士[①]在半路损坏，花了8个多小时才赶到县医院。他说本可赶上早上抽血检测CD4（一般为半年一次），但只有下个月再来抽血。他全身在发热，偶尔会感觉冷，希望尽快得到医生的服务。

医生马格沙看了阿里拉病例档案里的信息，检查了他随身携带的药瓶，开了艾滋病药物的处方后示意阿里拉去药房取药。然而，阿里拉却说：“我发热了，该怎么办？”并请求医生给他开一些发热的药。医生马格沙在另外一张处方上，写下了“发热1天，疟疾，某药物每天4片，服用4天”后，说：“你得了疟疾，给你开了些药，但是医院没有，需要到外面药店（Duka la dawa）购买，在新市场内有一家药店，那里有药，15000先令左右。”正当我也要跟随医生马格沙走出办公室时，阿里拉无奈地看着我说：“Dawa hii ya malaria，sina pesa ya kununua，pesa nyingi sana！Ni lazima nirudie Msata，Napaswa kwenda

① 在坦桑尼亚，短途巴士一般有两种。一种城际之间的巴士20座左右，另一种则为县内或者乡镇之间的10人座左右迷你巴士。这两种巴士大多为二手、三手日产丰田车辆，没有完备的维护机制和措施，很多车辆在行驶过程中都会出现各种各样的问题，甚至发生过很多事故。

kula chakula cha mchana!”（这是疟疾的药，我没钱买，这么多钱，我还得回 Msata，还得去吃点中午饭!）。我说：“你可以先买 2 天的药，回到 Msata 后再买另外两天的，这样你就有钱吃饭和回家了。”阿里拉认同了我的办法，说了声感谢后，一摇一摇地走向了 CTC 的药房。

这样的情形，在 CTC 再寻常不过。对于发热病人来说，往往是艾滋病机体免疫力的下降使其更容易合并感染疟疾。然而，对于“发热”，见惯不怪的医生，开出的处方往往是疟疾药品。在医生眼中，发热就是疟疾，好似亘古不变，根本不需检测疟原虫再确诊。实验室工作人员也不太乐意去检测这种“发热”的疾病，在他们看来十有八九都是疟疾，检测完全是一种浪费。因此，医生们往往一股脑地把“发热”归咎为疟疾，而很少去考虑可能是艾滋病病人并发症导致。之所以归咎于疟疾，有如下几个原因。原因之一，在于坦桑尼亚本身就是疟疾高发的国家，特别是雨季，而“发热”病人也成了医院、私人诊所常见的病例；原因之二，诊断“发热”即为疟疾的思维惯性，还归咎于公立医院简陋的实验室条件，花成本去检测疟疾、诊断疟疾，显然在医生、实验室检验者的眼中是一件麻烦的事情和多余之事，因此“发热”在医院就注定成为疟疾；原因之三，诊断“疟疾”已经成为活跃当地医药市场的一个重要因素，而价格高昂的进口疟疾药，显然不是公立免费医疗所能承担的，到外面的“药店”买药也就是病人最基本的选择；原因之四，不得不说的“药店”之秘密，在坦桑尼亚，医生凭借国家或社会赋予的“处方权”多点执业，在医药市场私有化即 20 世纪 80 年代后期实施“公私伙伴”（PPP）后，很多医生都在外面开设有自己的诊所，或者在外面的私立医院兼职行医。

正如医生马格沙给阿里拉开出处方后直接说医院没药，得到新市场的某药店购买。对于新市场内药店，他曾经带我参观过，药店有一半股份属于他。像这样的药店，在 3 万人口的巴加莫约镇上共有 26 家，都为私人药店，且大部分药店的所有权属于县医院的医生和护士，或者医生和护士直接为这些药店服务。同样，药店也广泛分布在农村、社区。直白来说，在坦桑尼亚的农村或社区，你可能无法获得干净的饮用水，但是会很容易买到药。所以，到医院就诊的病人会碰到这样的情况，医生往往会说医院没有治疗这个疾病的药，得去某药店购买。

在县医院上班的很多医生早早来医院溜达一圈后，就到自己的诊所或者药店、私人诊所接着上班，更甚的是，医生们给病人开处方后通常说医院没药，只有在某某药店才能买到。当然，不能忽视药品管理的混乱及监管腐败。在坦桑尼亚大陆，按照区域设立了五个“药物存储中心”（Medical Stores Department，MSD），每个中心负责辖区内的公立医院所使用药物的配送。这种配送滋生了一大条利益链，链条上的官员、院长们、医生们往往会大捞一把，当地媒体多次报道了其中的各种腐败案件。更甚者直接将药物从医院“拿”回自己的诊所或药店进行售卖。药物分配中形成巨大的利润诱惑、庞大的腐败网络、漏洞百出的监管体系，以致药物腐败屡禁不止。

> 记得刚刚到巴加莫约时，来自马拉维的家仆雷斯坦（Lestan）就向我诉苦：“这里县医院的医生、领导们都会把国家的药带回自己的药店、医院高价销售。在上面的村子里，有个私人的药店专门处理这些‘脏药’。”中心主任Dr. J也很直接地跟我说他有两个药店，护士莫希除了一家私人实验室，还有两个药店，而刚参加工作的年轻护士茹法也正打算开一家药店。茹法说：“在坦桑尼亚，开商店、开公司是一件非常简单的事。如果开一间药店，注册的成本非常低，一般不到几万先令。”对此，我的房东也表示：“如果我想开药店，花几万先令就可以，完全不需要太多的成本。我不是医生、护士，但是我聘请一个就行了。巴加莫约镇上的这些药店都属于医院的医生护士。坦桑尼亚药工业很弱，很多药都是进口的，利润很大！”（摘自笔者的田野笔记，2015年12月）

无独有偶，上面提到医生将病人推往自己的药店，私人药店遍布城镇、农村的每一个角落，在坦桑尼亚已存在很久。1988年世界银行开出的一味药方即成本分摊“Cost-sharing”①，在很多非洲国家被简单地植入，在坦桑尼亚虽受到尼雷尔及社会主义支持者们的抵制，但在强大的外部压力下，在1991年才不得不实施②，目的是通过有限度的收费医疗制度，来改善政府或公立医院的捉襟见肘。坦桑尼亚坚持成本分摊政策不纳入初级卫生保健项目，仍由政府主导，虽然1995年大选时政府承诺废除收费医疗制度以平息民众的抵制，但是由于外部压力一直未能实施。

在20世纪90年代，虽然国家给医院提供了资金支持，但是很多医生抵挡不住市场巨大利益的诱惑，除了兼职外，大多干起了开药店、开诊所的“私活”，造就了糟糕的医院环境和混乱的医疗秩序。同时，一些教育水平较高的医生，选择了欧洲、美国等条件更好、待遇更好的地区执业，也就是医学移民（Medical Migration③）（Sullivan et al.，2010）。1991年调查显示，坦桑尼亚大陆就有200个医生在外国工作。政府不得不通过特殊的津贴和增加工资来稳住医生。同时，1990—1992年，那些无法出国工作的医生通过工会组织④发动了一系列的罢工来威胁政府，要求政府提高工资和改善工作环境，医生有组织罢工不仅获得了政府提高工资的承诺，还将工会组织的领导“抬上”了卫生部领导层的角色，同时积极号召就读于医学院的学生参加组织、罢工（Illife，2012）[218-219]。医生罢工的一个结果，挑战了从社

① 成本分摊或成本共享“Cost-sharing”：属于世界银行、国际货币基金组织对撒哈拉沙漠以南地区贷款的一个重要条件和内容，基本假设就是随着财务状况的改善，药品服务的供应将会改善，公共医疗系统中将有更多的患者，目的是减少政府对医疗、卫生、教育等公共民生的支出，鼓励实施自力更生。同时，公共医疗交由市场机制来完善和解决，也就是私有化政策。

② 在桑给巴尔岛，成本共享机制受到普遍抵制，到1997年才得以实施。

③ 有研究显示，2000年左右，美国、英国、加拿大大约12%的医生为来自撒哈拉以南非洲地区的移民，学界将这个群体称之为医学移民（Medical Migration）。参见Sullivan C.，Dilger H. et al.，Negotiating Professionalism，“Economics and Moral obligation：An appeal for ethnographic Approaches to African Medical migration”，*African Diaspora*，2010，3：237－254.

④ 医生罢工的组织，通常有由刚刚入行的医生组成的初级医生协会（the Junior Doctors Association）、资历和社会地位较高的医生组成的高级医生协会（the Senior Doctors Association），罢工中还会得到其他一些贸易团体、商业组织、学生组织、教师工会的支持。

会主义时期继承下来的限制医疗行业私有化的既定政策，使得坚持限制医疗行业私有化的卫生部领导（如 1992 年的 Sarungi）被取代，进而加速了私有化进程。

私有化的结果之一，就是在大街小巷、城市农村出现了大量的诊所、药店、私立医院，乃至兜售药品的小贩。1995 年，达累斯萨拉姆市，大约有 300 家私立诊所、私立医院，还有很多迷你药店和路边小贩，数量是公立医院的 2—3 倍（Wyss，1996）。到 20 世纪 90 年代中期，城镇逐步饱和后，药店开始进军农村，甚至边远的农村。政府虽然一度希望将官方医疗、私人医疗隔离开来，通过采取允许医生兼职的措施来维护公立医院的日常运转，然而，政府的想当然却阻挡不住市场的巨大诱惑。虽然后来政府实施了禁止公立医院医生在自己的诊所、药店兼职的措施，但是往往事与愿违。

私有化的结果之二，既得利益群体获得了在健康医疗体系中的巨大话语权和政策权力。随后，在私有化中获益的医生不仅仅满足于政府的政策，还在寻求庞大深厚的根基。一方面将私立医院扩展向周边国家，比如达累斯萨拉姆的米可其尼教会医院（Mission Mikocheni Hospital）在肯尼亚的内罗毕寻求当地合作伙伴后开设了规模更大、团队更加专业化的医院，一方面私立医院还于 1994 年组建了私立医院协会（Association of Private Hospital）来维护私有化的既得利益。除此之外，既得利益群体们还通过权力、法律途径来积极维护自己的利益。比如，医生通过影响立法将以医生为主导的医学顾问委员会（Medical council）脱离了卫生部的控制；在 20 世纪 90 年代中早期，还通过新的津贴方案，使得医生工资远远高于乌干达、肯尼亚等东部非洲国家（Wyss，1996）。甚至，在 2012 年，高额工资部门的医生、护士们还进行了大规模罢工，迫使政府再次增加了他们的工资。[①]

---

① 在人均 DGP 不足 50 美金的巴加莫约县，县级医院一个刚刚参加工作的本科学历的护士，可以有 400 到 500 美金的工资，一个本科的医生则可以有 800—1000 美金的工资。

第四节　小结

艾滋病在坦桑尼亚流行30多年后，整体上出现了积极转向，在这个转向过程中，艾滋病却经由城市流入农村，并在农村中蔓延，使得形成了近年的艾滋城乡格局。一个不争事实是，与城市相比，在坦桑尼亚农村地区艾滋灾难并未呈现明显积极转向，且受感染的低收入人群、未受教育者仍持续增加。这一明显的城乡格局，更多反映的是一个健康意义上的地理格局。虽然，东非地区艾滋病流行的中早期通过妓女、商人、长卡车司机、多性伴等在城市中找到了滋养的沃土，但城乡流动的加剧使得艾滋病有了大规模蔓延至农村的机会，而农村中那些收入不高、教育程度低下甚至很多未能接受过教育的村民最终成了受害者。这一格局形成的基本原因是农村抵御健康风险的能力和产生健康问题的危险远高于城市，而本质则源于健康之城乡格局。

简单而言，城市集中了大量医疗卫生资源，完善的教育计划、较高的经济收入，使人们获取健康信息的机会较多，其健康意识也较高。虽然艾滋病流行早期集中于城市，但经20年流行后，逐步趋于下降，且趋势明显。当然，这里不否认城市中仍然存在很多感染艾滋病的群体和高感染的群体。然而，与城市形成巨大反差的是，农村艾滋病感染却未能出现更多积极转向，虽然在扩大艾滋病检测后，流行率有所下降，但趋势并不明显，且在经济收入低下、未接受过教育的群体中流行率仍在上升。一个基本原因就是，相比城市，农村地区整体抵御艾滋病的健康风险较差，与农村医疗卫生资源贫瘠、健康机会不对等等有重要关联。在这个意义上，坦桑尼亚艾滋病流行演变凸显的这一健康城乡格局的形成是一个漫长的历史、社会化过程。

殊不知，从现代西方医学进入坦桑尼亚到1961年独立自治之前，一直都是由“外来者”主导，其医疗和公共卫生均远离农村、远离大众。这些外来者包括来自阿曼苏丹帝国殖民统治下的阿曼人、印度人，来自西方社会兼职医生的传教士，来自德属东非时期的军队医生，来自英国殖民托管时为殖民统治服务的西方医生。诸如笔者所在的巴加莫约县医院，由阿曼苏丹统治时期从事商贸的印度商人 Sewa Haji 于 1886 年投资所建，其目的更多的是防止霍乱、麻风病等在搬运工中流行，进而影响到其庞大的家族经济，而并非单纯地为土著居民的健康、病患着想，实则是服务于奴隶贸易时期的商贸利益，其健康服务不可能触及广大非洲居民，难以覆盖到广大农村地区。

同样，欧洲殖民者到来后，带来了有强烈种族主义色彩的殖民医疗实践。在殖民早期，殖民医疗一个直接目的是防止非洲人将疾病传染给欧洲人、殖民地官员。一切医疗、公共卫生实践均围绕此目的展开，并且实施了公共卫生层面的种族隔离措施。随着殖民扩张和深入，特别是以生产满足欧洲工业化的原材料的种植园经济的兴起，大量流动劳工被强制送入种植园、农场。人口的大规模流动和劳工营地的形成，引发了东非疾病谱的变化，不仅嗜睡病、疟疾、寄生虫等常见热带疾病在种植园、农场周边产生过多次暴发、流行；同时，脑膜炎、以梅毒为主的性病也逐步流行开来。疾病谱的变化，不仅威胁到移动劳工的健康，更是威胁到殖民地经济的发展，由此引发了一系列殖民地公共卫生运动。这些殖民者主导的、以维护殖民地经济为目的的公共卫生运动，大多集中在种植园、农场周边地区，并未进入广大农村地区。其中性病防治是最具强制性和种族主义色彩的殖民医学运动。一个根本原因在于梅毒等性病曾经在欧洲中世纪引发过上层社会的恐慌，由此产生了针对“淫荡之妓女”的性病防治欧洲经验。在殖民地暴发的性病流行后，欧洲经验被移植到殖民地的城镇、劳工营地中，除了指向土著妓女外，还指向了大量的非洲人、非洲劳工，并给他们烙上了“性欲过度”“淫荡”“道德败坏”的污名，采取诸如恐吓之政策（张有春，2017），并实施了一系列道德化、种族主义、强制性的性病防治措施。从殖民医疗实践来看，以殖民者主导的殖民地公共卫生运动、殖民医疗实践，其本质是维护殖民地经济和殖民统治，医疗实践主要集中在劳工营地、城镇，同样远离农村、远离广大非洲居民。

传教士进入东非的根本目的是传教、开化当地人，由于热带传染病高发，使得“医学”在传教过程中占据重要地位，传教士中出现了很多医生的影子，也进一步彰显了宗教意义上的救赎。然而，传教士进入东非的一个重要时代背景是西方的殖民扩张。阿曼苏丹统治时期，传教士传教的重点在桑给巴尔岛，并未大规模进入大陆，随着西方反奴隶贸易运动的推进和殖民扩张的到来，他们得以顺利地、大规模地进入东非内陆，一方面为救赎奴隶，另一方面作为殖民统治的重要组成部分。医疗成为除教育、慈善外基督教进入非洲的重要内容。传教士通过建立学校以现代文明来开化非洲土著，通过建立教会医院或诊所来救赎病患缠身的非洲病人，通过慈善和施善来救赎饥饿、病患的非洲土著。在漫长的传教过程中，传教士医学也因此兴起，积极传教、救赎患者的同时，也培养了第一批接触现代医学的非洲人。可见，传教士医学的特征固然有怜悯、救赎之情怀，但是其本质是为了基督教的传播，甚至是殖民统治的一个重要组成部分。

在殖民统治时代，原住民参与医疗卫生实践的一个重要途径是进入殖民医学教育体系或在传教士医学中获得边缘化的助理一职。在殖民早期，东非并未出现大规模的现代医学教育，直到 20 世纪 20 年代，乌干达麦克雷雷医学院的成立，才意味着有了现代医学教育。殖民医学教育的一个重要路径是培养专业化、精英化的医生、护士，虽然早期有很多传教士医学学校毕业的学生进入殖民医学教育体系，但与后期社会上层、特权阶层精英积极学医的动机一样，学医的目的是获取财富，并追求医疗事业上的成功和荣耀。当这些医学生毕业后，与落后甚至为零的现代医学基础设施的农村相比，他们更愿意涌向大城市大医院，远离农村。在本就缺少医疗卫生人力、财力的殖民地，医学院毕业的医生们通过进入私立医疗、殖民当局医院，获得了大量丰厚的物质回报，实现了学医“荣耀和成功”的夙愿。殖民医学教育体制，实施的专业化、精英化教育使得医者为殖民者服务、为社会上层服务，远离了大众和农村。

殖民医学教育体制，作为重要的殖民遗产之一，在坦桑尼亚独立自治后，在原住民主导的医疗实践探索中，其弊病逐一展现，对独立后医疗卫生实践和格局有重大影响。原住民主导的自治政府，想将国家的卫生工作重点转向农村地区时，一方面受到重大援助方即原宗主国的质疑和抵制；另一方面受到殖民医学教育体制培养出来的医护人员的排斥，成为原住民治理下医疗卫生走向农村的最大掣肘。

坦桑尼亚独立后长达近 20 年的 Ujamaa 社会主义村庄化运动将卫生工作的重点放到农村。一方面很大程度上试图在探索一条适合自己的医疗卫生政策；一方面却无法摆脱长期殖民医学的遗产，举步维艰和困难重重（曼达尼，2012）。Ujamaa 运动及之前的探索和实践，其本质属于后殖民主义医学（Post-colonial Medicine），也就是国家独立后的医学与殖民主义医学仍然发生着千丝万缕的联系，表现为本土医学精英对精英医学的热衷、传教士医学实践的持续、来自原宗主国或其他欧美国家的医疗援助以及西方国家医学院或医学研究机构在非洲国家建立的分支机构（Warwick，1998）。独立后，坦桑尼亚的卫生制度监管权、制定健康发展的决策权确实在国家手中，但卫生制度需要的人、财、物以及思想都不在国家掌控之中。在这个意义上，国家被后殖民主义医学绑架。

20 世纪中叶随着非洲国家的逐步独立，殖民统治在一定形式上退出了非洲，但是医学教育、医院等作为重要的殖民遗产被当地统治精英所继承。独立后，信誓旦旦的统治精英将现代医学纳入国家发展日程，指望这个专业化的舶来品惠及芸芸众生。然而，在由部落、部族社会直接演变为现代国家体制的滚滚洪流中，整个社会生态显然无法承接和适应诸多西方殖民遗产，如专业化极高的现代西方医学。极少的现代医学教育资源、人力资源及贫瘠的社会生态，让现代医学在非洲的发展陷入尴尬的境地。同时，统治精英从传教士医学、殖民医学那里习得并一味追寻的医学“专业化”，更加加深了非洲现代医学发展对西方的依赖。以西方医学为中心的上层社会生态，一味追求私有化、寻求西方援助的同时，排斥及打压传统医学的发展，成了统治精英解决困境的路径。而作为医护一方，一直要求或追寻着“专业化”医学所匹配的医院环境和待遇，他们认为那样才是医学，才符合专业化的医护工作者。富裕的社会上层和社会精英们，除掌握大量的医疗资源外，到最好的私立医院就医、国外就医成为常态，而到公立医院就医会被视为与其身份不相匹配（Sindiga，1996；John et al. 2016）。

1986 年，坦桑尼亚实行结构转型后，便进行了民主政治制度改革，引入多党制，同时医疗卫生工作也走向了民主政治时期的医学（Democracy Political Medicine）。民主政治医学是民主政治过程对医疗卫生制度的制衡，表现在三种涉及健康发展价值观的博弈之中（Alan，2013）。在坦桑尼亚民主政治医学主要发生在三个方面。一是实用主义价值观（Pragmatism），以“保基本”取向为核心，用有限的资源服务于大多数人，将初级卫生保健作为主要策略；第二是新自由主义价值观（Neoliberalism），以私有化和市场化手段作为医疗卫生制度的目标，付费服务应运而生，讲求高精专的技术和人才成为必然。第三是人权主义价值观（Human Rights），以人人享受卫生保健的权利为基本，主张卫生医疗制度的公益性，以国家为核心，抵制市场主义倾向，从而也激发了人们对免费医疗服务的诉求。不同价值观的博弈决定了卫生制度发展方向的不确定和混乱局面。

新自由主义价值观的实施，一方面将大量的医生推向私立医疗领域，特别是兼职、多点执业政策的实施，更是使得很多公立医院的医生到私立诊所或医院兼职，公立医生逐步减少在公立医院的服务时间并降低服务质量，同时将大批的病人转诊向私立医院，加上医药的销售，“私立医院”成为医生的吸金所，其收入往往是公立机构的几倍。另一方面，将医药市场引向繁荣，走向市场化。公立医院缺药或少药是常态，而医院门口、农村地区却出现很多由医生、护士经营的药店，病人不得不去购置价格昂贵的药物。

从坦桑尼亚艾滋病流行的巨大转向和30多年的时间脉络中可见，艾滋病流行逐渐从城市流向农村，流行率在城市出现明显下降的同时，农村地区的下降却并不明显，甚至在低收入、未受过教育的群体中还出现上升趋势，并演变成了当今的艾滋城乡格局。究其实质为坦桑尼亚健康议题上的城乡格局，即农村地区是艾滋病等重大健康问题的重灾区，农村人民是抵御瘟疫风险的最弱者，也是瘟疫的最大受害者。

回顾历史，坦桑尼亚健康之城乡格局，早已经根植在东非现代医学的历史演变格局中，嵌套于以阿拉伯人为主的外族统治、欧洲殖民者、社会主义时期和市场经济时期漫长的社会结构中。在这个错综复杂的政治、经济和社会结构中，坦桑尼亚的医疗、医者最终走向了“精英化、私立化、私利化”，远离了大众、农村，在健康议题上将注定会形成城乡、社会阶层区隔的格局。从阿曼苏丹统治时期用以维护商贸利益的慈善医院、维护殖民地经济的殖民医疗、传教士医学救赎的本质是为传教也为殖民。同样，殖民医学教育体制下培养的极少的专业化、精英化的医生护士，将物质上的成功奉为医者的人生格言，显然与资源贫乏的农村、贫穷的劳苦大众格格不入。殖民医学实践、医学教育的遗产，在以原住民独立自治后的医疗实践中表现得淋漓尽致，当国家试图将医疗卫生的重点转向农村时，受到了殖民医学遗产的掣肘和医者的排斥；当国家试图通过免费医疗来平衡市场化带来的农村地区健康不平等时，却将农村健康、劳苦大众的健康交给了昂贵的私人医疗、高贵的医者。

综上所述，若论及艾滋病在坦桑尼亚广泛流行的根源，结构化的社会不平等首当其冲，具体表现在社会底层的极度贫困、不安全的社区生活环境、营养不足的严峻问题、有限的受教育程度、面临疾病之际的健康脆弱性、支付医疗服务能力的低下以及防病治病意识的薄弱等方面，诸如此类早被学界广泛论及的社会不平等因素相互影响，且深深镶嵌在社会结构之中。而本书的社会结构是指不同社会阶层的社会地位、经济地位及政治地位，就健康而言是一个定型了的健康格局。通过对坦桑尼亚“医与医者之走向”的剖析，可见其现有的社会结构由于先后受到外来民族统治、欧洲殖民统治、社会主义国家制度以及新自由主义经济制度的影响而呈现错综复杂的特质。因而，对坦桑尼亚艾滋病问题的分析必须从历史维度考虑社会制度对社会结构的巨大作用，以及对定型化了的城乡格局进行塑造，否则无法认清社会底层、个体在面对艾滋风险时的脆弱性来自何方。

第三章

暴力的内化过程：公共健康的社会底层视角

本章将进一步展现社会结构化暴力的内化过程，探讨与艾滋病流行息息相关的暴力何以走向社会底层，走向两性、两性之“性”与性文化等深层问题。

2016年3月1日下午三点左右，一个11岁左右的小男孩吉姆（Jim）进入CTC，身着破旧黄色T恤和破烂牛仔裤，略显羞涩，从裤包里掏出已经破碎的艾滋病病例卡片。护士长再三询问后，他从嘴中慢慢地吐出了：“奶奶病了，就我一个人来！”吉姆的父亲、母亲均在有钱人家从事家仆（Houseman）的工作，艾滋病发病已去世多年，吉姆现由年迈的奶奶照顾，住在离镇上30公里的姆卡嘎（Mkaga）村。今天奶奶生病，吉姆不得不独自一人前来就诊。于他而言，今天的路比往常更加遥远，先步行30分钟，又坐了40分钟巴士，到医院时已是下午三点多。

除了吉姆外，还有一个年龄较大、感染了艾滋病的家仆。2016年3月16日下午两点多，19岁、身材高大的男青年拉玛（Rama）将包裹得严严实实的病例卡片递给了护士茹法（Zulfa）。拉玛来自北部莫希市（Moshi）的农村地区，2005年感染HIV，2010年在莫希县医院接受抗病毒治疗，2014年年初来到巴加莫约一个有钱人家，从事家仆的工作，由于害怕暴露，直到发病身体不适才来就诊。此前，他也一直在莫希的有钱人家里从事家仆的工作，男主人偶尔会给他很多钱，但要求与他发生性行为。拉玛也因此感染 HIV，后被男主人赶出家。他回到农村老家后，不愿从事繁重农活，也不会其他技能，迫于生计和躲避邻居异样的目光，最终来到巴加莫约。在坦桑尼亚的艾滋病病人中，像吉姆、拉玛这样来自社会下层的病人很多，包括艾滋妈妈艾丽克丝。他们的故事在诉说着一幅坦桑尼亚艾滋病流行的健康格局图景，从城市走向农村，使得本就抵御健康风险能力低下的农村大众更加脆弱。

在教育水平、经济收入两个常见维度上，坦桑尼亚的社会中低层实为艾滋病的受害者，也就是说，当面临艾滋病风险时，其脆弱性更高。另外一个重要证据来源于 2017 年坦桑尼亚组织的针对长卡车司机、渔民、季节劳工、小矿山工人四类人群的调查，结果显示这四类代表劳动阶级、代表社会底层的群体虽然有较高的艾滋病风险行为意识，但是仍就普遍发生高危性行为，并且相当一部分并未使用安全套，使得感染风险剧增。其中，四类人群知晓 HIV 风险行为的比例均大于 60%，但是在近 1 年、近 30 天发生高危性行为的比例依旧较高，未使用安全套的比例也较高（Godlisten M.，2018）[2-10]，见表 3－1。也就是说，对于社会底层面临艾滋病风险的脆弱性分析，必须考虑到“较高的风险意识、较高的风险行为”这一重要特征。在艾滋病领域，较高风险意识与积极开展的健康教育、健康干预及健康知识的广泛普及有重要关联，然而，对发生“较高的风险行为”的诠释已超出社会、政治、经济等范畴，得从主体层面上进行文化解释。

综上，坦桑尼亚艾滋之城乡格局的定型化，其后果使得艾滋病走向更加脆弱的群体，而“性”成了这种走向的重要桥梁，一系列问题得以呈现。谁是脆弱群体？何以脆弱？脆弱何在？“性”为何成为桥梁？何为“性”？“脆弱与性”之间有何关联？这一系列问题已超越并嵌套在经济、社会、政治等结构性暴力中，须纳入主体性关怀，从地方社会、文化情境、文化认同、文化权力关系等中寻找答案，才能呈现一个定型了的健康城乡格局下暴力的内化过程。

表 3-1 2017 年坦桑尼亚四类人群艾滋病高风险意识、行为调查结果

HIV 风险意识、行为	长卡车司机（159）	渔民（142）	季节劳工（146）	小矿山工人（164）
对 HIV 风险行为知晓比（%）@	78.0	66.2	61.6	73.8
过去 1 年发生高危性行为的比例（%）#	67.3	66.2	37.7	78.7
过去 30 天发生高危性行为的比例（%）*	42.8	36.6	19.2	42.7
过去 1 年发生高危性行为时未使用安全套的比例（%）&	38.3	33.0	40.0	31.8
过去 30 天发生高危性行为时未使用安全套的比例（%）★	42.6	42.3	42.9	35.7

注：@ # * & ★的 p 值均 <0.01 或 <0.001。

第一节 “家仆”：被弱化的社会底层

吉姆、拉玛之所以感染艾滋病，一方面直接来自早已去世的、从事家仆工作的艾滋爸爸、妈妈的垂直传染，另一方面因为男主人强迫性交所致。我在坦桑尼亚及周边国家期间，碰到很多的“家仆”，有转型成为黑车司机的彼得（Peter），有坦桑尼亚导师家中从事销售、家务、农场劳动的 10 余人，也有从高贵的武士变身为门卫的马萨伊兄弟。然而，这里要探讨的不是这一群体的 HIV 传播，而是将其嵌入这一群体的社会建构中去阐释。

殊不知，“家仆”不仅是一个职业，更是一个极具代表性的社会下层，之所以如此，与其漫长的历史演变有着莫大关联。“House boy”（家仆①）一词来源于“Houseman”，原意为在家里、酒店等

① Houseboy 意为“家仆”，但在本研究中，由于涉及多个语境，语义均不同，有奴隶贸易时期的“家奴、家仆”两层意思，有现在常用的“家仆”，还有艾滋病、同性恋语境下的“性奴、性玩偶”。另外，在本书中主要是用家仆“Houseboy”这一在坦桑尼亚具有代表性、广泛性的职业来呈现“以家仆为主的社会阶层”。

进行日常工作的男仆。在东非奴隶贸易时期，“Houseman”中年龄小于18岁，长得清秀、帅气、机灵的男孩，会被主人看中，可从事家务等工作。[①] 他们也仰仗着主人，逐步与其他奴隶或社会下层大众脱离，甚至遭到下层的怨恨，成为游走、夹杂在精英与大众之间的群体。但他们与长卡车司机、渔民、季节劳工、矿山工人等群体一样，仍处于社会底层，因依附于社会精英或受到社会精英的“庇护”，使得他们更加容易被学界、社会、健康服务所忽视，甚至遗忘。更甚的是，在非洲以“家仆”为代表的这一特殊阶层及其产生有着宏大的历史背景，跨越了奴隶贸易时期、殖民时期、独立自治、民主政治四个时期，甚至有向艾滋病语境下同性恋、性产业等维度演变的趋势。因此，本节将以“家仆”为个案，探讨其社会底层成为弱者的社会化过程、弱在何方及其“弱”与艾滋病的健康风险有何关联。

一　成为弱者

影片《禁地之行》[②] 粗略地反映19世纪东非奴隶贸易时期图景。

> 探险家斯坦利的搜寻团队在挺进东非内陆的途中，遇到了阿拉伯商人本布拉和他的奴隶、象牙商队。本布拉指着一个奴隶小孩说：“他宁愿被铁链锁住，也不愿意做丛林里的自由人……他的父母在附近的村子里被屠杀了，没有我他也只是蓝博（一个专门从事

① 注：在古代中国也有“娈童”之说。专指与男人发生性行为的男童和少年，“娈”字本意形容“美好”“相貌美丽的女子”。从南北朝开始，娈字与童搭配，意指被达官贵人当作女性玩弄的美少年。见南朝梁简文帝《娈童》诗。同样，相关文献记载显示，在日本江户时代武士中“娈童”之风相当盛行，蔓延到庶民社会中，男色则成为一种雅癖；在古希腊、古罗马的宫廷中也有类似“娈童”之风。

② 美国电影《禁地之行：斯坦利寻找李文斯顿的历程》（*Forbidden Territory: Stanley's Search for Livingstone*），导演西蒙·兰顿，1997年上映。19世纪，在欧洲人、美国人对神秘的非洲大陆猎奇的驱使下，纽约先驱报派遣英国探险家斯坦利（Stanley）寻找已经失踪5年、生死未卜的著名传教士、探险家李文斯顿（David Livingstone）。

奴隶贸易的非洲部落酋长）掠夺的牺牲品……”男孩的名字为叫Nguhali，本布拉解释道：“意为‘我哥哥的财富’，当然现在既没哥哥，也没财富……”然后，本布拉把 Nguhali 当作礼物送给斯坦利。斯坦利收下了这个“礼物”，并赐名奴隶男孩为格噜噜（部落语：小羚羊之意）。从此，幸运的格噜噜就成为自由的家仆，在斯坦利的教导和“开化”下由奴隶变为“文明人”。（摘自《禁地之行》影片，1997 年）

奴隶小孩 Nguhali 的人生经历了两次重大转变，第一次转变，从部族之“人”到奴隶之“非人”。由于部落斗争失败，Nguhali 被卖给了阿拉伯的奴隶商人本布拉。“Nguhali”（意为，我哥哥的财富）作为奴隶贸易下族群斗争的牺牲品，被迫成为奴隶。而早在 1885 年德属东非之前，东非主要有三支力量。第一支力量为 7 世纪至 8 世纪从印度洋南下的阿拉伯人（波斯人）①，标志是 10 世纪末波斯人建立的桑给帝国②，19 世纪初到 20 世纪中期的桑给巴尔阿曼苏丹（Oman Sultans）帝国③。第二支力量为葡萄牙殖民者。④ 15 世纪末最强的海上帝国葡萄牙文化被航海家达·迦马带到东非，但受到阿拉伯人和当地人的顽强抵抗，除在莫桑比克外，

① 在巴加莫约镇 4 公里外的考奥莱（Kaole）遗址可见，12 世纪时，阿拉伯商人就到此定居和从事贸易，阿拉伯人将伊斯兰教引入巴加莫约等东非沿海地区。

② 也有人翻译为“僧祇帝国”。

③ 桑给巴尔阿曼苏丹帝国：1652—1832 年，阿曼人战胜葡萄牙人，丁香和奴隶贸易的兴起使桑给巴尔岛、奔巴岛成为政治贸易中心。1832 年，赛义德将阿曼首都从马斯喀特（Mascat）移到了桑给巴尔。1856 年 10 月赛义德死后，帝国陷入内乱。1871 年，英国提出仲裁，赛义德长子苏瓦尼主阿曼本土，马吉德主海外领地。1890 年 7 月，桑给巴尔成为英国的保护国，坦噶尼喀归属德国。直到 1964 年 1 月，桑给巴尔革命将阿曼苏丹王朝推向独立，同年 4 月 26 日坦噶尼喀和桑给巴尔组成联合共和国。

④ 葡萄牙殖民统治期间为 1503—1652 年，航海家达·迦马绕道好望角，进入了印度洋，用坚船利炮打破了数世纪波斯人和阿拉伯人称霸东北非和北印度洋的格局。桑给巴尔岛、奔巴岛在内的东非重要港口均落入葡人之手，并成为葡萄牙统治期间远洋侵略和远洋贸易的重要中心。直到 1643 年，逐步兴起的阿曼苏丹国南下，于 1698 年将葡萄牙殖民者彻底赶出了东部非洲。

并无太多作为。第三支力量为当地族群，由于与阿拉伯、印度商人为主的“奴隶、象牙、丁香”贸易带来巨大利益及他们对族群的挑唆，使族群之间、内部产生了巨大冲突。长达几个世纪的“奴隶、象牙、丁香”贸易使东非社会产生了严重分化，不同社会阶层逐步产生，其影响一直持续到今天。

值得指出的是，惨无人道的“奴隶贸易”并非均由阿拉伯人、西方人主导，当地族群也扮演了重要角色（马克森，2012）。一方面，当地族群（之间/内部）迁徙、争夺生产生活资料过程中，失败一方往往会变为胜利者的奴隶；另一方面，由于“奴隶、象牙”贸易产生的巨大利益诱惑，及来自“挑唆者”（阿拉伯人、西方人）的挑唆，也引发过族群之间/之内的冲突，大规模冲突地点往往发生在贸易沿线及族群交界处。而后一方面引发的社会分化程度、规模远远大于前者。正如阿拉伯商人本布拉指着奴隶小孩 Nguhali 所说的那样：“他宁愿被铁链锁住，也不愿意做丛林里的自由人……”言下之意，作为奴隶至少还有生存机会，作为“自由人”随时可能死于战争、瘟疫（天花、麻疹、疟疾等），甚至只会在战争中逃命。来自东非内陆的奴隶如同牲口一般被赶往最大的、最后的“贸易”中转站之一如巴加莫约后，被分为四部分。一半左右留在沿海种植园和码头，成为奴隶劳工；一小部分被送往桑给巴尔的香料种植园；四分之一由桑给巴尔岛被卖往阿拉伯、印度、波斯等地；近 20% 会被卖到南部非洲、毛里求斯和流泥旺，甚至美国、东南亚等地（Jake，2009）[10]。

第二次转变，从奴隶之“非人”（家奴）到“自由、文明”之家仆。

Nguhali 的第二次转变，由奴隶变为探险家斯坦利的随从，名字也变为格噜噜（小羚羊）。作为一个“非人”的奴隶，最为幸运或最好的归途就如同 Nguhali 一样，由奴隶变为随从，被西方人救赎。在当时甚至 19 世纪初期，西方的基督教（新教、天主教）等已通过桑给巴尔岛逐步向非洲内陆传播，其中最为著名的代表就是传教士、探险家李文斯顿。传教士在向“愚昧”的东非人民进行“开化”的同时，也成了反抗奴隶贸易、拯救奴隶的主力军。

诚然，不是所有奴隶都像格噜噜那样幸运，他们大部分成了奴隶劳工，成为私有物品。从 18 世纪到 19 世纪初期，在东非共有 130 万奴隶，其中，796000 人进入种植园经济。在桑给巴尔，阿曼苏丹王（Oman Sultans）成为最大的奴隶拥有者，共4000 人，第二是 Abdullah bin Salim 的3000 人，第三是 Mohamad bin Said 的2000 人，第四是 Abdullah bin Salim 的妻子的 1600 人，在其余奴隶拥有者中，每个拥有 1000—2000 人左右不等的奴隶（Johannes，2015；Paul，1997）。可以说，阿曼苏丹王统治东非沿海及岛屿期间，庞大的奴隶劳动大军成就了阿曼的辉煌。

同样，大多数奴隶获得自由，并不是阿拉伯商人作为礼物赠送，而是传教士或教会向奴隶主或者奴隶商人用金钱所救赎。[①]（详见第二章第二节）在奴隶贸易时期，奴隶是成为“家仆”这一阶层的主体，斯语为“Watumwa wa Nyumba”（家奴）。这些奴隶一般在富有的印度人、阿拉伯人及当地大家族中从事以家务为主的劳动，成为主人的私有物品，作为另一种意义上的“非人”（Non-human）而存在。如果是女性奴隶，往往更受主人们的欢迎，除了擅长家务外，还被主人当作性发泄的工具，作为“性奴”。当然，在这一时期及之前很长一段时间内，在一些较大的族群或者酋长国王中，也有一些专门服务于国王或者国王家族的家仆。这些家仆通常以族群战争胜利后掠来的奴隶为主，同时还有王国辖区内的社会底层民众。相比奴隶主的家奴，国王的家仆仍有“人”（Human）的待遇。

1888—1889 年，西方开始发起反奴隶贸易运动，其中传教士、教

① 1888—1889 年，在比利时布鲁塞尔反抗奴隶制大会上，通过了取消奴隶贸易的相关规定，要求给予奴隶最为基本的权利，通过四种方式使奴隶获得自由——他人或组织缴纳赎金、奴隶自己缴纳赎金、奴隶主主动解放奴隶、法庭通过裁决使虐待奴隶的奴隶主释放奴隶。

会发挥了中坚力量，如专门以在东非反奴隶贸易为宗旨的罗马天主教传教团。直到1920年①，整个坦桑尼亚大陆才取消奴隶制或奴隶贸易，巴加莫约镇才逐步由“奴隶区”（Zoon based on slavery）向“无奴隶区”（Zoon without of slavery）转变。1870—1885年间，被传教士救赎的奴隶中，有681人完成受洗仪式成为天主教教徒，其中，男性480人，女性201人，87%的为1—19岁（591人），20岁及以上仅58人（Johannes，2015）[77-78]。可以看出，天主教救赎的奴隶以男性为主，以儿童和青年为主，而他们其中的一部分成了家仆。

在1920年废除奴隶贸易后，奴隶身份转变为自由人。由于长达几个世纪的影响，很多自由了的奴隶虽然离开了之前的奴隶主，然而，却无法找到可以糊口的生计，愤怒之下有的将前奴隶主杀死。在1920年前，巴加莫约的经济遭到毁灭性打击，直到1920年后才有所回升。自1920年之后，加上德国早已将首都迁自达累斯萨拉姆后，再也没有长途商队来到巴加莫约，农场不再有农场工人，已经不再可能生产更多的粮食，整个小城从此凋零，昔日的车水马龙、繁华市井逐步成为历史。小城人口数也从1944年的4262人，下降到1952年的3803人，直到1967年进入社会主义时期，人口才再次出现增加，为5112人，到2009年为40000人（Johannes，2015）[79]。

如果说波斯人建立的桑给帝国及其社会分化是以“贸易之财富”为基础，那么在阿曼苏丹时期的奴隶、象牙、香料贸易则极大地撕裂了东非的社会生态，在建构以阿拉伯人为核心的社会秩序中，社会分化使得社会结构走向多级，而那些在奴隶主、商人等社会上层家庭中奴隶、家奴及家仆则走向最底层，如图3-1所示。

---

① 也有研究认为，坦噶尼喀完全废除奴隶制的时间为1922年。2017年5月，笔者在桑给巴尔岛考察了两个用于藏奴隶的礁石洞后，当地人告诉我奴隶劳工在20世纪中期还有存在，英国为了监督释放奴隶，还专门去桑给巴尔的奔巴岛建立了领事馆（相关待历史考证。）

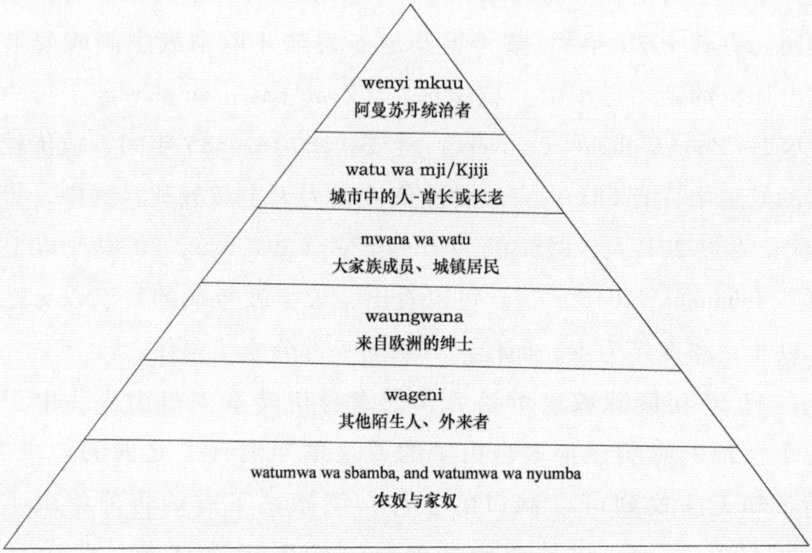

图 3－1　阿曼苏丹国统治中早期东非沿海时期的社会阶层分布

二　弱者之弱

在奴隶制废除之后，除经济下滑外，另一重要后果就是，自由了的奴隶们在漫长的过程中消解了被“奴役”之魂。从族群“人”到奴隶之“非人”，到躯体的“自由人”，再到真正获得心灵平等的“自由人”，经历了一系列曲折而漫长过程。奴隶贸易结束后，长达80多年来自西方的殖民统治（德国、英国），使得相当一部分自由奴隶不得不成为殖民者、欧洲移居者家中的家仆。同样，在独立自治后，市场经济的引入使得家仆这一阶层很难获得赖以生存的生产、生活资料及更多的生存资本，屋檐之下的他们一次次地经历着撕心裂肺的苦难与痛楚，他们的脆弱性也逐步走向复杂。

第一，表现为对主人强烈的依附性。

殖民时期，家仆成了依附于主人之下的一个男佣或者个人助理，主要从事家庭清洁和主人私事的办理。从此“Houseman”逐步演变为“Houseboy”。在此语境下，一本关于西非法国殖民时期的喀麦隆小说 *Houseboy*① 呈现了其中的图景。以家仆为代表的这一社会阶层，一个基本的特征就是，在主人家进行家务劳动作为最基本的生存资本，即主人给的食物或者薪水。主人控制生存资本后，如同掌控家仆的生命一般，使得家仆紧紧依附于主人及主人的给予。家仆作为一个被当今非洲忽视的，依附于非洲权贵、社会精英下的特殊群体，从殖民者进入东非大陆之后或之前的一段时间，都作为一个特殊社会阶层而存在，这个群体依附性的产生是漫长的历史建构过程。

> 彼得（Peter），43 岁，现为一名黑车司机，以拉客为生，来自坦南部高地伊林加（Iringa）省，他及祖辈都经历了德国、英国殖民、社会主义时期、民主转型后 100 多年共 5 代人的家仆工作。1898 年，在德国用武力征服赫赫族（Hehe）王国后②，大量殖民者驻守伊林加，彼得的两位祖爷爷在此期间成为殖民者家中的家仆。第一次世界大战后德国战败，1917 年 11 月英国占领坦桑全境，和众多彼得祖爷爷一样的家仆由于有一定工作经验，很容易地在英国人那里又找到家仆工作。正如彼得所说：“我小时候经常听爷爷讲述祖爷爷们的故事，得知在殖民者德国人家受到了不公正对待和凌辱，生活处于黑暗

① Ferdinand Oyono, John Reed（喀麦隆）, *Houseboy*, 1991. 1956 年首版，原名：*Une vie de boy*（法语），内容简介：一个来自几内亚叫作 Toundi 的男孩，在西班牙殖民下，被逼无奈离开家后来到一个神父家中做了家仆。在神父家中遭受心理、生理的虐待。Toundi 在与殖民者斗争中，对社会所带来的痛苦不仅表现在日常生活的内心世界，还表现在情感世界、生活事件中，但最终他还是死于与殖民者主人的斗争中。

② 1885 年柏林会议后，由于坦西南高原有良好的耕地，德国殖民军 1891 年向西南高原挺进，必须征服内陆最大的赫赫族（Hehe）王国。酋长姆克瓦瓦（Chief Mkwawa），以伊林加为中心，试图联合各酋长国抵抗，他收到德国专员的通牒，要他带着一包泥土去巴加莫约，意为投降，可他派人送去一支箭，表明抵抗的决心。在 1894 年，伊林加战斗失败后，转入丛林，并于 1898 年 6 月，遭叛徒出卖后自杀殉国，敌人割下了姆克瓦瓦的头颅，送往柏林。直到 1954 年，原联邦德国（西德）政府归还姆克瓦瓦的头颅，伊林加人民为英雄建立了纪念馆。

之中……但相比起那些被卖去当奴隶的人，却是幸运的，至少有吃、穿、住。两个祖爷爷都是德国人的家仆，后来英国人来了，由于有些经验，在英国人那里找到了家仆的工作，直到英国人离开……坦桑尼亚开始社会主义，才回到农村。”（摘自笔者的田野笔记，2017 年 4 月，彼得，达累斯萨拉姆）

1964 年坦桑尼亚联合共和国成立，在 1967 年的《阿鲁沙宣言》后走上社会主义道路，随后将斯瓦希里语（Swahili）纳入国民的教育体系，以期逐步从语言、文化上摆脱殖民统治。[①] 在此期间，由于尼雷尔反对种族主义政策和阶级剥削，家仆这一社会阶层部分消失。彼得和他父亲暂时性地摆脱了寄居于殖民者之下的生活，参与轰轰烈烈的社会主义运动。然而，因为坦桑尼亚的制度和反对南部非洲的种族主义政策，不仅失去了英国的援助，还因支持莫桑比克、津巴布韦、南非的种族主义运动和独立斗争[②]，加上长达 10 年的“乌坦战争”[③]，使得坦桑尼亚经济倒退、社会发展停滞。

① 斯瓦希里语作为坦桑尼亚的国语，在全国各民族中的逐步推广，让各民族、各部落得以逐步取得身份的认同，也为坦桑尼亚保持了多年的和平统一奠定了基础。1961 年坦桑尼亚大陆独立后，尼雷尔（Nyerere）总统视教育为立国之本，将斯瓦希里语定为国语，并在全国大力推广，以求推进扫盲教育和全民义务教育。为进一步完善和规范斯瓦希里语，坦桑尼亚政府设立了国家斯瓦希里语委员会（BAKITA），发展和维护标准斯瓦希里语（简称“标准斯语”）。此后，在学校教科书、文学著作、音乐文本及广播和电视节目中广泛使用。详见：Jamhuri ya Muungano wa Tanzania Baraza la Kiswahili la Taifa, *Kanuni za Sheria ya Baraza la Kiswahili la Taifa*, bakita, https://www.bakita.go.tz/documents, 2019 - 07 - 09; Tanzania Jamhuri ya Muungano, *Sera ya Utamaduni*, Tanzania Online, 1997, http: www.tzonline.org/pdf/ serayautamaduni.pdf, 2018 - 01 - 04.

② 坦桑尼亚曾于 1965 年 12 月与英国断交，失去了英国的大量援助。1960 年至 1988 年，支持莫桑比克反对少数白人的军事政权及“社会主义”政策导致经济困难。其间，1971 年乌干达内战爆发，坦桑也逐步卷入了近 10 年的“乌坦战争”泥潭，虽然在举全国之力后获胜，但是让本不富裕的坦桑尼亚更加雪上加霜。同时，实施的“乌贾马村”运动，严重脱离了国情，而且造成了经济上的滞后甚至倒退。

③ 乌坦战争背后是社会主义、资本主义全球博弈的一个环节，也是非洲现代化进程中一场重要的国家之间的现代化战争。在乌干达一般称为解放战争。这场战争起源于 1978 年乌干达入侵坦桑尼亚，坦桑尼亚联合乌国内各反对势力进行反击，最终一举推翻了乌干达总统伊迪·阿明的独裁政权。

大饥荒[1]导致彼得一家生活得极其艰苦，使得彼得及父亲逃离农村来到城市，由于在之前有过家仆的工作经验，所以顺利地在城市一个德国人的家中找到了家仆的工作。从此，彼得也踏上了本不属于他的家仆之路。彼得说："在大饥荒期间母亲死后，国家政策发生了调整，好像是在1991年，我17岁时，跟随父亲来到伊林加。由于父亲会说简单的英语，在一家德国人那找到了家仆的工作，主要为看门、打扫卫生和维护院子里的蔬菜和水果之类的工作。"

1985年，姆维尼成为坦桑尼亚第二位总统，实施结构调整计划，实施土地等原国有资产私有化政策，私有化的结果是大量资源落入社会精英、权威人士手中。虽然经过社会主义阶段，但由于教育资源匮乏使得很多人未能获得应对市场经济的生产、生存技能，为了生计，他们相当一部分进入了城市或者社会精英阶层的屋檐下、农场中，成为家仆。社会主义时期，快消失的"houseboy"在悄然复活，寄居于主人的屋檐下、劳作于主人的田间地头，多满足于现状、乞求一份温饱之当下甚至未来。

我二房东内艾玛（Neema）家有一个家仆，名叫吉妮妮（Jinene），来自遥远的苏巴汪嘎（Sumbawanga）。6年前，吉妮妮16岁的时候就在内艾玛家从事家务，没有上过学，但她继承了坦桑女性的勤劳、朴实。每周都会来我租的房子打扫卫生，她说每天都在打扫卫生，时时刻刻都在打扫卫生。只要见到地板上有水滴，她立马蹲下，甚至用身上的披肩擦干净。几次前往内艾玛家做客，吉妮妮总是忙里忙外，不是做饭就是打扫卫生，在外人面前她也可以和我们同桌用餐，可以随意看电视。她说："内艾玛每个月给我100000先令，吃住都在内艾玛

---

① 注：1974—1975年、1984年、1994年，坦桑尼亚都发生过大面积饥荒。参见Mette R.，"Witch" hunt in contemporary Tanzania: Exploring Cultural and Structural Factors Leading to Violence Against Women in a Sukuma Village, Master Degree thesis of University of Tromso, 2004, p. 80.

家，内艾玛是一个好人。在我很小的时候，给了我现在的工作和生活，不至于在苏巴汪嘎那样没饭吃！”（摘自笔者的田野笔记，2016 年4 月，吉妮妮，巴加莫约）

非洲导师家也“养”着一群家仆。导师名叫“Seif”，意为“国王之剑”，即高贵之人，穆斯林。1972 年生于北部小城科罗圭（Korogwe），在兄弟姐妹 12 人中排行第 4，属于典型的扩大家庭，在全家支持下他于荷兰取得博士学位。2011 年后受聘于依法卡拉健康研究所巴加莫约分所，并担任副所长。2016 年年底，在革命党年轻化政策时获得新总统的青睐，被任命为姆瓦萨（Mwasa）县最高行政长官。在 20 世纪 90 年代实行私有化时，他购置了 4 处农场，在 4 个城市建盖了 5 所房子用于出租，还有零售商店 2 个、服装店 1 个、时尚沙龙 1 个，与护士妹妹合伙经营药店 1 个。2014 年通过贷款，正在科罗圭建起坦桑尼亚北部最大的私立医院。为了回报大家庭成员，他一边努力工作，一边做起生意，家里还雇佣了 17 个家仆。2016 年 1 月、2017 年 3 月，我两次前往他的老家科罗圭，一个社会精英的生活图景得以完整呈现于眼前。

非洲导师说：“……我买了土地，建了房子、农场，还长期雇佣家仆为我干活。很多人已经为我工作 10 多年了，信任他们。我给他们一家提供食物，还给工资。我现在正在建医院，这个医院将会是北部地区最大的私立医院，以后如果总统不给我做 DC 了，我就来管理医院，回报家乡人民。”（摘自笔者的田野笔记，2017 年 3 月，Seif，科罗圭）

2016 年 1 月 24 日下午，家仆吕赫马（Rehema）用摩托车载着我，前往导师家的农场①。在约 500 公顷的农场里，种有橘子、橙

① 科罗圭县地处坦桑尼亚北部，土地肥沃，殖民时期就受到殖民者的青睐，大多农场都是那个时期遗留下来的。土地私有化，使很多农场都已经有私人业主。

子，有三所房子，一所关牛羊，一所养鸡，而最为简陋的一所为椰叶顶、树枝加泥巴的墙体，住着守候农场的家仆一家，共四口人，丈夫、妻子和两个孩子（分别为6岁、3岁）。大一点的孩子帮助父母做些提水、赶羊等活计，而年龄小的孩子则在大树底下看守着正在吃草的羊群。我的到来，让孩子们有些惶恐，小的抱着妈妈大腿，大的瞪着我。父亲说："从16岁开始，我在这个农场工作已经10多年了。一开始只有我一人，后来娶了老婆。刚开始时，Seif给我50先令一个月，现在每个月8万先令，吃的基本就在农场解决。我每周都会去城里给孩子们带点西红柿和小鱼。孩子们非常喜欢！"2016年1月26日下午，在导师兴建的私立医院，虽然建设承包给了一个私人公司，但工人都是他家的家仆。非洲导师说："等明年能够建好房子，每个月会多给家仆5万先令，而且都会在医院里工作。"为了节省成本，他没有请专业的建筑工人。劳作了一下午，医院背后两个上半身赤裸的家仆正在用一个铁皮盒子烧腰果吃，其中一个告诉我说："他们每年都会这样吃腰果，腰果很好。很多时候，吃了腰果就免了一顿晚饭，更不用花钱去餐馆吃饭了。"（摘自笔者的田野笔记，2017年3月，农场家仆和Seif，科罗圭）

从社会分层的角度来看，非洲导师"家"之下呈现明显的等级制。在金字塔顶端的当属非洲导师，第二层属家仆中的领导吕赫马和时常来监工、帮忙的妹夫，而上过学会写字、会记账的商店销售员则高于看门人、农场工人。如图3-2所示。

第二，家仆的脆弱性表现在教育机会缺失。

在东非奴隶贸易时期，幸运的家仆往往有两个归途，一是，如格噜噜等被不歧视、不虐待他们的欧洲人收养，甚至还得到良好的教育和发展机会。正如彼得谈到他父亲为什么会英语时所说的那样："父亲的英语很差，是他从爷爷那里学来的，而爷爷是在英国殖民者家做家仆期间学的!”二是，一些被传教士救赎的奴隶，部分成为家仆的他们因为天资聪明，而获得教育机会，于是在这群人中产生了东非第一批接触现代医学或成为医生助理的人（详见第二章第二节）。

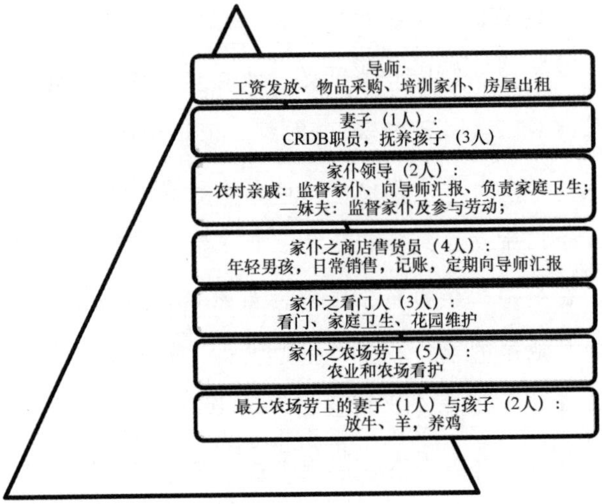

图 3-2　坦桑导师家的家仆分工情况

然而，坦桑尼亚引入市场经济以后，家仆的主人虽由欧洲人、传教士、殖民者换成了当地社会精英，但获得学校教育的机会少得可怜。祖辈五代均为家仆的彼得，要摆脱家仆的身份却极其艰难。好在，他从德国主人那里学习了一些基本的英语，而正是这“英语”成了他摆脱家仆的敲门砖，成为个体或家庭命运转变的重要砝码。彼得说：“英语不是我的母语，斯瓦希里语也不是，而是赫赫族语，斯语是后来学的。我的英语是父亲教的，后来在德国人家里做家仆时，在父亲要求下，德国人每天都会教我一些英语!”对于为什么要学习英语，彼得回答道：“父亲想让我学英语后，走出伊林加，到达市、到国外去学习、生活!”父亲的这一句话承载了几代人的夙愿，既有对寄于别人屋檐之下生活的呐喊，更是这个阶层对社会现实的控诉。

然而，作为家仆的彼得，除了学习英语外，他从未获得过任何系统性的教育，重要原因是根本无法支付免费教育外的生活费、交通费、制服费、餐费。正如彼得所说："在德国人家里做家仆，除了爸爸很少的工资外，没有其他任何收入，爸爸的工资仅够生活和家用，根本无法支付其他费用。所以我没上过任何学校。"因此，彼得跟着德国人学习英语成了摆脱家仆的不多路径，也寄托了父亲的夙愿。在父亲眼中"学习英语"成为"走出伊林加，到达市，到国外"的重要方式。同样，在非洲导师家的农场时，我问家仆一家的父亲："孩子们以后是否能够上学时?"他说："这个有点困难，除非 Seif 多给我些钱。现在上学虽免费，但还得交一些交通费、餐费、书费，我可没那么多钱让孩子们去学校。"

在家仆无望通过教育这一攀升社会阶梯的资本完成人生逆袭时，希望则寄托到下一代人身上。正如彼得爸爸希望他走出伊林加到达市一样，他在达市起早贪黑辛苦赚钱的目的就是让女儿获得更好的教育机会，获得更加美好的未来。

他说："我仅仅有一个孩子，现在正在上小学。老婆除了家务外，还在卡里亚库的街头卖一些东西。现在生活比刚刚来的时候好多了，至少不用担心没地方住，最高兴的是孩子上学了。希望孩子以后可以成为老师，特别是教英语和斯瓦希里语的老师。现在民众对马古富力总统的支持度都很高，特别是他近期推出的一些打击医疗腐败、增加健康投入，推行'hapa kazi tu'（自力更生、努力工作）[①] 运动，实施免费小学教育，增加农村电力供电，增加政府对农村水资源利用

① 2015 年年底，坦桑尼亚桑给巴尔总统选举中，选举委员会宣布，其存在违法行为，选举无效，三个月后重选。由此招致西方国家的批评，美国认为违反了"民主、自由、公平选举"的承诺，声明将停止未来 5 年内对坦的 4.72 亿美元援助。马古富力总统则回应，"是时候停止接受外国援助了，因为'这些援助总是附加许多条件'"，并提出了"Hapa kazi tu!"（努力工作!）的口号，旨在通过国民自己的勤勉劳动，树立勤奋工作的信念，来发展国家经济，逐步摆脱依赖，努力从受援国转向援助国。由此，总统及中央政府领导人身体力行，将国庆节、独立日等大型活动改为全国大扫除等全民性活动。

和供应等一系列措施让我们很多民众看到了希望！”（摘自笔者的田野笔记，2017 年 4 月，彼得，达累斯萨拉姆）

第三，离开主人后，土地资源和生产技能不足导致生存上的困境。

土地是人类赖以生存的根本，依托土地，源源不断的人类食物得以生产。然而，就很多家仆而言，在成为家仆的那一天，肥沃的土地资源早已经被社会精英或私人资本购买，剩下的贫瘠土地显然已经无法自给自足。如 11 岁艾滋小男孩吉姆，在当家仆的爸爸、妈妈去世后，奶奶靠很少的土地种菜售卖度日，一个原因是家里没有土地。当他趴在桌子上时，从他那双乞望的眼睛里无言地透露出生活的艰辛和无奈的茫然。如果他的父母是普通的农民，拥有一片土地，哪怕父母去世，出租土地或可以维持他和奶奶的一日三餐。然而，事实却是年迈的奶奶得靠少得可怜的土地种菜度日。同样，当非洲导师花很少的钱购置了一大片永久使用权的土地时，在农场广袤土地中的耕地家仆却无地。家仆一家的父亲对我说：“我没有土地，在这里都干了十多年了。如果要想自己耕种，得去租，那得付出高昂的代价。我也没有那么多钱去租，生活都仅仅能吃饱。”

更甚的是，长期从事家仆的后果是，生产生活技能单一，脱离了家仆一职，往往首先遇到的就是生计上的困境。正如，身材高大的男青年拉玛，感染艾滋病之后，回到农村老家，却发现从事不了繁重的农活，也没有意愿去从事农活，更没有其他生产技能的他，不得已来到几百公里外的巴加莫约，重新走上了家仆的道路。也如拉玛一样，彼得怀揣着父亲的夙愿，走出尹林加，来到繁华都市达累斯萨拉姆市时，发现虽然脱离了家仆，但除了英语外，没有其他生产技能的他在迈向自我“独立”的道路上，却一直游荡于形形色色的都市社会边缘。从地摊小贩到“黑车”① 司机，仅为重新建立一个安稳之家。

① 在坦桑尼亚达累斯萨拉姆市等很多城市，交通工具主要有 Taxi 标志的出租车（政府认可）、Bajaji（三轮摩托车）、Pikipiki（两轮摩托车）及小汽车“黑车”，在很多街道或者岔路口都可以见到等待的这些车辆。在小城镇及离城镇较近的农村，Pikipiki 是主要交通工具。

刚刚来到达市时，全家人在卡里亚库（Kariyakoo[①]）租了一个小而简陋的房子，妻子在家带孩子、做家务，而他每天头顶一些小商品进行售卖，偶尔从卡里亚库批发一些生活用品在街头摆摊。彼得说："我倒卖的大部分衣服、鞋子都是旧货，当地人称为'Mitumba（二手货）'——被当地媒体称为'妇女的好朋友'，当然这些妇女主要是中低层妇女。"由于彼得没有太多经商经验，第一年的时候基本都是亏本，后来慢慢有点盈余，但也仅能满足家人糊口、房租。在2003年，女儿Janeth出生时，整个生活变得比以前更加艰苦了。在父亲、朋友的支持下，彼得于2005年改行，花了5000000先令（大约14300人民币）买了辆二手丰田小轿车，从此跑起了"黑车"生意。(摘自笔者的田野笔记，2017年4月，彼得，达累斯萨拉姆)

第四，"屋檐之下"一种文化上的多重不适。

对于寄居于他人屋檐之下的家仆，其脆弱的一面还表现在文化上的不适，不管主人是德国人、英国人、印度人、中国人还是当地社会精英，尽管从家奴语义演变为家仆，但是家仆一职直面的是不同的生活、文化鸿沟。对此，我在坦桑尼亚期间，见证了因从事家仆而格格不入、夹杂在中国人之间的"我的马萨伊兄弟"。

马萨伊兄弟来自伊林加省，曾为达市一家华人旅店的门卫。2016年年底，我第二次到坦桑尼亚入住华人旅店（远方的家[②]）时认识了

---

① 卡里亚库（Kariyakoo）：为达累斯萨拉姆市最大的商贸区（中低档商品），靠近达累斯萨拉姆港口和乌潘噶区。在德国、英国殖民时期，达累斯萨拉姆市实行了种族隔离制度，被分为三区。一区为欧洲白人居住区，一部分位于科苏图（Kisutu）、另外一部分位于半岛区；二区为乌潘噶区（Upanga），主要为印度人、阿拉伯人聚居地；三区为卡里亚库（Kariyakoo）及城市周边地带流动人口聚集区。由于卡里亚库早期多达港的码头工人、流动人口，最终慢慢形成了坦桑尼亚最大的中低档商品商贸区。来自中国、印度、中东、欧洲的很多二手商品经过此处中转，流向东南非内陆地区，坦赞铁路、北大公路到赞比亚，中央铁路、公路到卢旺达、布隆迪、乌干达乃至刚果等地。

② 远方的家旅馆，是我在坦桑尼亚两个学年间重要的中转站，经此我往返于达市、巴加莫约之间，前往卢旺达、肯尼亚、乌干达，前往桑给巴尔，前往达市大学、国家图书馆、国家档案馆查阅资料，到达市科苏图（Kisutu）区、卡里亚库区调研。

他。作为马萨伊族群（Maasai[①]）武士的他，怀揣着对繁华都市的欲望和憧憬来到大都市。然而，却发现身无技能的他，仅凭马萨伊族“强壮、彪悍”武士这一尊贵的皮囊身份，才混得他人屋檐之下“看门人”一职。随着土地在现代农业社会中变得越来越少，使得马萨伊族传统的游牧方式存在空间越来越小，大量马萨伊武士涌入繁华的现代都市，不外乎都市欲望、寻求生计、匆匆不适的过客三种。第一次来到繁华都市的马萨伊兄弟，中国人、华人旅店成了他认知纷繁都市的重要场域，但他夹杂在内敛、英语和斯语普遍差的中国旅客之间，格格不入之下表现出了文化上的诸多不适。

一是语言障碍。正如他所说：“高，你一点也不像中国人，这里进进出出的中国人很少讲斯语，英语也不好，也不会和我们打招呼，很多只会大呼小叫，也不会问我的名字，只会喊我‘马萨伊’。他们一点点事情都要让我去做，哪怕是提个小包。说句实话，我不喜欢他们。你就不同了，你愿意和我聊天。”

二是“外国人”还有不同。第一次来达市的马萨伊兄弟，仍显羞涩，工作中接触到的中国人也远远不同于之前碰到的外国人，如马萨伊村里的西方志愿者、传教士。在他的眼中，外国人都是一样的，都是白人，英语很好，也愿意互动。然而，当面对母语非英语且内敛的中国人时，完全打破了他对“外国人”的想象。正如他所说：“这是我第一次来到达市的第一份工作，原来想你们这些白人应该英语都很好，会和我交流……然而，在这里工作都两个多月了，每天都这样，除了老板要搬行李、东西时喊我‘马萨伊’，偶尔有几个来找我学习

① 公元前1000年以前，除了班图人南下进入东非外，还有讲着尼罗特语、会制作铁器的高地尼罗特人，他们从东北部进入东非。在文化上，高地尼罗特人是将割礼作为男、女成年仪式、禁止吃鱼以及按年龄级划分的社群政治体系，其中之一为今天在东非内陆广泛分布的游牧民族马萨伊人。马萨伊族熟悉父系社群，男性从出生、成年（割礼）、结婚（一夫多妻制）、年长一系列生命重要阶段，都享有较高的社会地位和男性权威。马萨伊族男性一般被称为武士，在长期迁徙、殖民抗争中武士精神得到发扬光大，甚至在残酷的奴隶贸易时期也因此避免了被奴役的命运，至今在坦桑尼亚等东非社会享有较高的地位，多个族群精英还成为国家级的领导人。

斯瓦希里语之外，大部分基本就不和我说话。我很不理解，原来外国人也还有不同的。”

三是对于“工作”的不同理解。在旅店管理者和住客的眼中，马萨伊兄弟是门卫，工作就是负责守门和安全。

一个长期居住的华人旅客，一谈起旅店门卫，满肚子的怨气，说：“这里的人啊，只会要钱，什么事都要小费，连个门卫都会跟你要小费。真是气死人了，这种国家没什么希望，人人都是这样，就没一个好人。上次的门卫，每次开门都要可乐钱、饭钱。”同样，一个来自温州的商人：“这里人的饮食啊，那种怎么吃，还用手抓，特别是想到那么黑的手，还去抓饭吃，想想都会吐！你看看他们都是睡在地板上，那么脏、那么冷，真是没有进化完的动物。一天见到就是要钱，上一次的那个门卫，完全是不要脸，每次要的不多，都是300—500（先令），理由还满充分的啊，帮你开门了啊，帮你提行李了啊，肚子饿啊。人又懒，完全是没救了！”（摘自笔者的田野笔记，2016年12月，达累斯萨拉姆）

在华人老板眼中，之所以愿意聘请马萨伊武士来看门，主要因其高大威武、长相威严，加上别具一格的特色衣服，乍一看就有种天然的威慑感。当然，马萨伊族男性大多夜间不睡觉，会“忠诚”地看门。某华人老板很直白地说。

中国人喜欢找马萨伊看门，主要看中那身红色衣服，很有震慑感，小偷一旦看到马萨伊守门都会忌惮三分！那身皮囊很好用。他们晚上都不睡觉，睡也只是在门口睡一下，简单给个床垫就行。如果你看到一个晚上不睡觉的人，手拿着长棍在看门，你还敢来偷盗吗？”对此，马萨伊兄弟也自豪地认为：“我们都是武士，我们强壮、打架厉害，但我们要求的薪水比保安公司的保安低，对住的地方要求低。”（摘自笔者的田野笔记，2016 年 12 月，达累斯萨拉姆）

四是繁华都市的想象与低廉的薪水。马萨伊兄弟每周末可以从华人老板或经理那里领到 6 万先令的工资，偶尔会有点补贴。一谈到工资马萨伊兄弟总有这样一句话：“Kidogo！Kidogo sana！”（太少了，实在太少了！）其实，相对于我见到很多家仆每个月 10 万先令的薪水，他的工资并不低。

马萨伊兄弟烦恼的原因在于昂贵的一日三餐：“早餐我通常两个 Chapati（面饼）、一杯茶水，会花去 1500 先令，中餐为 Ugali na yanma（肉拌玉米饭）、na soda（碳酸饮料饮料），会花去我 3000 先令，晚餐 Pilau na kuku（印度米饭加鸡肉）会花去 2500 先令，每周电话费 3000 先令。所以我最后才会剩一点点钱，工资太低了！”（摘自笔者的田野笔记，2016 年 12 月，马赛兄弟，达累斯萨拉姆）

按照这个数额粗略计算下，马萨伊兄弟每个月工资收入至少 24 万先令，扣除一日三餐和电话消费，生活消费为 22.5 万先令，仅剩余 1 万—2 万先令。

而旅店老板则说：“坦桑这几年经济不好，工作难找，也经常有人来打听工作。前几天有个小哥还后悔，之前说好要来我这里工作，工资待遇方面都谈好了，后来嫌弃工资低就没来，害得我还要重新找（人）。而且这样的工作不需要什么读书、学历之类的，很多人都在找这样的工作。给他们的工资、工作条件在达市算高的了，出去更难找到。”（摘自笔者的田野笔记，2016 年 12 月，旅店老板，达累斯萨拉姆）

五是想象与现实的巨大落差，吸食鼻烟成为麻痹自己的最好方式。在马萨伊兄弟的身上有一个白色的50ml左右的塑料瓶，瓶子里面装的是Ugolo（马萨伊语，意为snorting tobacco，即鼻烟），不管白天还是黑夜，每隔两、三小时就会吸食一次。他说吸了之后可以确保随时处于清醒的状态，随时补充能量，还可以增加性功能，他认为这是部落武士比较强壮的原因之一。在他的部落，成年男孩15岁以后就可以吸这个，女孩是不允许的，因为男孩白天出去放牧、晚上得出去看护牲畜，这可以让他们保持良好的精神状态。吸了这个之后不会生病，鼻子还通透，呼吸畅快，是部落武士们必备之物。而至于为什么在来到城市里还要吸食Ugolo，马萨伊兄弟时常翻看着破旧华为手机中的家人和孩子的照片如是说。

> 来到达市几个月了，基本没有赚到什么钱。我想3月份的时候回去尹林加，还是回去舒服，多养些牛还比这个工作赚得多，还能多陪孩子。等到明年，再娶个老婆，养更多的牛。不能长期待在这里，下月回家应该是一个不错的选择。每次吸食Ugolo都会让我保持清醒，到晚上偶尔睡一会就可以，起来开门才会有力气。没有这个东西，我不知道自己会变成什么样子。（摘自笔者的田野笔记，2016年12月，马赛兄弟，达累斯萨拉姆）

2017年4月初，当我再次回到旅店时，听华人朋友说马萨伊“跑”了。从老板那里得知，马萨伊兄弟说旅店经理克扣他的工资、没有发给他一周的6万先令，而经理坚持说发过，有签字为证。华人朋友说，旅店经理不可能克扣这不多的几万先令，肯定是马萨伊忘记了或者是不想干了。过了一周多，他在脸书（Facebook）上回复我，说已经回到尹林加老家，而且还和我分享了一张图片。图片内容为，在一颗大树下，他和一个当地马萨伊同伴在烤肉吃，一大块鲜红的肉摆放在火柴堆上。我问他，肉怎么样？他则回答说，美味极了，这才是我们的肉！

第二节 “糖爹爹之下”：被弱化的社会性别

艾丽克丝，艾滋病患者，现为3个孩子的母亲，出生在巴加莫约县的商业重镇基旺嘎镇。在15岁时，她受到来往的商人Baba[①]金钱的诱惑，怀孕后，被赶出了学校，和商人Baba“结”了婚，感染了艾滋病，还生下了第一个艾滋病女儿。在第二个艾滋病孩子出生时，面对生活上的拮据和窘迫，她不得不摘下象征圣洁的穆斯林面纱，到巴加莫约海滩边的酒店从事起妓女的工作。在她看来这份工作虽辛苦，却很安全，满足了一个母亲抚养孩子之诺言。然而，流动的商人Baba（丈夫）如同游客一般，只有生意季节时才会“回家”，同时，他也逃脱了当下艾滋病防治政策，至今还未检测过艾滋病。面对生活的苦楚，艾丽克丝只有继续选择出卖自己的肉体，来换取3个孩子的抚养之需，因为这样的生活好过在田间地头劳作。像艾丽克丝商人Baba（丈夫）这样的男性，在坦桑尼亚被称为“糖爹爹”（在农村喊Baba）。艾丽克丝通过光鲜亮丽之躯体来取悦男性，背后之图景实则为社会之悲哀，为超越病患之痛楚。

2003年、2007年、2011年坦桑尼亚三次全国调查显示，15—49岁成年女性艾滋病感染率一直保持在6.3%—7.7%。在男性从6.3%下降到3.8%的时候，女性依旧是主要受害群体，孕产妇感染率高达8.2%，寡妇群体从25.0%上升到26.3%；同样，农村女性使用安全套的比例远小于城市女性（NBS and ICF, 2004; TACAIDS, 2009; Mgina, 2015）[26-44]。2016年数据显示，15岁以上女性艾滋病人数达78万

① 在坦桑尼亚等东非地区，对于成年妇女或男性往往会在名字前加上Mama（妈妈）或Baba（爸爸），而老人加上Babu（爷爷或祖父）或Bibi（奶奶或祖母），是对年长者的尊称。按照当地人的另一种说法，之所以如此，是因为在以前族群社会中，不管是母系制还是父系制，婚姻形式都是多偶制，因此父亲都是所有孩子的父亲、母亲都是所有孩子的母亲、孩子都是族群的孩子。这样的称谓现在也一直沿用至今。

人，感染率为 5.8%，而男性仅为 3.6%；2016 年，15—24 岁女性病人数为 25000 人，多出男性 5000 人（UNAIDS，2017）。流行病学关于女性艾滋风险还告诉我们，首次性行为低龄化，特别是小于 16 岁的儿童群体，感染率一直维持在 6.2%—8.3% 的高位（Mgina，2015）[44]，原因在于"糖爹爹"文化之下的女性早婚和男性性伴往往是较大年龄者（TACAIDS，2013），女孩们一为钱，二为缺失的"父爱"情感补偿，再者也有想借糖爹爹进入更高级社会的虚荣心态。同时，在 15—24 岁女性中，30% 在最近一年内遭受过来自男性性伴的身体或性暴力（UNAIDS，2016）。

殊不知，在坦桑尼亚等非洲语境下，艾丽克丝所经历不负责任的"糖爹爹"或 Baba，以及感染艾滋病后迫于生计之窘迫不得不进入妓女行业，为家庭、为孩子等一系列悲哀之事，背后凸显的是社会性别之畸变、男性性特权之暴力，有学者在早期用"糖爹爹综合征"（The sugar daddy syndrome）来描述这一社会问题产生的直接后果（Mpangile et al.，1993）。随着社会发展和城市化进程的加快，大量农村青年男女进入城市寻求发展，在城市、矿山、长途客运站周边逐步聚聚了大量的女性性工作者，使得跨越城乡的性网络得以建立（Garbus，2004）。同样，在长卡车司机、沿海的渔民、种植园工人中间也有较高的艾滋病感染率。这些群体还倾向于在长途汽车站、城镇中寻找固定性伴或者第二个妻子，也就是当地人所说的"Mapoza"（IOM，2015）。因此，本节将围绕坦桑尼亚艾滋病语境下，社会性别的建构经过暴力内化之后倾向女性的过程，控诉女性艾滋风险产生背后走向女性的暴力。

一　社会化过程

在艾丽克丝个案中，"糖爹爹"这一城市中的称谓，有着厚重的历史演化过程，更甚的是在坦桑尼亚的农村地区"糖爹爹"也向传统对父亲、长辈的称谓"Baba"转向，这种地方化、乡土化的转向实则是对男性特权的控诉，本质为社会性别男性特权、女性弱化的社会建构，是一个漫长的演化过程，与殖民时期的移动劳工制度、Ujamaa（乌贾马）社会主义乌托邦运动以及当下的社会现实有莫大关联。

首先，殖民移动劳工制度及其男性特权建构。

移动劳工制度（Migrant Labor System）的诞生是殖民地对全球以欧洲为中心的资本主义发展最为重要的贡献之一，不仅仅满足了殖民宗主国和欧洲工业发展所需的大量原材料，以及满足欧洲社会对廉价生活必需品的需求。殖民地社会中的种植园、铁路、公路、矿山等经济形态下一个重要特征就是在移动劳工制度下产生的大量移动劳工（Doyal，1981；Gutkind et al.，1976；Mamdani，1976）①。与英国工业革命时期工人们可以和家人聚居在一起不同，非洲移动劳工长期远离家人、远离生长生活的族群社会、文化（Wallerstein et al.，1979）。

在移动劳工制度下，女性弱化、男性特权也被慢慢建构，主要表现在如下三个方面。

第一，荷尔蒙激素爆棚的男性劳工营地。在移动劳工制度下的殖民飞地，大批以男性劳工为主的流动大军，流向一个全新的社会形态，流向属于殖民者或者欧洲白人的种植园农场、铁路、矿山等周边的以男性为主的劳工营地。在德国殖民统治期间，每年仅种植园中就有至少2万名劳工的需求。虽然殖民当局有劳工法律条例和合同束缚，但是劳工往往受到白人雇主虐待，甚至有“现代奴隶”之称（Iliffe，1969）[132-134]。在被德国、英国殖民过的坦噶尼喀（坦桑尼亚大陆），殖民者通常从远离种植园、铁路、矿山的地区招聘男性劳工，导致他们与家庭长期分离，对所有家庭成员造成了严重的躯体、心灵损害。在

① 德国殖民坦噶尼喀期间，有专门的移动劳工制度、协会，来从事移动劳工的招募工作。按照1909年2月德国殖民总督签署的非洲劳工招募条例中规定，劳工大多实行异地招募，最大的劳动合同周期为6个月或180天，雇佣者必须为劳工提供食物津贴、住宿、医疗保健和返程交通，但是在实践过程中，常常受到白人移民的抵抗和拒绝执行。参见：Illife J.，*Tanganyika under German Rule 1905－1912*，London：Cambridge University Press，1969，pp. 103－104.

这样的招募政策下，殖民当局并不希望和鼓励劳工的妻子和性伴一同流入劳工营地，导致他们缺乏来自家庭成员生产、生活上的支持与关心，不得不生活在不安全的、压抑的劳工营地（Doyal，1981）。而这些男性劳工往往以年轻人为主，他们离开了传统社会、家庭规范的束缚，长期与妻子分居，加之旺盛的性需求和无处释放的压抑感，点燃和催生了劳工营地周边的媾合经济（Sexual Economic）。

在早期尚无赌博、毒品的情况下，流动劳工发泄荷尔蒙和消遣的方式不外乎酒精和性。在劳工营地、城镇周围逐步形成了大大小小的俱乐部或酒吧（如农村俱乐部、城市俱乐部）。在俱乐部或酒吧中，年轻的流动劳工可以轻而易举地找到出卖肉体的妓女。除了俱乐部或酒吧外，年龄偏大、相貌一般、收费低下的妓女，也时常流动在劳工营地周边或城镇的大街小巷，更甚的是殖民当局还时常采取管控措施如抓捕妓女等，不得不迫使妓女们常流入普通房檐之下或地下。随着殖民统治加深，非洲的性行为模式也发生了极大的转向，由传统家庭配偶或性伴之间的性行为模式，向劳工营地男性劳工与妓女之间的商业性性行为模式转向（Murray，1981）。这种大范围的性模式转向，其重要后果之一就是与性相关的大量传染性疾病（即性病）开始流行（Bennett，1975；Rampen，1978）。正如长期研究殖民地移动劳工的多亚尔所述的那样。

> 在许多殖民地国家中，性病已经成为一个重大的健康议题。出现性病大流行，最直接的原因在于移动劳工制度使得原本个人、家庭相对稳定的生活经济基础破坏，同时长期存在的婚姻方式和性行为方式发生了解体。在这种情况下，妓女卖淫的增长代表了一种新的适应男女不能相互承受压力形式的出现。就男性移民劳工而言，面临几乎男性化的新的劳动、生活环境。这种极度不平衡的性别比使得男性劳工难以与远在家中的妇女建立稳定性关系，进而促进性产业的发展。而对于从事性工作的年轻女性来说，卖淫最为纯粹的目的就是解决或弥

补自身无法靠技能谋生的经济问题，也就是钱。殖民统治下的经济结构使得妇女几乎不可能出卖自己的劳动来解决经济问题，大部分男性劳工则被迫过着低工资生活，极低工资也投入到了正式、非正式的性经济体系中。(Doyal，1981)[115-116]

第二，以小孩、留守女性、老人为主并且走向凋零的农村社会。

随着大批男性劳工从农村流出，在田间地头劳作的男性人数急剧下降，广大的农村社会也产生了剧烈变迁，导致原有的以族群为基础的社会进入混乱失序的状态，主要表现为以下几点。出现了以留守女性、儿童和老人为主的人口结构，生产劳作模式走向寻求简单的一日温饱，农村地区无法获取更多的有营养的食物，农村人口健康状况恶化，传统的性行为模式发生转向，来自城市、劳工营地的性病也在农村地区广泛流行。随着新的社会经济、需求和消费模式的发展，进一步强化了对妇女的压榨和剥削，原来一直存在的社会性别契约被新的形式取代。女性成为农业作业的主要劳动力，被新的社会生态扔进了广袤的田间地头，而同时男性则成为金钱市场交易空间的主导者。在农村不仅仅出现了农业劳动力的减少，还出现了人口两极分化，即年幼的孩子、年长的老人和留守妇女，而留守妇女则独自支撑养家糊口等一切家庭的内外事务，加重了她们养家的负担和减弱了她们为家庭提供营养全面的食物的能力（Murray，1981）。

对于移动劳工制度，一个重要后果就是留守农村的妇女无法耕种更多的土地，进而对小部分田地精耕细作，最终导致更多的土地闲置荒废，精耕细作的土地却越来越贫瘠，无法生产出更多有营养而高产的作物。而同时，外出男性劳工将本就少得可怜的收入花销于酒精、性，对于遥远家庭根本无法提供救济和补贴（Stichter，1985）。对于留守农村的妇女，只有减少田间劳作，将不多的时间用于寻求一些能够满足家人一日三餐的、碳水化合物含量高、容易获得的食物，比如木薯（Muhogo）、饭蕉等。由此引发劳作生产模式和食物结构趋向变化，减少了人们对蛋白质较高食物的劳作和生产，如牛、羊、鸡、鱼等，导致了人体普遍蛋白质缺乏，降低了农村地区和下一代人口的免疫力（McCance，1975）。大量农村妇女照顾孩子的时间趋向减少，正在发育的孩子们出现了普遍营养低下（Verhagen et al.，1972）[277-286]。

长期的殖民统治使得留守妇女不得不靠向大龄男性，以出卖身体的方式来维系基本的生产生活，进而引发农村的婚外性、低龄与高龄之间广泛性行为的发生，多性伴、混乱的性生态得以扎根和盛行。同时，正值孩童的少女们，成为族群人口繁衍、发展壮大、弥补男性劳工出走后劳动力的最后依托，家长们也期待通过少女早早出嫁来换取丰厚的嫁妆。在这个层面上，正值孩童的少女们被迫早早出嫁，童婚或早婚也就得以盛行，其恶性影响一直持续到今天。

第三，不堪农村生活窘迫和农村经济负担的年轻女性、男性流向城市，在大城市周边逐步形成以农村流动人口为主的贫民窟社会。

在殖民地国家中，来自宗主国的资本接管了最好、最肥沃的土地，用来生产和出口农产品，而农村农业生产在全球资本产业链上逐步被边缘化，进一步刺激了贫困农村居民移居到城市的欲望，产生了新的不同于流动劳工的城乡流动群体。在东非殖民时期，农村地区一直是劳动力储备的据点，在部分大型农场和种植园中，随着欧洲白人引入现代化、规模化种植之后，劳动力随之出现过剩，而同时早期从农村流出的流动劳工也无法或不愿意回到原来的农村地区，成为向大城市周边贫民窟、移民区聚居的主力军。

除了男性以外，流动到大城市或周边地区的还有大量来自农村地区的离异者、寡妇、无子嗣的女性以及大量未婚女性等群体。这个群体，在农村地区往往并不拥有土地继承权，加上，离异者、寡妇、无子嗣等边缘女性在农村往往会遭到社会、家庭的歧视和排斥。在农村地区，男性一直主导着家庭的财产支配权，主导着咖啡等经济作物的销售，对“金钱”经济形成了绝对的占有。流向城市成为广大边缘农村女性寻求新生活或摆脱传统社会束缚的重要途径。而在农村无法找到足够的男性劳动力来支持田间劳作，很多年轻女性又往往会选择年轻时就来到城市（Murray，1981）。然而，不幸的是，在就业机会本就少得可怜的城市，教育水平低下、技能缺乏的女性，维持根本的生计成了其在城市中面临的最重要问题。很多从农村流动到城市的女性，为了一日三餐，不得不进入边缘市场或次级劳动力市场，要么靠出卖自己的体力成为白人、亚洲人、当地有钱人的家仆（House boy）（详见第三章第一节），要么出卖自己的身体成为妓女（Doyal，1981；Stichter，1985），要么成为混迹在城市大街小巷的乞丐或流浪人群（如 street boys/girls）。

流向城市的农村人口在城市周边逐步聚居，形成了贫民窟，健康、疾病和营养不良等问题也由此产生。在贫民窟社会中，妇女往往是脆弱的群体，她们不得不进入性经济产业链条，性病也通过贫民窟流向城市，成了滋生性病的温床。在殖民时期，性病的流行一直无法得到及时有效的治疗，在一定程度上成为后来艾滋病流行扩大的基础之一（Thomas，1987；Stamm，et al.，1988）。在城市中，由于缺乏基本的医疗保健，很多人不得不带病回村寻求传统医学的治疗，其中就包括那些得了性病的妓女、男性劳工，其后果就是在农村地区出现了之前很少出现的性病、结核病，各种传染性疾病得以通过移民劳工、妓女带回农村，在毫无免疫的农村人群中传播开来（Doyal，1981）[119]。

从整体上看，由于殖民时期移动劳工制度引发了整个非洲大陆社会结构、社会文化的重要转向，社会与文化在剧烈的转向中趋向脆弱，殖民地以依赖欧洲或宗主国为形式建立起来的劳动力市场，为性病艾滋病在非洲社会广泛的传播奠定了重要基础。简单而言，社会结构、家庭结构、人口结构均产生了严重分化，社会文化秩序趋向混乱，为后来艾滋病最终蔓延传播奠定了重要的社会、文化格局（Wallerstein，1984；Wallerstein et al.，1979）。在 20 世纪 60 年代，东部非洲淋病成为影响男性劳工最为主要的健康危险因素，妓女、移动劳工也是感染性病的主要群体，同时，性病也被移动劳工、妓女带入广大农村地区（Bennett, 1962; Verhagen et al., 1972）。在整体脆弱的社会生态下，农村地区粮食生产频临崩溃，形成依附式的发展模式，导致大量的人口营养不良、疟疾普遍高发、麻疹及其他疾病流行，导致人口的整体健康急剧下滑，整体的免疫系统受到严重影响，最终形成了“有助于”艾滋病扩大蔓延的社会生态。

其次，Ujamaa 运动中的男性特权。

随着非洲社会主义浪潮的到来，坦噶尼喀 1961 年独立后走上了社会主义道路，家庭成为发展的中心，成为国家政权合法化、发展政策合法化以及摆脱西方殖民的重要支点，同时也肯定了传统结构、传统思维方式，由此来绕开资本主义。新的社会发展框架下，保住传统的文化价值、代代相传的东西和在乡村集体内与家庭集体内有意义的东西。加纳的恩克鲁玛、坦桑尼亚的尼雷尔无疑是将这个思想体系表达得最好的人，尼雷尔认为：“非洲社会主义的基础和目的就是扩大型家庭。”（让－皮埃尔，2003），非洲社会主义理论被冠名为“Ujamaa”（乌贾马）村庄化运动。在斯瓦希里语中，“Ujamaa”共有两层意思。一为扩大型家庭；二为互助、群体之义，是坦社会主义阶段农村发展运动的代名词，其目标是创造以共同分担所有的经济、社会活动为基础的乡村组织（裴善勤，2003）。虽然，很多人类学家对此强烈地批判，认为乌贾马农村运动忽视了非洲家庭的多样性与复杂性，有政治目的，非洲仍然大大地受到家庭结构和家庭传统价值观的制约。在此意图之下，尼雷尔思想中关于社会性别建构的思想呈现了乌托邦化与现实实践的巨大差异，不平等的两性关系在社会现实中走向男性权利主导、男性权利特权化。

尼雷尔思想之社会性别。在 1961 年联合国大会上，尼雷尔试图用《世界人权宣言》（*The Universal Declaration of Human Rights*, 1948）对权利的承诺来作为未来坦噶尼喀独立后内外政策的基石（Nyerere, 1966）[146]。在 1967 年的《阿鲁沙宣言》中，指出了乌贾马村庄运动的原则和策略，同时还将宣言的核心定义为人类平等之原则。不论种族、宗教或社会地位，男女将被赋予平等的机会。尼雷尔还指出："一个人主宰或剥削他人是错误的"，人与人之间不平等的产生不仅仅是长期遭受殖民主义的结果，同时，也是源于传统族群的不平等思想的承袭，尼雷尔思想有了妇女权利的内容（Nyerere，1968；Kijo-Bisimba M.，Chris M. P.，2010）。特别是，1944 年尼雷尔撰写的《妇女的自由①》（*The Freedom of Women*）一文，成为对东非地区性别不平等认知透彻之作（Molony，2014），他曾经说："妇女每天工作十二到十四小时，而男性半辈子都在休假。"（Nyerere，1967）[154]。一针见血地指出了农村地区男女之间劳动上的巨大不平等，还进一步认为这种不平等与社会主义人人平等观完全不一致，并呼吁："如果我们希望我们的国家能够全面、迅速地发展，那么妇女必须与男性同胞完全平等地生活。"（Nyerere，1967）[3]在坦桑尼亚的两性社会中，一方面，农村的妇女在付出大量时间照顾家人、劳作田间地头，另一方面男性却对农村的经济、社会有着绝对的统治。对此尼雷尔主张妇女应该成为土地及产品的集体所有者之一，从农作物生产到分配的一切应该平等（James，2012）[246]。尼雷尔认为性别不平等是社会主义建设的重要障碍，提倡并践行性别平等（Rogers，1982）[45]。然而，在社会主义实践过程中，在性别议题上的处理与尼雷尔思想中的豪言壮语相比，表现得复杂得多，走向也更加曲折。

乌贾马村运动，延续了传统的父权制男性权威体制，妇女依旧被边缘化。在非洲的父权制传统族群中，妇女对自己的婚姻没有任何发言权利，这种局面在乌贾马村运动中并没有多大改变，男性仍旧主导着家庭、社会上农产品的销售，在社会生产中占有绝对的权利，使得他们对一夫多妻制更加放纵，不仅无视妇女对家庭的付出和田间劳作的辛苦，还进一步提升了男性在社会中的声望，激起了他们享受权利

---

① 尼雷尔对两性不平等的洞见源于他出生在一个父系族群、一夫多妻制家庭，从小就看着母亲为家庭辛苦劳作、为家庭的牺牲，成了他思考两性关系和对性别不平等控诉的源点。

的欲望。广泛种植的经济作物成了剥削妇女劳动力和自身利益的重要方式（John，2018）[49-64]。就乌贾马村运动而言，在各级政府眼中其本质就是一个经济发展项目，其中涉及的性别关系显然微乎其微（Ministry of Agriculture of the United Republic of Tanzania，1992）。一方面，妇女承担了粮食、经济作物生产的全部责任，却对现金经济掌控的机会少得可怜。另外一方面，男性拥有大把时间和对经济的绝对掌控，逐步将欲望瞄向大都市和城市，将其个人满足凌驾于牺牲女性家庭劳动之上。与男性的光鲜亮丽相比，妻子和孩子们的辛酸破旧，凸显了父权特权、男性特权之下的性别不平等，妇女在现金主导的社会经济中完全被边缘化。在这个维度上，坦桑尼亚官方一直痴迷甚至鼓吹实施农业生产现代化、增加居民收入的乌贾马村运动，对于解决两性不平等并没有任何帮助，反而在一定程度加剧了不平等。社会性别关系走向更加的不平等，与尼雷尔提出的妇女之自由、平等渐行渐远。

在乌贾马村运动执行层面，妇女生产技能培训并没有被纳入国家、省一级的农村发展规划之中，与农村发展措施相隔离。正如1966年一位国家官员指出的那样，“妇女发展方案将与省区域整体发展方案分开考虑，通常是毫不相关的议题，是相互排斥的议题”，类似的态度在20世纪70年代的官方中普遍盛行。政府认为，家庭经济的重点是消费而不是进行粮食生产，以妇女为主导的粮食生产仅仅被视为国家发展计划中的“可以适当利用的资源”（Editorial，1967）。在粮食和实际物质匮乏的议题上，政府通常通过国内粮食储备、计划配给、知识和技术等一系列科学化的理论来弱化妇女在家庭、社会经济中的作用（Ministry of Agriculture of the United Republic of Tanzania，1992）。国家发展政策几乎没有解决一系列重要的结构性问题，比如军事化国策下的劳动人口结构、性别结构不对等在导致粮食生产匮乏、粮食短缺的重要影响，而是进一步削弱和否定妇女在社会发展中的作用（Ponte，2002；Bakker，2003）。

在泛非思想主导下，独立后坦桑尼亚长期实行的军事化国策也进一步强化和加剧了性别的不平等。在坦桑尼亚独立后，尼雷尔政府在美苏主导的全球两极格局中，积极支持东南部非洲（赞比亚、南非、津巴布韦、安哥拉等国）国家的独立、自治，甚至多次进行军事援助。另外一个重要事件是发生在 20 世纪 70 年代中末期、80 年代初期长达近 10 年的乌坦战争，男性作为战争中的主角。国家安全一度被视为重中之重，实行军事化，随时准备反击来自资本主义、殖民主义的攻击，进一步强化了男性在国家、社会发展中的主导作用和权利（Mazrui，1968）。虽然，乌贾马村运动强调每一个男性、女性都为“士兵”，但在实践中，男性成为绝对意义上的主角。妇女被视为祖国的母亲，在社会主义运动中强化了对国家、社会生产的责任和义务。正如 1972 年的一篇社论指出的那样。

> 坦桑尼亚的妇女可以参加社会主义建设，她们用自己的劳动来养育、建设一个强大的智慧型国家。坦桑尼亚的妇女可以做更多的事情，不要忘记，她们既是国家的建设者，又是国家的母亲。作为妇女，她们必须与她们的男人并肩工作，共同建设我们渴望的新的坦桑尼亚。作为母亲，她们必须照顾整个国家。（Daily News，1972）

妇女被边缘化，一个重要原因为一边“去殖民化”①，一边承接殖民遗产。如同殖民统治期间那样，妇女被视为社会福利的生产者这一殖民色彩的话语和政策也在乌贾马农村运动中得到体现。正如上面

① 布哈林于 1927 年最早提出“Decolonization”（去殖民化），但最早对“去殖民化”进行理论概括的是印度共运创始人马·纳·罗易。在学术界关于“去殖民化”理论有三种。一是，指殖民宗主国主动给予殖民地独立或自治地位的行为。二是，指殖民宗主国在撤出殖民地过程中采取的旨在维护自身利益的行动。三是，它所表达的是一种顺应历史潮流的过程或一种运动。在李安山看来，“去殖民化”并非仅“强调殖民国家在殖民帝国瓦解过程中的活动”和“强调西方殖民国家给以殖民地独立的主观能动性”，而是在时空上比“殖民体系崩溃”更为广泛；另外，历史文化的去殖民化任重道远，需要社会人文科学家的长期努力。详见李安山《论“非殖民化”：一个概念的缘起与演变》，《世界历史》1998 年第 4 期。

所述，独立后的坦桑尼亚，男性成为国家安全的守护者，女性则成为社会、家庭粮食安全和福祉的守护者。其中，最能体现妇女政策的实则为殖民遗产的继续，20 世纪六七十年代，针对全国妇女发展的工作仍由殖民地社会福利部社区发展司和坦盟妇女组织（the Women's Organization of TANU）共同主导（Michael J.，2008）。自 1955 年开始，女性参与民族主义政治活动主要是通过分布在全国各地的妇女部这一组织渠道来参与（Geiger，1997）[29-30]。1962 年，坦盟在国家级建立了党的正式妇女联合会，即坦噶尼喀妇女联合会（Umoja wa Wanawake wa Tanganyika，UWT）。联合会的条例中保留了妇女部的许多目标，即整体上渴望解决妇女作为一个群体的问题和关切（Geiger，1982）[49]。殊不知，UWT 的成员是由坦盟领导或政府官员的妻子们所组成，这些云端之上的女性，往往以保守的态度来处理妇女议题，作为执政党父权制下的一个象征性组织，实则是为了维护执政党和男性特权。

二　甜蜜诱惑

自 20 世纪 80 年代后期，坦桑尼亚开始引入民主体制，实行市场经济，之后社会发生了巨大变迁，财富分配城乡两极化，“糖爹爹”（Sugar Daddy）这一群体也由此产生。“糖爹爹”一语，令人愉悦，之所以如此，原因在于词本身与糖、甜味或宜人之类的东西联系。一个糖爹爹或糖妈咪，理想情况下是一个年纪较大的男性或女性，给予年龄较小的男性或女性类似父辈般的安慰和关怀。“糖爹爹”一词起源于 1908 年，一名年长的幸运老头娶了一名 24 岁的女子，这名女子直接称呼她的丈夫为“糖爹爹”。“糖爹爹”一词的起源可能在 1915—1920 年间，在 1926 年第一次出现在电影话语中（Gobind J. Plessis G.，2015）。一般口语义为，一个男人提供金钱或礼物给一个年轻女人，显示他们之间的友谊或亲密关系。随后，糖爹爹通过日常口语进入了日常社会。

正如上述艾丽克丝的故事，不管是城市的“糖爹爹”（Sugar Daddy），还是农村地区所喊的 Baba，实则其本质为一个跨阶层、跨代际的性暴力，而暴力的发生是建立在畸形的社会性别基础之上。当然，不仅发生在非洲，也发在美国等国家。在美国，不仅出现在为了赚取高昂学费的女大学生中，还出现在为了生计的女性青年中。她们通过出卖自己的肉体来获得经济好处，当然也有“鲤鱼跃龙门”者出现。随着攀爬社会阶梯难度的加大，依附于有钱、有势的男性成为获取自己所需、达到目的的重要途径。在笑贫不笑娼的社会，似乎对这种明码标价的肉身经济给予了更多的包容。道德、性、社会阶梯等往往被捆绑在一起进行讨论，不是单纯道德、单纯性的问题，也不是单纯的社会阶梯问题，呈现复杂多变，有群体、个体性特征。而在非洲，性成了很多妇女生存的重要途径，进一步加重了她们对男性的经济依赖，而贫穷的妇女、女孩往往成为这种畸形性经济中最为重要的受害者，感染艾滋病也就是其中的重要后果之一。当然，如同美国一样，妇女、女孩们寻求“糖爹爹”不仅是为了生计、社会庇护，也有的是为了借此逃脱低下的社会阶层，而那些富有的、有钱有势的“糖爹爹”们则更多为了性、展示富有与权威（Ashley，2010）。

殊不知，这种跨阶层、跨代际的“糖爹爹”现象其背后实则是进入资本主义经济、民主社会后，社会性别建构的结果之一，是男性性特权的一个重要表象。坦桑尼亚在 1991 年实现民主转型后，国家依然未能摆脱贫困的陷阱，经济前景一片黯淡。换而言之，民主进程没有导致经济繁荣，反倒催化了普遍贫困的深度恶化，其后果之一是有关男性特权的观念延伸到社会各个阶层的“媾合经济”（Sexual Economy），二者彼此呼应，愈演愈烈，男性将婚外多性伴行为视为自身权力的态度不但没有减弱，却变得更为盛行（高良敏，2017）。在民主化过程中，公民教育草率地引入的人权理念助长了男性特权意识的普遍化，削弱了女性的社会地位，女性拒绝男性的性要求被视为不忠，因而性暴力屡见不新。

“糖爹爹”现象得以快速地传播开来，一个重要的推动力就是被冠以“现代生活”的西方社会生活方式和价值观。20 世纪 90 年代以来，电视、网络媒体、小说、报纸等媒介带来的生活方式，确切说来自西方的社会生活方式和价值观，美其名曰“现代生活”，酒向社会纵深。大量的年轻人流向城市，弱化了家长的监督，特别是对于性事的传统束缚，大量的婚外性行为得以在年轻人中发生。来到城市，完成性体验、获得性满足、满足经济需求，往往会成为荷尔蒙过剩的年轻人寻求人生满足的基本目标。不幸的是，与很多非洲国家一样，独立后的坦桑尼亚未能很好地解决殖民主义、社会西化过程中的社会和经济矛盾，而艾滋病的悄然到来、肆虐似乎成了一种必然。诚如，“糖爹爹”这一跨代际性文化的悄然兴起，是社会两性关系中男性特权之性特权建构和承接的重要体现之一。

当那些企图改变自我的个体，由于不堪忍受婚内、家庭的暴力而流动到城市的女性，却发现在偌大的城市中，教育低下、现代生产技能缺乏的她们，仅仅只想找到一份凭借自己的双手糊口的工作，是那么的困难与不易。加之，非洲社会、经济发展上长期滞后、本就居高不下的失业率，偌大的城市变得如同海市蜃楼。同样，在农村地区，教育被视为逃出传统社会牢笼的重要方式，然而很多贫困家庭在教育开支上往往捉襟见肘，哪怕个体有强烈的教育意愿，更多也只能异想天开。无钱支付最基本的学校生活费，无钱支付孩子们教材费，来自政府免费教育的屡屡承诺，往往是一纸空文和换取政治选票的策略化运动。

在坦桑尼亚等非洲，与男性相比，女性寻找教育的机会、能力、社会支持等完全是另外一番天地。坦桑尼亚 1991 年实行民主改革后，大幅削减了政府的公共支出，包括教育、医疗等社会民生支持，其直接的后果就是女性在教育机会和教育公平上远远滞后于男性。除了国家提供的那些极其不理想的免费初级（小学）教育外，教育上的不公平也在性别层面凸显。坦桑尼亚教育部信息显示，在公立、私立中学的入学方面，女性人数均大幅下降，远远小于男性；同时期，整个非洲地区共有2600万女孩辍学或者无法进入初级中学，女性参与初级中学教育的机会显著下降（UNESCO/UNICEF, 1993）。在63%的学龄女性中，仅有14%有机会进入初级中学（Lynellyn et al. , 1996）。

基旺嘎社区（Kiwangwa）为巴加莫约最重要的经济中心和交通枢纽，主要经济作物为芒果、菠萝和香蕉，是当地很多村民维持生计的重要途径。在每年丰收的季节，都会有大批来自全国各地的商人，一部分负责运输、一部分负责采购，而这些商人通常会在社区中住上几个月直到进入淡季。除了芒果、菠萝和香蕉外，还有很多可以交易的农产品。这些流动的商人很有钱，在当地期间都会找当地的女孩，作为女朋友或者临时性伴。当然，也有很多妓女。但是，很多男人会找村子里面的女孩子，特别是正在上学的女孩子。（摘自笔者的田野笔记，2017年6月，巴加莫约）

在南非的高校中，许多年轻女性学生，她们渴望那些新款衣服、珠宝、手机、电脑等，然而，很难通过自己的家庭或者长辈来获得这些昂贵的物品。因此，她们通常在周五夜晚的时候，坐上早已经停在校园中的豪华汽车，而汽车的主人通常都是社会上有钱而且年纪偏大的男性。这些女孩通过出卖自己的身体，换取了物欲的满足，同时很多感染了艾滋病（HEAIDS, 2010）[114]。“糖爹爹”与传统意义上的性行业有着明显区别，虽然其本身有可能是嫖客，这些女孩并非职业的妓女，出卖自己身体的目的极为简单，就是获取从家庭或亲属那里得不到的物质欲望，或者为了缴纳昂贵的学费。一旦获得了自己想要的物质、金钱，这些女孩往往会暂时停止这种行为，进入学校继续学业。当然，也不排除很多女孩由此永远依附于有钱有势的“糖爹爹”。

第三节　“两性之性”：被文化了的身体表达

坦桑尼亚艾滋病流行的主要模式一直是异性性接触传播（占

80%）（NBS and ICF，2004；TACAIDS，2009；Mgina，2015），这一模式并没有城乡之间的差异，艾滋病风险因素之一是多性伴性行为。1992—2007 年 4 次调查均显示，农村男性有过多性伴的比例高于城市，而女性面临的艾滋风险远高于男性（World Bank，2008）。艾滋病之所以广泛流行 40 年，一方面在城市、教育程度高、经济收入高的群体中广泛流行，另一方面在农村地区中也广泛多见，未接受过教育者、经济收入低的群体中也存在广泛的艾滋风险。固然，在坦桑尼亚也存在生物医学定义的艾滋病相关高危群体，如妓女、吸毒人群、男同性恋人[①]群、流动人群/移民、长卡车司机等，但至今已近 40 年的流行历程，虽然整体有所下降，但依旧广泛流行，那么对导致艾滋病的传播模式进行解读就极为关键，即对异性之"性"进行剖析。

殊不知，在坦桑尼亚等非洲地区，与艾滋风险息息相关的性行为除了异性之间的阴茎—阴道交外，还存在广泛的更容易感染艾滋病的异性间肛门性交（Heterosexual Anal Sex，HAS，以下简称异性肛交），其比例高达 20%—30%。如果说，艾滋病走向家仆等中下阶层、走向女孩，是由于制度、经济和社会发展等结构不平等带来的内化暴力所致，那么当艾滋病走向普遍化的两性之性时，其暴力已经完成了更高层级的内化，更甚的是将艾滋风险指向脆弱的女性。特此，本小节将在流行病学、社会学、人类学等多学科对异性间肛门性交与艾滋风险认知的基础上，从地方主体对"性"的认知、认同、实践及演变来探究与艾滋风险息息相关的"性文化"，进一步探讨暴力内化过程中存在的深层文化逻辑。

一　性与非性

2017 年 2 月 21 日中午，在巴加莫约住处院子的 Neem 树下，来自

---

① 2016 年坦桑尼亚的男同性恋群体艾滋病流行率约为 25%，但此前曾最高达 42%，且发生同性恋肛交行为时使用安全套的比例不足 45%（2014 年）。参见 https：//www. avert. org/professionals/hiv-around-world/sub-saharan-africa/tanzania，2018 年 2 月 2 日（引用日期）。

坦桑尼亚国家医学研究所姆贝娅（Mbeya）分所的好朋友艾瑞克（Erick）和我进行了三个小时的长谈，而谈话内容主要涉及异性肛交。作为坦桑尼亚首个进行“异性肛交”研究团队的成员之一，身为流行病学家的当地人，也在质疑一个话题：“什么是肛门性交?”要如何从公共卫生、医学的背景来阐释这个最为本质的话题？他开门见山地谈道：

> 什么是肛门性交？这是我们研究团队也在试图回答的一个问题。当我们都认为这就是性交的一种的时候，大部分调查对象却都用一个一个案例、一个一个答案来否定我们的界定！“This is not the sex”，这是他们最多的答案。我们很多队员都迷糊了，因为在他们（研究对象）的眼中这根本不是性。而艾滋病在坦桑尼亚的流行事实告诉我们，80%都是通过异性传播。显然他们这样来理解肛门性交，已经是对我们研究最大的质疑和挑战。后来，我们的团队就设计了在坦桑尼亚的四个地区不同群体中来开展定性调研，都是在秘密下进行的。关于肛门性交这样的话题，在他们看来是一个禁忌话题，在公开或者谈话中涉及，是一件完全不被接受、不被解释的话题。然而，面对艾滋病的流行，作为一个公共卫生工作者，我们有责任去了解。（摘自笔者的田野笔记，2017年2月，艾瑞克，巴加莫约）

“This is not sex!”一句短短话语，不仅冲击了来自公共卫生领域的知识体系，更是道出了主体的呐喊。因此，下面将从流行病学、社会科学、坦桑尼亚地方情境等维度来解构异性肛交。

第一，来自流行病学的视角。

在流行病学上，近年才见到一些零星的对艾滋病从同性肛交走向异性肛交的关注。与艾滋病相互关联的“肛交”一直以来所指向的都是男同性恋群体即非异性或同性之间的肛门性交（Homosexual Anal Sex）。从生理结构来看，肛门多为柱状上皮细胞（阴道为鳞状上皮细胞），且毛细血管丰富，一旦发生插入行为，包括性交，往往会使本就不稳定的柱状状细胞结构破裂，加上肛门本身分泌粘液的功能较弱甚至没有，容易破裂、出血进而感染艾滋病。美国等西方国家艾滋病流行，始于男同性恋人群，而且一直是主要传播模式，在此不一一赘述。同性肛交行为导致艾滋病流行已经在流行病学、生物医学界进行了“备案”，是不争的科学事实，被视为一种性行为。

艾滋病流行早期，认为欧美为同性和双性性行为模式，非洲主要为异性性行为传播（Parker，1987；Patton，1985），但并没有深挖“异性性行为”的具体指向，即是异性间阴道性交还是异性间的其他方式？通过梳理少有的几篇文献发现，艾滋病流行模式在撒哈拉以南非洲与全球其他地区的流行模式有极大不同，不仅表现为异性间阴道性交，还表现为异性肛交。在2014年一项对非洲5个国家10多类人群的研究中指出（Duby，2014），异性间肛交行为是普遍存在的，只是很少被关注、理解和研究，是在艾滋病预防和控制中被长期普遍忽视的重要因素，也是造成流行的重要原因。对此，前期的解释认为，可维护处女的贞节，采取避孕措施，增加男性的愉快感，维护一种安全的关系，避开妇女月经期的感染，回避阴道感染性疾病，甚至改善生计，更是一种夫妻和性伴在性忠诚和名声上的维护方式（Baldwin J. I.，Baldwin J. D.，2000）。在地区语境里，与流行病学上给定艾滋病相关高危性行为相差甚远，“异性肛交”被认为是安全的。来自南非、乌干达、津巴布韦的一项研究显示，有23%（23/88）的女性和男性发生过肛门性交行为，安全套使用比例仅为55%（11/20），而艾滋病感染率高达11.4%（Baggaley R. F.，White R. G.，Boily M. L.，2010）。在南非，有过肛交的男性艾滋病的感染率为7%，性病高达56%，而女性艾滋病感染率则为8%，性病也高达57%（Kalichman et al.，2011）。另外，一项来自南非的研究得出有肛交行为的大众人群中，HIV感染的比例达到22%，安全套的使用率仅为55%（Kalichman et al.，2009），与美国的调查结果类似（Duby et al.，2016）。

可见，流行病学已经证实了“异性肛交”不仅存在感染艾滋病的风险，而且在撒哈拉以南非洲地区普遍存在，女性往往在异性肛门性交中面临更大的风险。然而，上述流行病学事实依据却未引发学界、社会的广泛关注，显然有着更为深层和复杂的社会文化原因，超越了流行学、生物医学学科解释的范畴，亟待梳理其认知历程。

第二，社会人类学对异性肛交的认知历程。

对于同性肛交、异性肛交，首先从初民或者传统社会对性的认知脉络里解读。美国人类学家罗维认为初民社会存在一种婚姻制度即“Sexual Communism”（性爱共产主义或者性的共有制度），最为重要的特点就是没有哪一个男人或女人拥有专一的配偶或者性伴侣（罗维，2006；摩罗，2013）。人类历史上第一种性爱模式是杂乱性交，即乱交时代（马克思等，1977；摩尔根，2005）。

然而，以著名学者韦斯特马克为代表的学者对“乱交说”展开了激励的批判，他认为人类从一开始就奉行一夫一妻制，摩罗也持有同样的观点（韦斯特马克，2002；摩罗，2013）。进入了“群婚时代”以来，婚姻、性都有一套即定俗成的社会规范和制度在维系，在现代仍有诸多遗存，按照罗维的话说，“范围广大的性的共有制可以和个别婚姻制并存不废”，为了坚固的友谊、兄弟之间的姘妇（罗维，2006）[31-32]，到村子里留宿、陪客人睡觉、集体狂欢后的集体性爱，以及现在西方一些国家中类似的换妻俱乐部组织（马林诺夫斯基，2000；鲍尔迪，2004），等等。不管婚姻形态如何演变，性在其中扮演了重要的角色。正如福柯所说：“我们大家都生活在‘性’社会里，或者说是生活在‘性’之中。权力机制告诫身体、生命、繁衍生命的东西、增强人种的东西注意自己的力量、控制能力或者供人使用的能力。权力‘向’性谈论性。”（福柯，2005），性变成了以管理生命为中心权力的中心目标。

“鸡奸”（Sodomy）一词是被广泛用于描述同性、异性及人与动物之间的插入肛门性交或口交。早在拜占庭帝国查士丁尼一世（公元538 年）时，“鸡奸”就已被用于描述同性恋群体之间的肛门性交行为。在中世纪的宗教审判期间（1184 年），异教徒越来越多地与淫乱、鸡奸有关，并且与巫术、撒旦主义相关联在一起。自这个时候起，鸡奸被圣经所禁止，一直影响着西方文化对肛交行为的理解和实践。除了圣经宗教上的禁止，法律层面也有严苛的禁止。在公元 500 年至 600 年间的文献显示，法律禁止鸡奸行为，甚至禁止得更早。（Kimberly R.，Mc Bride J.，Dennis F.，2010）[123]而历史上，通过反鸡奸法来惩罚同性性行为，特别是男性肛交。在美国，反鸡奸法可以追溯到殖民时期，直到 2003 年美国最高法院认定反鸡奸法违反宪法。① 因此，在 20 世纪 80 年代艾滋病到来之前的肛门性交很少被研究或提及。

在中国，男同性恋现象也时常出现在历史文献和文学作品中，从大清律例规（颜丽媛，2012；纪智闵，2009）、民国律法（张杰，2004），到新中国成立后，涉及流氓罪的法条就包括鸡奸罪（Worth H.，Jing J.，McMillan K.，2017；清华大学社会学系，2012；中华人民共和国刑法，1979），直到 1997 年中国刑法修正案出台后，包括鸡奸罪在内的流氓罪名才被取消（《中华人民共和国刑法（修正案）》，1997）。

与同性肛门性交一样，异性间的肛门性交行为也早早地存在于古代艺术和文物中。公元 300 年，秘鲁的 Moche 马蹄嘴壶（Peruvian Moche Stirrup-spout Pots），色情陶瓷花瓶，可能是最早的反映异性肛门性交的作品（Tannahill，1992）。16—19 世纪，中国和日本也有大量性行为的艺术品，涉及异性肛交行为；19 世纪末到 20 世纪初，法国的平版印刷和摄影包括阴茎肛门性交的图像，同一时期色情文学和艺术同样也有涉及描述异性恋的肛交行为（Kimberly R.，McBride J.，Den-

① 参见 Lawrence v. Texas, *539 US 558 (2003)*, United States Supreme Court, 2009.

nis F.，2010）。到现代，随着色情电影、网络等媒介的出现，大量的关于异性肛门性交的图片和影视也呈现在公众面前。性心理学家霭理士的《性与社会》一书也提及肛门性交，唯一文字描述为："肛门性交也应该算是一种替代性交的形式。它似乎也并不罕见，特别是在社会下层人群中，最常见的原因是想要避孕，也有些例子是由于性的歧变造成的，想肛交的人男女都有，肛门在某种程度上可以算是一个发欲带。"（霭理士，2016）

同样，在社会、法律禁忌之下，阴茎—阴道性交是"正常"的异性恋性行为，而阴茎—肛门性交被视为"正常"性交的边缘（Bancroft，2009）。直到今天，大部分关于"异性肛交"的研究都是在性病、艾滋病感染风险这一模式下进行分析和讨论的，未获主流认知。整体来看，肛门性交发生频率低于阴道性交，但存在更高感染艾滋病、性病的风险。如上面所述，异性肛交发生的一个重要背景是婚姻制度，特别是一夫一妻制度的出现。因为就疾病而言，尽管会出现婚外性行为，但一夫一妻制，往往会被认为感染性病的风险较低。另外，在婚姻关系中，由于异性肛交赋予的意义和形式不同于阴道性交，一些异性恋者可能会定期将肛门性交作为性行为的一部分（Kimberly R.，McBride J.，Dennis F.，2010）[130]。

无疑，从初民社会到中外的现代社会，性是人类社会、人类婚姻演变和维系的重要元素。从主流社会形态来说，性一直呈现的是两性之间的交媾活动，属于异性社会（Heterosexist Society）中的根本性特质，从生理性别划分为男性（Male）与女性（Female），到社会性别划分为男性气质（Masculinity）与女性气质（Femininity），均是以性为基础的二元划分（Hawkes G.，1996）。在这个维度上，异性之间的性交被归为"正常"，反之，其他的性和性行为则会被视为"异常"（Zoe Duby，2008）。婚姻之间的异性生殖性行为被置于文化属性、道德属性的中心，而实践"低等性实践"的个体或行为往往会被打上耻辱的烙印，受到人们偏见地对待和处理（Rubin，1984）。在异性社会中，异性恋（阴茎—阴道）和同性恋（阴茎—肛门）被视为对立面，这样简单的生物性或二元划分显然忽略了性欲、性身份认同、性行为带来的各种可能的变化，呈静态范式。

总而言之，在异性主义主导的人类社会中，肛门性交一直被视为异性之对立面，为异常、低等之行为，不仅存在道德之风险，也存在法律之拷问，其存在空间有限。换句话来说，从进化论或者生物学的视角来看，那些所谓的与口、肛门、阴道、阴茎有关的异性非生殖性活动都不会被视为“性”，而为“非性”。因此，异性肛交在强大的异性阴道交话语场下，显得如此不协调，通常被描述为异常和酷儿“Queer”①，进而使“异性恋的等级秩序”产生不稳定因素（Jackson，1999）[171]。

第三，撒哈拉以南非洲地方情境下的“性”社会文化认知。

在非洲传统社会，性不仅是为了生殖繁衍，更是一种两性关系的托付。而这里的性仅指异性之间的性（阴茎—阴道交），完全没有异性非阴道交、同性肛交生存的土壤。在异性社会中，非洲大陆许多国家至今仍然将男男同性行为（Man who have sex with man，MSM）或同性（Homosexuality）群体视为不可理喻，在法律上视为非法、在社会上视为禁忌。正如来自乌干达的酋长 Musamaali 所著《非洲没有更多的谎言》一书中提到的那样，在非洲性被视为神圣之事，被视为对方的托付；性事上的随意往往会被鄙视或者被视为不当。非洲人认为，性交是男女两性关系的终极目标，虽私密，但极隆重。因此，按照非洲的传统习惯，如果一个男人和一个女人发生了性关系，女人就是通过这个单独的行为而成为他的妻子。于非洲女性，在经过传统仪式之后允许男人进入自己的身体，尽管她会选择和她的家人居住在一块，但是，在她眼中，她永远会被认为或认为是和她睡了觉的男人的妻子（Musamaali，1990）[49]。

同样，在同性议题上，Musamaali 也坚定地指出：“在非洲社会

① Queer：中文译为酷儿，原为西方主流文化对同性恋者的贬义性称呼，意为“怪异”，后来被性的激进派用来概况他们的理论，即酷儿理论。参见葛尔·罗宾《酷儿理论——西方 90 年代性思潮》，李银河译，时事出版社 2000 年版。

中，同性是一个禁忌；在所有的非洲语言中，没有任何可以描述或阐释同性的词汇；非洲普遍实行一夫多妻制，一个男人不去爬妻子的身体而去爬男人的身体，完全是神智有问题，不可理喻。”他还认为，如同当今非洲男人会打老婆一样，同性恋也被归咎为殖民者带来的不良社会影响和当地人过度盲目崇拜西式生活所致（Musamaali，1990）。

在撒哈拉以南非洲地区，性是一项与生产生活、生殖高度相关的普适性活动，而非一项“娱乐”活动。在许多族群中，男性、女性均认为结婚的目的是繁衍后代，而且被视为作为重要社会途径转入劳动力的源泉。对于大多数女性来说，她们理想的丈夫是那些有能力关爱孩子、照顾妻子的男性。单亲妈妈、未婚先孕的妇女，往往会受到道德上的谴责。什么才算是成功的婚姻？在他们看来，成功的婚姻就是子孙满堂，也似乎成了传统社会判断成功婚姻的唯一标准。少儿、少女或无儿、无女则会遭受到来自“不育”的控诉，遭到社会病垢。在此社会情境之下，男人通常会多娶一个妻子或者与婚外女人生孩子。婚姻的开始是从第一个孩子开始的，也是“成为婚姻”的关键步骤，没有孩子则意味着不成型的婚姻或将面临解体（Meekers D.，Anne C.，1997）。一些妇女在婚前就希望先生育孩子，而婚姻是之后的事。在此情境下，同居、未婚先孕被认为是能否成为“婚姻”的尝试。其结果是一些妇女为了向她们未来的丈夫证明其生殖能力，在婚姻之前就开始生育孩子。因此，在很多社会中也就将“成为准妈妈、准爸爸”或多儿多女当作一种衡量男性气概（Manhood）、成功男子和男性生殖能力的标准。

综上可见，在撒哈拉沙漠以南非洲地方情境中，“性”的本质是用来繁衍后代、生育后代的，那么与此无关的都会被认为是“非性”。繁衍与生育是一个生物学常识，涉及男性、女性之间最为根本之性的目的。简单而言，在这个话语下，“性”就是男性、女性之间以繁衍与生育为根本目的人类活动，由此产生了一系列与“性”相关的社会规范、法律制度、文化习俗，比如性教育、宗教制度、法律文本、促进安全/

健康性等议题。从人类的生理结构来说，性就涉及“阴茎插入阴道”的活动或一系列过程，而其他则被视为“非性”。这是人类社会最为根本的社会二分类体系，也是由此给定的男性、女性社会性别分类体系。

第四，坦桑尼亚地方情境中的“异性肛交”。

无论是坦桑尼亚还是传统非洲之“性”的社会文化给定中，显然没有多少“肛门性交”“异性肛交”存在的空间，然而，来自流行病学和生物医学给定的社会事实却发现，“异性肛交”普遍存在，是艾滋病流行的重要原因之一，出现了巨大的社会文化认知、学科解读的鸿沟。对此，我将通过基于坦桑尼亚的社会文化情境和田野调研来试图解读这一“鸿沟”。

我的好朋友、流行病学家艾瑞克（Erick），作为2012年坦桑尼亚首批从事涉及“异性肛交”研究的团队成员之一，他个人、团队以及跟我分享的一些研究素材，对我的“异性肛交”研究有着重要帮助。关于坦桑尼亚异性肛交的研究最早为2010年开普敦大学针对东非3国（肯尼亚、乌干达、坦桑尼亚）的初步调研，坦桑尼亚本土人员为主的研究开始于2012年。[①] 然而，这两次初步调研及随后的政策倡导均未引发国家、社会层面上的反应，整个社会包括公共卫生在内的部门仍就保持沉默。对此，作为课题组成员之一的艾瑞克这样回答。

> 在很多非洲国家，人们的根本观点认为，性是为了生殖，凡不涉及生殖的都不会被视为性，我认为这是一个非常重要的、固有的观点；另外一点很重要的是，包括坦桑尼亚在内的很多国家，目前都不承认有同性恋，而且在一些国家法律中，被视为犯罪。同样，同性恋

① 坦桑尼亚本土人员开展针对异性肛交的调研最早出现在2012年，是由国家医学研究所（National Institute for Medical Research，NIMR）、依法卡拉健康研究所（IHI）及莫希比利健康与综合科学大学（Muhimbili University of Health and Allied Science，MUHAS）联合研究团队开展的小规模的定性、定量调查。

者发生的肛门性交行为更是会被认为是耻辱；虽然，艾滋病防治工作开始了这么年，对于同性恋群体的调研也主要是由 NGO 完成的，还有卫生部门会涉及，作为公共政府部门根本不会涉及相关议题，媒体舆论也不会过多关注。相同的道理，异性中发生肛门性交，除了本身的私密性、不可言说，往往会被认为是可耻之事。（异性肛门）性交也不会被人们认为这是性。而我们通常的艾滋病宣传中都在说‘性’是艾滋病流行的主要原因，随之也推广使用安全套。然而，在人们的观念中，异性发生肛交并不是性，与艾滋病不会有任何关联，也就根本不可能使用安全套。这是一个非洲重要的议题，不仅是坦桑尼亚，在整个非洲大陆都差不多。（摘自笔者的田野笔记，2017 年 2 月，艾瑞克，巴加莫约）

从艾瑞克的回应中，我们大概知晓两个最根本的信息，在当下坦桑尼亚的社会情境中，异性中发生肛门性交不被视为*性*，与艾滋病传播、安全套使用无任何意义上的关联。当地人眼中，肛门性交往往和男性同性恋捆绑在一起，借此成为不可言说的、高度私密的个体之事。简单而言，没有一个个体想因此被视为同性恋，加之，同性恋在社会、国家法律、政府眼中是非法之事，属于禁区。然而，从文化意义上来看，禁区并不代表不可言说，其存在另外的表述空间。

关于异性肛交的起源说。对于异性肛交，不仅限于当地黑人，在东非其他群体（索马里人、阿拉伯人、印度人、白人）中也广泛发生，且认为肛门性交是从欧洲白人首先开始的，因此当地人视“异性肛交”是外来者带入非洲的，要追究罪恶根源的话，棒子应该打在外来者身上（Duby，2014）。艾瑞克也直白地表达了上述观点。

在非洲，在阿拉伯人、欧洲人没来之前，我们的文化中根本不可能出现肛门性交，这违反了以生殖为目的的性交。肛门性交是阿拉伯人、欧洲人、印度人带入非洲的，他们非常喜欢，这令他们非常快乐！我认为这种性交方式在非洲逐步传开，应该归咎于阿拉伯人、欧洲人、印度人。我也想表达另外一个观点，为什么现在欧洲乃至世界上，都忽视了异性肛门性交，而且忽视由此导致的艾滋风险与流行。我想这与异性肛交来自欧美有关，他们不会承认这种不好的事情，不会承认非洲艾滋病流行扩大的根源和欧美有莫大关系。他们的学者也不会去研究这个，这令他们感到羞耻。（摘自笔者的田野笔记，2017 年 2 月，艾瑞克，巴加莫约）

坦桑尼亚异性肛交的地方性表述与文化隐喻。

对于地方性表述，艾瑞克这样回答我："对于接受过调查的每个人来说，异性肛门性交是一件高度机密的事情，不可能像 AIDS、HIV 这样的词可以在公共场所讨论和使用，甚至在私人、人与人之间都不会直接去说 'Kumtia nyuma' 'Kutomba kwenye mkundu' 这样的话。这么多年过去了，连男同性恋人群的肛门性交 'Msenge' 这样的话都是禁忌，平时只是我们工作人员之间讲讲，在他们这个群体内是不会直接这样表示的。"不管是在私密空间，还是公共话语空间，异性肛门性交都被视为一个极为私密、隐秘的行为。不管是大众人群，还是诸如长卡车司机、女性性工作者这样的群体，对异性肛门性交的描述不可能很直白地、直接地采用语言来描述，往往会选择一种形而似之的隐喻性语言。见表 3 - 2。①

① 在坦桑尼亚，伴随艾滋病流行出现了大量相关的社会文化隐喻。这一趋势也与斯瓦希里语的"街头化表达"（Usemi wa Mitaani）或街头斯瓦希里语（Kiswahili cha Mtaani）有一定的时空关联，是城市化发展进程中强化青年城市身份的重要标志。笔者认为也正是因为如此使艾滋病相关的部分街头斯瓦希里语从"城市时尚"逐步影响到坦桑尼亚广大社区和农村。详见 Uta Reuster-Jahn, Roland Kießling, "Lugha ya Mitaani in Tanzania: The Poetics and Sociology of a Young Urban Style of Speaking with a Dictionary Comprising 1100 Words and Phrases", *Swahili Forum*, 2006, 13: 1 - 200.; Yared Kihore, "Masuala ya Kisarufi katika Magazeti ya Mitaani ya Kiswahili-Tanzania", *Swahili Forum*, 2004, 11: 112 - 117. 关于更为详细的街头斯瓦希里语的中文文献分析详见敖缦云、阎自仪《街头斯语：坦桑尼亚现代城市青年的话语实践》，《非洲研究》2021 年第 1 期。

表 3-2　部分用于描述"肛门性交"的斯瓦希里语言

(Joyce W., Alika M., Mtenga S. et al. 2015)[417]

斯瓦希里语	中　文
字面用语	
Kufira	鸡奸（Sodomy）
Kutomba kwenye mkundu	从后面进入，即进入肛门的性交活动
Kumtia nyuma	直接通过肛门的性活动
Msenge	男男性行为人群（MSM）的肛门性交
斯瓦希里语 非字面语	
Tigo, Voda[#]	坦桑尼亚或东非地区的两家通信公司名称，因公司标签（Logo）形似肛门的圆形而得名
Shamba dogo	小花园，用于形容肛门比阴道小
Chuma mboga	迅猛地从菜园子里拔出蔬菜，形容身体呈弯曲姿势以裸露出背部
Salimia jirani	很棒的邻居，形容肛门与阴道相邻
Okota mia	形容弯腰去捡 100 坦先令（铜币）的姿势
Kuzama	溺水、淹没，形容阴茎被淹没在肛门内
Geuza samaki	翻鱼身，形容肛门、阴道如同人吃鱼时翻鱼的两面
Kinyume cha maubile	反生殖，形容肛门是为了排泄，而不是为了性，通过肛门插入阴茎被认为是反生殖的
Nipe mambo leo	给我一个新的东西或体验，形容将进行肛门性交比作一种探险

注：#全拼为 Vodacom.

正如表 3-2 所展示的一样，坦桑尼亚地方社会中存在字面语、非字面语两套表述体系，而使用最为广泛的是借助通信公司的 Logo 来进行表述。在禁忌的社会空间中用一套特有的文化隐喻来诠释"异性肛交"之不可言说。

在坦桑尼亚当地人看来，异性肛门性交这一行为的发生，不仅会带来身体上的极大不适，也会带来话语上不可言说之尴尬。哪怕是诸如一些女性性工作者（妓女）、长卡司机等高危人群，在公共卫生工作者面前都不会去主动谈及此话题。正如艾瑞克所说的那样：“异性肛交就像一种禁忌，尽管我们知道这种行为一直在发生，但很少有人跟你谈这样的事情，也不会非常清晰地让你知晓这种事情具体是什么。在一些妓女中，如果你问她，她会说伺候客人有‘两条路’，但是她不会直接跟你说这两条路的具体意思，根本不可能说‘我有过肛交’这样的话。”从上面提到的“两条路”之说可见，不可言说、禁忌之事不等于没有表达的方式和空间，在日常中，慢慢地形成了一些含混、不清晰的话语，并在当地人群中形成一个有共识的话语体系，比如，“through the back door”“in the back”等一些英语词语被当地一些年轻人使用起来（Duby et al，2014）。肛门则用“back”取而代之，对应“front”之“阴道”。

对于使用斯瓦希里语的很多居民来说，肛门性交的表述往往混杂了大量的“现代标识码”，特别是随着电信通信的发展，通信大公司的标签均被当地人用作与异性肛门性交相关的隐喻，使用较为普遍的就是两大通信公司的标签（Logo），Vodacom 通信公司的“Voda”①、Tigo 公司的“Tigo”②，因公司标签形似肛门外形之圆形而被当地人作为隐喻的方式，见表 3－2。在诸多通信公司中，Voda 的信号往往多覆盖重要城市和乡镇，在偏远的农村地区信号很差，同样它的通信资费也是最为昂贵的。在农村的老百姓、中下层老百姓通常喜欢费用较为便宜的 Tigo，或者会采用双卡模式，Vodacom 用来上网，Tigo 用来

---

① Vodacom 公司：是东南部非洲最大的电信通信商，公司总部在南非，通信业务范围覆盖坦桑尼亚、刚果、莫桑比克、莱索托、肯尼亚、乌干达等国家，移动网络覆盖 2.6 亿用户，通过 Vodacom Business Africa（VBA）业务覆盖到世界 32 个国家，是世界上最大的通信公司之一。在坦桑尼亚，当地人通常不会称呼全称“Vodacom”，而是称呼“Voda”。

② Tigo 公司：是 20 世纪 90 年代在美国硅谷成立的一家跨国公司，业务范围涉及电子商务、电子通信、数字化业务、影视、音乐等，覆盖拉丁美洲、非洲、欧洲等地区。1999 年 Tigo 公司登陆坦桑尼亚，相比其他公司，Tigo 公司的通信产品因价廉物美、网络覆盖广而受当地人的喜爱，特别是涉及 4G 网络通信业务、手机网银服务等。

通话，或者用 Voda 来打或接通 Voda 用户，这样往往会是最为省钱的通信方式。当地的 Voda 用户一般为智能机用户；Tigo 也可上网，电话费较便宜，在边远的社区也会有零星信号，在老百姓中最为受欢迎。两家电信公司及其标签，因其外形要么形似肛门、要么形似男女交合的姿势，成为当地人重要的性、异性肛交相关的重要隐喻。如图 3－4 所示。

Vodacom 公司。在坦桑尼亚，当地人通常不会称呼全称“Vodacom”，而是称呼“Voda”。根据当地朋友的说法，因为“Vodacom”的起始字母为大写“V”，往往因为“Vagina”（阴道）、“Virgin”（处女）的两个英文起始字母均为“V”而相互关联。在女性之“性”语境下，“Voda”往往被认为或被当地人调侃为女性的私密部位；而在异性肛交“性”语境下，“Voda”公司的标志外形似人体肛门之外形，即圆形，常常被当地人用来作为“肛门”之隐喻。“Voda”之“V”展现了当地主体的两个不同面向。一面怀揣着“处女”情结，对于女人的尊重如同不可早早刺破的“膜”一般，“Voda”凸显得那么尊贵、圣洁，如同“Vodacom”公司昂贵的通信资费一般，是“普通民众”无法触及、不敢轻易触及的那层“膜”。另外一面，圣洁的背后（Back 之 anal，肛门），也有可以触碰的空间，正如“Vodacom”公司那圆形的标签一样，让大家充满了对肛门的想象。刺破圣洁的背后，往往是很多群体、个体获取欢愉的路径，获得性快感之欲带，原来从“后面”也可以直达圣洁而不触碰圣洁，原来圣洁也是有“尾巴”的。

Tigo 公司。Tigo 一词源于西班牙语“contigo”，其义为“with you”（陪伴，与你在一起）①，也是该公司对“Tigo”的解释。在涉及“性”的语境下，如同“Voda”公司的标志外形似人体肛门之外形一样，“Tigo”公司标志常常被当地人用来作为“肛门”之隐喻。在当

① Tigo 公司网页对“Tigo”的解释，参见 http：//www. millicom. com/who-we-are/our-brands/tigo/，2017－12－5。

地人眼中，早期使用的 Logo 标签为圆形（当今的为方形，如图 3 – 4 所示），形似正在交合的男女，因此还经常被当地人用来调侃。而公司标志，如其 Tigo 之本意“with you”一样，资费、信号充满了对中下层大众满满的关爱。如同 Tigo 通信信号穿破社会阶层，普照大众，对于“tigo”的使用也就充满了别样的意味，给大众品评别样人生带来了更多的、可及的选择。一方面，将 Tigo 标志隐喻成了人之肛门，伴随每一个躯体；另一面，将 Tigo 隐喻成对于当下肛交之事，虽然是不可言说，但是确是如影随形，伴随并深入每个个体。不管何种意思，都是如此“大众化”，如同每一个身体之肛门，如同每一个大众都有 Tigo 的通信信号。

图 3 – 4　坦桑尼亚两大通信公司标志码

（上图为 Tigo 公司，下图为 Vodacom 公司）

不同于西方自柏拉图和亚里士多德以来的隐喻模式——“以社会

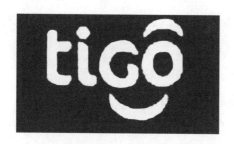

比作身体、家庭比作身体”，将权威秩序嵌套在身体化的叙事中。20世纪90年代后期坦桑尼亚实行社会转型、民主转型，在强大政治场的淫威之下，社会大众们面对传统、政治权威的种种掣肘时，也一直在挑战着被给定的话语体系。如同雨后春笋般的通信产业，这种挑战淫威的政治话语有了一个稳定的、更为广阔的舞台，跟随着通信发展的脚步，如同信号辐射一般，快速传入每一个社区与角落，每一个个体。

总之，不可言说之禁忌，在特定的地方文化情境中，不代表没有表述和呈现的空间，如同通信信号一样，它漫射人间。坦桑尼亚地方大众经由“Voda”“Tigo”等一系列隐喻，一方面，在诉说这这个时代的不可言说之事，呈现了不可言说之社会化；另一方面，用控诉、呐喊的方式及身体的隐喻，表述着现实的存在，之于性、身体的同时，更之于人和社会。

二 身体之美、贞洁与时尚

2015年12月在巴加莫约住处，当我向来自马拉维的家仆Lestan请教斯瓦希里语‘-embamba’（slim，苗条）这个词时，他的儿子和妹妹也好奇地在旁边观看。

> 我说：“这个词的意思就是指女孩子身材好吧，说明漂亮，受男士的喜欢！”说完，我还指了指他瘦小的妹子，表示就像你妹子这样的身材就叫‘slim’，应该会受到很多男孩子喜欢。然而，Lestan则表示不同意我的说法：“在非洲，很多男人不喜欢embamba的女孩子，而是喜欢胖胖、屁股翘翘的女孩子，屁股翘的、胖的女孩子可以生很多孩子，还是有钱人家的孩子。消瘦是个贫穷的标志，像我妹子这种，没多少男人会喜欢！”（摘自笔者的田野笔记，2015年12月，巴加莫约）

同样，在2016年3月16日达累斯萨拉姆市远方的家旅馆门口，我和两个马萨伊兄弟坐到旅店门口的台阶上，当我正在倾听马萨伊兄弟的故事时，两个女孩的出现，打乱了马萨伊兄弟的话语。

> 只见两个马萨伊族兄弟望着女孩远去的背影，望眼欲穿般，一种眼珠子都快掉出来的感觉。一会儿，年龄较小的马萨伊就指着女孩问我："高，你喜欢哪个?"，我笑笑反问他喜欢哪个？他指了指较胖的女孩，还用双手比划着，在空中画了一大个圆圈，意指胖胖的、臀部大的、丰满的那位女孩。另一个马萨伊族兄弟则说，女孩太胖不好。然而，当我问他那你喜欢胖一点还是瘦一点的，他笑笑说："Kubwa（大的、胖的）那位！"（摘自笔者的田野笔记，2016年3月，达累斯萨拉姆）

殊不知，坦桑尼亚等非洲地方情境中，异性肛交之所以普遍发生，之所以在特定情境下产生了特定的地方性表述和文化隐喻，重要原因在于坦桑尼亚等非洲社会有着自己的"身体之美"美体观、贞洁观以及时尚观之代言。

第一，美体观与精液崇拜。

当地人对于身体之美，可以归结为体态丰盈、丰乳翘臀。胖是生育潜能的表现，还是财富之象征，消瘦则会被视为贫穷。与中国当下推崇的窈窕淑女，有着天壤之别。而与异性肛门性交上息息相关的翘臀，实则也是当地人对精液崇拜的一种实践方式。当地大多数人认为，男性射精时精子的多少被视为男性生殖能力的强弱。第一次射精对于男性来说是最为重要的事情，男人的子弹（Bullets）必须深度地进入女性的身体（Bond V.，Dover P.，1997）。那么，如何判断精液的质量和数量？"性事"也就极为关键。在很多族群中，通常视精液进入阴道的多寡为性活动满意度或良好表现的标准，而不是性活动中的持久性或很少进入阴道、少射精进入阴道。在女性身体里释放了精液，不仅体现了男性性欲望，更重要的是被作为一种性事信仰。精液在这个信仰中，被作为一种象征性价值观念之所在，提倡使用安全套[①]显然与之格格不入。在坦桑尼亚大部分地方，大众习惯性地认为，“正如在咀嚼口香糖之前，如果你没有取下它的外层，你是不可能真正享受到那种咀嚼之味”，或者“就像为了享受一个香蕉的味道，你必须剥去它的皮一样”。因此，没有安全套的阴茎—阴道渗入式的性交才会被视为真正的、好的性交。正如很多年轻人表达的那样：“nyama kwa nyama ni tamu!”（肉与肉才会甜蜜!）（Lugalla J. L. P. , Emmelin M. A. C. , mutembei A. K. , et al. , 1999）。而年轻男性认为，他们就是想和漂亮的、完美的女孩一起，才能获得最大化的性愉悦，性是永远不会成瘾的（Fuglesang，1995）。一些保守的天主教和东正教徒，更是激烈地反对使用安全套，认为提倡使用安全套是在鼓励和教导年轻人们发生无节制的性行为，会导致性泛滥，还破坏了人类的生殖繁衍，破坏了作为一种自然过程的自然规律（Lugalla J. L. P. , Emmelin M. A. C. , mutembei A. K. , et al. ,, 1997）。

精液崇拜还体现在男性精液被视为一种信仰，其重要性不仅体现在使受精、怀孕上，还作为一种女性优质、重要的营养液。在很多女性看来，男性的精液可以使她们变得更加丰乳肥臀，女人味更加十足，相信通过肛门的性交，男性将精液体射入肛门，可以作为滋养臀部的一种方式，来获得“肥臀”。要变得更加有女人味、更加女人，也就要求有更多的性和精液。很多人还认为，在性交过程中分泌更多的液体被视为一种能力。而分泌更多的液体，也就要求特别的性交方式。在坦桑尼亚西、南部的一些族群中，在年轻人中有一种被广泛实践的性交方式

---

① 在坦桑尼亚一般也使用英文“Condom”来表述安全套，此外，斯瓦希里语“Salama”也被用于对安全套的表述。“Salama”源于阿拉伯语“السلام”，意为平安、安好、安全，为见面问候语：“你好吗？愿主佑你平安”。在艾滋病流行语境下，当地一些年轻人在相互问候时，往往会连续使用 Salama 来相互调侃对方，如“Salama…Salama…Salama…Salama…”，此时的 Salama 意就为安全套，而非安全、平安之意。

即“Katerelo”① （watery），认为没有“Katerelo”的性事，将不是性事（Lugalla J. L. P.，Emmelin M. A. C.，mutembei A. K.，et al.，，1999）。同时，他们也通过这种方式来延迟射精，使女性在短时间内获得多次高潮，男性则以女性高潮次数为荣。女性把性交中大量分泌液体当作一种神圣的崇拜，虽然对于“watery”会感到害羞，但是这才是男性们崇拜、爱慕她们的根本表现。

第二，贞洁观的推崇。

对于何为阴道、何为处女？首先面对的是来自语义上的含混。阴道英语为“vagina”，斯语为“uke”；处女英语为“virginity”（还有童贞、贞洁、贞操之说），斯语为“ujinsia”或者“ubikira”。坦桑尼亚的大多男性普遍认为，如果一个女性的阴道未被男性阴茎插入，那么女性仍然会被视为处女“virginity”（Duby，2008）[67]。而且他们往往会将“vagina”“virginity”两个词视为同一词语，甚至出现混用。英语中的“virgin”源于“vagina”，“virginity”会被一些人直接当作“vagina”使用，甚至直接使用术语“virginal sex”。（Duby，2014）[866]

> 正如艾滋病诊疗中心主任 Dr. J 说的那样：“virgin 这个词来源于 vagina，对于很多人而言，如果他们（的阴茎）没有进入阴道，阴道仍然是完整的，如果仅仅只进入了肛门，女孩还会被视为处女。”（摘自笔者的田野笔记，2016 年 5 月，Dr. Job，巴加莫约）

从生物学意义上来说，“阴道”与“处女”，阴道中的处女膜往往被视为处女的标志，也就是说，一个女的如果发生了肛门性交，其处女膜仍会完整，那她就是处女。处女意味着对婚姻的尊重，是未来丈夫的荣光之事，而此语境下，发生肛门性交不仅仅可以满足男性性

① “Katerelo”（布哈雅族语）性交方式在坦桑尼亚较为普遍的，特别是在西部的卡盖拉（Kagera）省，此种性交方式容易导致女性生殖器的撕裂和瘀伤，因此会导致外阴感染和 HIV 的传播。

欲，还可以满足女孩对于性的懵懂，实则是为了维护“贞操”，同时憧憬未来的婚姻。在大多数人看来，处女膜完好的女人怎么会感染HIV呢？怎么可能与性相关联呢？

Dr. J如下说：“在巴加莫约有很多伊斯兰教徒和相对保守的天主教徒，对于他们来说娶一个处女是件极其光荣的事情，代表着婚姻的圣洁，代表着尊严！因为在他们看来，一个女的如果处女膜完整，就还是处女，也就意味着没有发生过性行为，根本不可能感染HIV。一些女孩，往往会通过肛门性交来发生性行为，同时维持处女之身。在农村地区，很多女孩都是为了一点点钱，就会和一些有钱的男的、老的男人发生肛门性交。”（摘自笔者的田野笔记，2016年5月，Dr. Job，巴加莫约）

事实上，肛门性交也导致很多仍为处女的女孩感染了HIV，这些女孩为了婚姻而留下完整的处女膜。然而，面对从“后面”（肛门）感染的HIV，她们不仅仅成了坏女孩，而且还成了歧视、暴力的对象。在一部分男性的眼中，是处女的女孩“感染HIV”是对她们不贞洁的惩罚，对她们婚前性行为的惩罚。

Dr. J接着说道：“当然，现在已经有很多仍然是处女的女孩，感染了艾滋病。这些女孩一旦出嫁，被发现感染艾滋病，往往会被丈夫或家人歧视，发生严重的家庭暴力，甚至被抛弃。”

在妻子因感染HIV发疯致死的好朋友杜拉看来：“巴加莫约这种地方就没有一个好女孩，都是很坏的！哪怕是那些上学的女生！我也不想因为她们得HIV！得了HIV的女孩，那是上帝对她们的惩罚，没有任何人逼迫她们，让她们早早地去出卖自己的身体，应该得到惩罚，让我们这样的男人都不敢找老婆了！”（摘自笔者的田野笔记，2016年5月，杜拉，巴加莫约）

除了维护“贞操”，异性肛交在当地妇女中还被当作一种避孕的实践，可以缓解因为阴道性交导致怀孕的压力。对于穆斯林等社区，避孕是禁忌，是不被社区、宗教所允许的，而在社会禁忌[①]压力之下，选择肛交成了逃避因早早怀孕而受责罚的选择之一。除了来自宗教的压力，还有很多妇女无法承担非意愿怀孕造成的孩子抚养上的巨大负担，来自学校的女孩不想因为怀孕而被赶出学校、被家长责罚。

VCT 咨询师提嘎尼（Tiganie）这样解释说：“巴加莫约有很多伊斯兰教徒，这里是禁止避孕的，平时在社区中发放安全套时，往往都会被她们拒绝，只会有一小部分女人或男人会接受安全套，我想这部分都是基督教徒。穆斯林不允许避孕，而很多妇女（女孩）不希望早早怀孕，她们都会选择从事肛交，这可以避免怀孕。最终导致她们没有了避孕带来的恐惧。在这里，男人都不是很负责，孩子生下来后都是女人的事情，都得靠女人抚养，很多女人都不会想要更多的孩子，不想孩子生下来就没有钱抚养。采取肛交，可以成为她们避免承担非意愿妊娠（Unwanted Pregnancy）的重要路径。”

Dr. J 也如是说道：“选择异性肛门性交，不仅可以使她们不怀孕，而且可以让她们多了一种性行为的选择，减少了她们对怀孕的恐惧，同时也满足了她们想通过肛门性交来向男人讨要钱的目的，满足了自己对生活的需求。特别是一些在学校中的女孩，早早地有了性的需求，她们不想因为怀孕而被赶出学校，不想因为怀孕而被家长、社会责罚。所以，选择肛门性交也就逐步被她们所接受。”（摘自笔者的田野笔记，2016 年 5 月，提嘎尼、Dr. Job，巴加莫约）

---

① 在宗教意义上，基督教（Catholics 天主教教徒和 Protestants 基督新教教徒）、伊斯兰教为主要宗教，严格束缚着人们，以避免感染艾滋病，遵从上帝的旨意，禁止通奸、要节欲、要保持忠诚。

第三，时尚之代言。

对于“异性肛交”术语和描述方面，男性往往会选择较为粗俗的语言，女性则会显得谨慎，反映了社会规范在社会性别中的不同，男性粗俗的表达往往会被当下之社会所容忍（Dilger，2003；Haram，2005）。男性不管是通过金钱来发泄，还是通过性特权来获取性愉悦，肛交都是作为惩罚女性的一种方式，充斥着暴力，与艾滋病病毒感染增加有重要关联（Jewkes et al，2006；Jewkes et al，2012；Kalichman et al，2009）。就异性肛门性交而言，父辈们视为性事而持有相对保守态度，但是年轻人则倾向于开放的态度。

在性事上，与父辈们那种相对保守的态度相比，在年轻一代中，尤其是受过教育的年轻一代则更加倾向于开放态度。换句话来说，年轻一代更加倾向于将“异性肛交”视为一种时尚。一些研究提示，年轻女性支持这种将异性肛交视为时尚、新奇的说法，进一步说明了社会经济产生了很大的变化，年轻女性对现代性的看法也发生了质的变化（Dilger，2003）。在其他研究中也得到类似的结果，“异性肛交”被青年人们作为时髦的行为，他们认为用时髦行为来摆脱过时行为（阴道性交）的观点也普遍流行（Leclerc S.，2003；Wamoyi J.，Fenwick A.，Urassa M.，et al.，2011）。换句话来说，年轻一代更加倾向于将“异性肛交”视为一种“时尚”。年轻女性支持这种做法，认为异性肛交是新潮的，可以彰显社会经济变化和年轻一代对于现代性的理解，以摆脱她们认为过时的性行为。

对于一些年轻人而言，性不仅仅是生殖器的相互接触，而是一系列过程，囊括了口、阴道/阴茎、肛门及其之间的相互触碰。肛门性交是这一系列过程的一个重要环节，从口交（口—阴道/阴茎交）到阴茎—阴道交，最后到阴茎—肛门交，犹如探险一般从易到难，充满着探险历程的一路艰辛、一路新奇，也会收获到达探险终点的喜悦。“肛门性交往往结合到阴道性交之中，一般从口交开始，然后到阴道，最后到达肛门。犹如一个探险的旅程，人的身体、心情伴随着每一次、每一步而改变。他们喜欢这样，喜欢这样的感觉！当阴道交变得那么普通，年轻人往往将尝试肛门性交视为对对方的尊重和爱，就像平凡的爱情不再普通一样，被作为一种时尚来追求。”（Duby，2014）[869]

> 正如艾瑞克所说：“年轻人们，如果仅发生阴道上的性交，往往不会获得对方的特别感谢或者特别情感，因为阴道性交很普遍，每个人都有的经历，没有什么值得感谢的！而只有给予对方肛交，才会获得尊重、爱慕，因为肛交是那么的特别和新奇。在调查中，很多年轻人，特别是那些声称自己是艺术家的年轻人，很喜欢跟性伴或妻子在发生肛交之前说出这样一句‘Nipe mambo leo!’（今天来点新鲜的）。这句话的本意是要给对方一次新的体验，尝试一种新的性体验。通常这是一个暗示，也提示他正在要求性伴或妻子发生肛交，是一个逐渐发生的过程，是整个睡觉过程中的一个重要环节。”（摘自笔者的田野笔记，2017 年 2 月，艾瑞克，巴加莫约）

来自网络的色情影视、图片，已经成为年轻人争相效仿和期待探索实践的对象，其中就包括肛门性交。在年轻人看来，这是一件多么刺激的事情，这是一件区别于阴道性交的正常性交（Njue et al.，2011；Ndinda C.，Chimbwete C.，McGrath N.，et al.，2008）。

> 对此，艾瑞克认为：“在一些年轻人看来，肛门性交虽然不会公开谈及，不可言说，但是他们对于肛门性交的知识、技巧很容易从色情电影中获得，这就是现在越来越普遍的原因之一。我认为中国做得很好，把 Google 禁止了！净化网络空间是一个非常重要的事情，特别是随着网络通信的发达，很多年轻人都会沉迷于网络，而且还会告诉同伴、与同伴分享。这样的信息传播是非常恐怖的，这

已经超越了艾滋病防治工作本身，这应该是一个政治和社会问题。2016年年初，在坦桑尼亚的南部地区，政府其实已经禁止了一部分互联网，然而在很多利益的推动下，那次行动显然不成功。”（摘自笔者的田野笔记，2017年2月，艾瑞克，巴加莫约）

三 从成年礼走向嘻哈

不可言说之异性肛交，通过 Voda、Tigo 等通信公司标志进行文化隐喻，其背后指向美体观、贞洁观、时尚观。这一系列指向与异性肛交之“非性”认知之间存在一个连接的过程，也就是从不可言说走向多元内涵的过程中，必须有一个表述的载体。殊不知，在坦桑尼亚地方情境下，这个载体也经过了一系列的演变和社会化过程。简单而言，不可言说之异性肛交，之所以得以走向广袤的社会空间，实则是传统社会中的成年礼仪式经过嘻哈舞（Hip-Hop）等身体表达形式这一载体后发生的多维度转向。

如果说经由通信公司标志来表达不可言说之社会、不可言说之性事的话，那么来自另外一个社会文化空间中的舞者们则经由“舞之场”（the Field of Dance）来呈现身体与性之魅惑。而这种充满身体诱惑或展示身体康健的舞蹈在坦桑尼亚经历了一系列的演变，呈现了内容、空间、代际、性别、社会阶层五个维度上的转向。在内容上，由“性成年礼”（Sexual Initiation）① 上的性魅惑，扩展为当下之“身体康健”，嵌入人们日常庆典、仪式、活动的重要环节；在空间上，由相对私密的代际之间的性教育、两性之间性技巧的演练与实践，演变为大庭聚光灯之下的对身体康健或完美体态的展示；在代际上，出现

① 在《性与社会》一书中，将“sexual initiation”翻译为“性诱掖”，而笔者在《“鬣狗事件”：一个有关马拉维启蒙仪式的人类学研究》一文中将其翻译为“启蒙”或“启蒙仪式”，按照国内部分文献的翻译，在本书中统一翻译为“性成年礼”，突出“成年”意涵。

了仅成年前女孩（Watoto/Mtoto①）向女士（Bibi）、妻子（Mke）转变而需习得的“技能”，到无论男女老少皆宜的大众舞蹈形式；在性别维度，由女性为了取悦男性之性技巧、身体之魅力，向男女皆宜的身体舞蹈形式转变；在社会阶层维度，上至地位尊贵的总统及其神圣的总统大选活动，下到大众百姓的日常婚礼、庆典、话语，均在叙述着对身体的崇拜和欲望（性）的痴迷。在这一系列多维度转向中，嘻哈舞等以身体表达为主的舞蹈形式在坦桑尼亚的传入及地方性演变中扮演了重要角色，可以说是这一系列转向的载体。

首先，达克－达克（Duk-Duk）是一种作为性成年礼的身体展演。

在非洲中部的阿晴巴（Azimba）地方实行了一种很周到的性成年礼，作为第一个造访阿晴巴族人的欧洲白人，安古斯（H. Crawford Angus）对成年仪式（Chensamwali or Initiation）描述如下。

> 在女孩子初次月经出现征候时，就教给她妇道的种种奥义，并且指示各种不同的性交姿势给她看……当（月经）的全部征兆都过去之后，就公开宣告为村里的妇女举行一次舞会，舞会不允许男人出席……舞者形成一个圈围着她。然后，一首接一首地开始唱歌，内容都是与生殖器官有关系。唱完歌就把这个女孩子的衣服脱光，模拟表演性交的动作……这些舞蹈的目的是将婚姻生活的知识恳切地传授给这位女孩子。教她忠实于她的丈夫并且要有生儿育女的心理准备。还要教她各种各样的艺术和方法来引诱和取悦她的丈夫，总之是如何想方设法把他留住。（霭理士，2016）[704]

对于成年礼的初衷，我在对2016年马拉维南部地区发生的“鬣狗事件”分析中，也指出在马南部族群针对女孩的性成年礼是为了进

① 斯瓦希里语“watoto/mtoto”（复/单数）：在坦桑尼亚等使用斯瓦希里语的地区，“watoto/mtoto”意为从新生儿、婴幼儿、儿童、青年儿童到未婚前的这期间的称呼，即未成年阶段。

行“单纯的性知识传播和性教育”，进一步使女孩成长为女人（高良敏，2017）。在埃塞俄比亚部分群体、坦桑尼亚桑给巴尔地区的斯瓦希里人中，存在通过臀部的舞蹈来展示并增加她们性交魅力的传统，当地人称它为达克—达克（Duk-Duk①）（霭理士，2016）。对于一个当地的女孩来说学习达克—达克是一件必要的事情，不会则被视为一件很丢脸的事。这套舞蹈借助臀部展现完美艺术，可以在性交时展示出来，一度盛行于东非沿岸地区。一个女孩要想成为“Bibi”（女士）的前提条件就是习得达克—达克。通常，60—80位年轻的女子聚在一起，每天要花上差不多八个小时，把衣服脱得精光来练习这种摆动屁股的舞蹈，同时还唱着歌。然而，这种达克—达克舞是不允许公开表演的，是私密空间下的活动，扎克将这种舞蹈描述为“模拟性交”（霭理士，2016）。造诣较深的舞者总是博得世人的羡慕，这种活动的后半程通常会安排各种把戏，以测试女孩的技巧和自控能力。在经过三个月训练之后，女孩穿着节日的盛装回家，也就有了结婚的资格。

综上可见，身体之屁股、舞场之仪式、女孩到女人的一系列过程展现了性经由成年礼、舞蹈表现出的丰富的意涵，超越了单纯意义上的生物学、生理学属性。

其次，嘻哈舞蹈之“翘起你的屁股”。

20世纪二三年代英国殖民统治期间，当时西方流行的交谊舞、摇摆舞以及行军舞等进入坦桑尼亚。随后，当地艺术家开始模仿，并结合传统的音乐形式ngoma②，发展成为一种新的、在当地人中逐步流行开来的音乐与舞蹈即Dansi③（Jams R. B.，Andrew B.，Yusaf L.，

---

① Duk-duk也是南太平洋岛国新几内亚新不列颠岛上托来人（Tolai people）的传统文化之一，翻译为私密社会（Secret Society），为一种凸显当地原始宗教和社会文化禁忌的蒙面舞蹈，仅允许男性参加。https://en.wikipedia.org/wiki/Duk-Duk，2017-12-25（引用日期），尽管“Duk-duk”词也在东非岛屿斯瓦希里人的女性成年礼中使用，但是是否与东非岛屿的‘duk-duk’有关联，仍待进一步考证。

② Ngoma，斯语，是坦桑尼亚等东非地区的一种传统舞蹈形式，有时候也可以翻译为鼓。

③ Dansi，斯语，源于英语Dance，在坦桑尼亚不仅仅表示舞蹈或跳舞，更多表示一种边跳、边唱或边听的艺术形式。

2007)[252]。随后，来自西方的爵士乐等被逐步融合到Dansi中。直到20世纪70年代，社会主义体制下，政府开始严格限制人们学习、使用、表演来自外国的音乐与舞蹈，称之为非坦桑尼亚人的文化。在20世纪80年代，随着社会逐步开放，对外国音乐和文化的管控也逐步放开。在坦第二任总统阿里·哈桑·姆维尼（Ali Hassan Mwinyi①）（1985—1995）执政期间，逐步向多党制为主的资本主义体制过渡。一方面，实行的自由主义政策带动了一些非正式市场经济的增长，同时腐败盛行，另一方面，对于大多数人来说，意味着有了大量谋生的机会（Ailli，1997）。

自由主义政策的结果之一就是使更多的年轻人重新吸收来自西方的音乐与舞蹈。西方流行的嘻哈（Hip hop②）文化也逐步进入坦桑尼亚，受到很多年轻人的喜爱、模仿，再次创造出了具有地方特色的街舞文化类型，如Dansi及20世纪90年代初期的Mchiriku（轮椅之上）。简单而言，Hip-Hop指一种美国街头黑人文化，包括音乐、舞蹈、涂鸦、刺青和衣着等元素。从字面上来看，Hip是臀部，Hop是单脚跳，Hip-Hop则是轻扭摆臀，从此也可以看出它的出处。从体质上来讲（王光宾，2012；张宁，1985；罗金斯基等，1993），黑人躯干短，四肢长，上肢手大臂长，下肢大腿粗、小腿细，脚和腿肚之间有一个出色的力矩，臀部普遍翘起，等等，这些都是他们的体能条件和特点。体质上的独特赋予了东非当地人在身体上的灵活性、展演上的丰富性、表现形式上的独特性，让音乐和舞蹈充满感染力。

富裕家庭从海外给孩子们带来了嘻哈相关的衣服、音乐碟等，

---

① 阿里·哈桑·姆维尼（Ali Hassan Mwinyi）（1925—　），坦桑尼亚第二任总统，在其执政期间，一方面对坦桑尼亚的社会主义政策进行调整，引入政治多元化并实行贸易自由化，市场经济政策取得了一定的成果；另一方面因贪污、贿赂、偷漏税等现象蔓延而使政府受到批评和非议。

② 嘻哈——源自美国纽约的黑人社区布朗克斯（BRONX），他们将生活上的娱乐发展成为现今多样的嘻哈文化，发挥黑人独有的特质，如节奏感及歌声进而舒缓情绪和消遣。因带有乐观开朗的特质，逐渐在全美蔓延开来，进而扩散到全世界。

并从社会上层逐步传播到社会中下层、大街小巷。同时，嘻哈文化出现了分离，中上层英语水平较高、受过良好教育的青年，一般倾向于未加改造或变化地喜爱美国的嘻哈文化，而下层青年则倾向于与当地的 Ngoma、Dansi 逐步融合（Jams，2007）。随着网络和科技的发展，坦桑尼亚近年产生了很多反映现实的坦式嘻哈文化（Dansi），比如在很多庆典、聚会、仪式上展演的“Bambaataa”①，成了上到总统大选、婚礼庆典等神圣仪式的重要组成部分，下到医院艾滋病诊疗中心开展艾滋病干预活动的重要环节或组成部分。用音乐与舞蹈，来作为仪式场中不可或缺的一部分，同时借之来彰显身体之康健与诱惑，如同“Bambaataa”中凸显的高翘屁股之肛门一般，既普遍、充满魅惑，又是那么不可言说。

20 世纪 80 年代后，嘻哈文化借助媒体、网络逐步传遍大街小巷，完成地方化，其中最为重要的是与以展示“屁股”为基础的达克 - 达克、成年礼性教育等融合到一起，成了将不可言说之身体密码向他人展示的载体，最终演变为上到总统、下到大众都喜爱的艺术形式。虽然，在由嘻哈到“屁股”魅惑展示这一历程仍有很多值得探讨的空间，但是二者在“屁股”这里结合显然是一个不争之事实。在坦桑尼亚，这种舞蹈也被当地人直接称之为“Bambaataa”等。正如喜爱嘻哈舞，来自坦桑尼亚健康促进支持（Tanzania Health Promotion Support，THPS）② 组织雇员哈吉（Haji）所说，说完他还比划了一个“大屁股”的形状，演示了一个“性交舞蹈”的姿势。

---

① Afrika Bambaataa（原名 Kevin Donovan，后因 Hip-hop 改名为 Afrika Bambaataa），1957 年 4 月 17 日出生，来自美国纽约南布朗克斯，是唱片骑师、歌手、词曲作者和制作人。在 20 世纪 80 年代，他发行了一系列影响嘻哈文化发展的电子曲目，是 Break Beat DJ 的创始人之一，被人们尊称为“教父”（The Godfather）和“嘻哈文化之神”（Amen Ra of Hip Hop culture），同时还是电风琴之父。

② 坦桑尼亚健康促进支持（Tanzania Health Promotion Support，THPS）为坦桑尼亚从事艾滋病防治的一个较大 NGO，受美国哥伦比亚大学 ICAP 项目的支持和领导。

这种用屁股的舞蹈叫“Bambaataa”，每每有聚会和活动（除了严肃的活动），“Bambaataa”舞蹈往往会被作为活动的重要内容，这种舞蹈重要特点就是抖动屁股。很多时候，你只需要叫喊着“Bambaataa”，大家就知道你在说什么，甚至还会默契地配合着你，扭动或抖起屁股！。（摘自笔者田野笔记，2016年3月，巴加莫约）

在2016年3月25日CTC的活动现场，我来到CTC大厅，看到同伴教育员阿里正在带领大家跳舞。他将双手扶在半身高的台子上，翘起屁股，跟着音乐边跳边抖动屁股。嘴里还向大家念叨着“Bambaataa…Bambaataa…！”旁边的护士、实习护士并未表示出任何羞涩，也慢慢地跟随阿里跳起了Bambaataa，抖动着屁股，虽然屁股抖动的幅度不如阿里那么突出，但从她们的表情可以看出，她们很喜欢这样的舞蹈。（摘自笔者的田野笔记，2016年3月，巴加莫约）

总统大选中的舞场。

2015年12月初，我刚到坦桑尼亚的时候，正值五年一次的总统大选，是每一个公民表达自我诉求、呈现自己的重要剧场。每个人都那么热情地投入，盛宴充斥在当下的现实和虚拟的空间，每个人都不想被遗忘，都在尽情地表现自我。除了那些传统的宣传、拉选票方式，来自现实社会空间中满街道的党派旗帜、总统候选人标语、大小公路上的候选人照片和候选标语，与来自虚拟空间中的电视、新闻媒体、网络上的剧场相得映彰。更为重要的是，这场盛宴经由每个舞者的身体来推向顶峰。总统候选人到达任何一个地方，其支持者聚汇、公开表达自己的政见、抨击竞争对手，除了用奔放的斯瓦希里语来一通演讲外，竞选环节、策略、要素都离不开舞蹈，每个人都是这个舞场里的能动者，经由身体欢呼和呐喊。

在每一个候选总统人竞选活动现场少不了如下一些环节，甚至是重要、关键环节：总统候选人通过跳舞来证明自己的身体之康健，通过跳舞来接近百姓大众，大众们也通过跳舞来表达支持、欢呼、寄托与希望。大家都在伴随着音乐扭动身体，时而身体微微向前倾，屁股时而高高翘起并抖动着，整个身体还会在双手的支撑下往前扑下，贴近地面，把屁股高高翘起并抖动着。有竞选活动，就有音乐，就有舞蹈，就有高高翘起的屁股。（摘自笔者的田野笔记，2015 年 12 月，达累斯萨拉姆）

寻常百姓家的庆典。

2016 年 3 月 12 日晚，巴加莫约某农村的旅馆，我受邀参加了医院好朋友的基督教婚礼。

婚礼仪式最不可能缺少的元素当属装扮，在这片热土上，每个人天性中所具有的奔放、大方、温柔，不仅仅体现在着装之上，还体现在舞蹈之中。连平时工作中不怎么注重仪表、形象的护士大妈们，打扮起来也会吓你一跳！最值得一提的是女士晚礼服的装扮，五颜六色，以大绿色、大红色、纯白色居多，款式有吊带式、披肩式等。仪式现场，只要她们走起路来或者跳起舞来，炫丽的灯光下，除了衣服本身，就是她们那种奔放的、自然的、动感的舞姿。未婚的女士，穿着较为时尚、前卫，打扮也艳丽，高挑的身材尽显 S 曲线，前不一定凸但是后一定翘。在所跳的舞蹈里，臀部往往是动感舞蹈不可或缺的一部分，彰显的既是美丽，也是自信，更是诱惑；而已婚的女士，大部分身材整体偏胖，往往穿着简单、大方简朴、得体，跳起舞来节奏不如年轻人快，显得稳重、成熟。（摘自笔者的田野笔记，2016 年 3 月，巴加莫约）

2017 年 4 月 16 日，坦桑尼亚北部阿鲁沙市的某农村，在好朋友西蒙（Simon）的带领下，我参加了一个朋友的婚礼。

当婚礼进行到第三个环节时，穿着一身白色西装的司仪拿起话筒，用极其夸张的动作扭动着身体，一边招呼旁边的DJ播放小哥切换到嘻哈音乐，一边招呼着婚礼现场的男男女女，示意大家都到正厅来跳舞。舞蹈中最为抢眼的部分就是扭动屁股和用屁股摆出各种充满性挑衅的姿势。婚礼上，男性、女性结伴成对，时而面面相向而不拥，时而女性背对男性，扭动着骚艳十足的屁股，前凸凸、后挪挪，男性则跟随女性前后摆动、上下摆动。旁边远处一角的几个10岁左右的小孩，则开心地独自玩耍着，有的将手攀附在墙上，有的直接扑在地上，但都在跟随着音乐，扭动屁股，翘起屁股。（摘自笔者的田野笔记，2017年4月，阿鲁沙）

社区的艾滋病干预活动。

在巴加莫约县CTC两个学年的时间里，我参与了很多活动，比如世界艾滋病日、Family day（家庭日）、Children's day（儿童节）等以及当地NGO组织的社区干预活动。无论是在中心小院子内，还是在医院广阔的院子中，上述活动总少不了音乐和舞蹈，借此搭建了一个欢愉的医生、护士、自愿者、艾滋病患者之间互动的舞台，也同样总是轻松地将不同性别、年龄、阶层的患者及工作人员聚合在一起，使得群体的“界限”越发模糊。如果说“舞场”打破了区隔之膜，那么“康健、病患”也在通过舞者们丰富的肢体语言表达着不同的意涵，舞场的“归属”意义得以升华。

2017年3月30日，周四，THPS将组织一个由医生、护士、自愿者、医院领导、病人参加的社区干预活动，以促使更多的人来检测HIV。活动现场被安排在医院大院子中，院子里不仅有大大的Neem

树和榕树，还能享受从海上吹来的微风，是最佳的室外活动空间。活动现场可以容纳50—80人，除凳子、几张桌子外，还放置了音响、电脑等设备。活动尚未开始，虽然还在调试音乐，但孩子们已经迫不及待地、不自主地跟随音乐跳起了舞蹈。10点左右，在医院领导、诊疗中心主任简单开场讲话之后，活动进入了重要的表演环节。起初由年轻病人组成的舞蹈团队进行表演，随后为集体狂欢。在起初的舞蹈表演时，大部分人只是选择观看。但到集体狂欢时，信息统计员帕斯卡充当了临时DJ，不时切换着嘻哈风格的音乐。一旦开始新的音乐，在场的人们都会积极涌入，时而围成圈、时而散开，时而弯下腰、翘起屁股，时而双人拉手、时而多人拉手，时而面面相向、时而背靠背……在不同乐曲之下，集体舞蹈一个接一个，几乎在场的每个人都乐于参与其中。

舞蹈有着强烈的感染力，音乐奔放，老少皆宜。舞场上的每个个体都会展现和表达自己的“身体”，特别是“屁股”。在很多舞蹈中，每个人都会用双手放置于地面上，使整个身体几乎贴近地面，越发贴近而不全部贴上地面者，会获得更多的掌声。然后，使劲地抖动着高高翘起的屁股，抖动幅度越大，掌声也越多，能吸引更多的人加入。另外一个印象深刻的场景，通常是女性弯下腰，将上半身前倾，双手支撑住上半身，然后高高翘起屁股并上下、左右抖动，头、眼转向心仪的男性，传达邀约跳舞的信号。中意的男性则跳着舞上前去，将胯部贴近女性的屁股，但不全部贴紧屁股，留有足够的活动空间。同时男子也会抖动着双手，并呈现出愉悦表情。男、女都会随着音乐同时摆动屁股或整个身体，时而前后、时而上下，口中还哼唱着歌曲。二者身体摆动的幅度越大、默契程度越高，就会得到更多的掌声。在这一个充满“性爱”活动姿势的舞蹈中，屁股的丰盈度被视为关键，也会将整个活动推向高潮。（摘自笔者的田野笔记，2017年3月，巴加莫约）

总之，在非洲，肥胖的身体往往被视为富有的标志，甚至是社会地位的象征。而肥胖不仅是整个躯体的丰盈，也凸显在屁股的肥大、高翘之上。在依旧充满生殖崇拜的非洲社会，于女人而言，屁股的肥大及高翘往往会被视为有强大生育能力的标志，宛如拥有一个强大子宫；同样，也会被视为性感、漂亮。“屁股”嵌入丰盈之躯，是审美观的重要内容，也通过文化并接走向深层的文化认同。

第四节　小结

现代医学进入东非的过程，其实质是外在暴力发生演变、发生内化的过程，经过一系列针对社会的制度化、针对人的内生化走向后，定型并形成的健康城乡格局影响了当下艾滋病流行走向，使得农村、农村人口面临的艾滋风险高于城市、社会上层群体。艾滋病走向农村的过程，是暴力内化走向更加深层的过程。在这个走向中，社会中下层的男性、女性不可避免地成了内化暴力的受害者、弱势群体。

坦桑尼亚艾滋病流行走向的背后诉说着一个暴力内化、暴力走向深层的故事，暴力经过定型了的健康城乡结构，使得暴力有了走向社会底层、农村、弱势群体、弱势性别的“源动力”。如果说借助历史地理格局、社会阶层、社会性别等施行的暴力，仍为这场艾滋病的社会苦难、人间瘟疫的外在力量的话，那么艾滋病病毒得以借助两性之“性”（阴道交、异性肛门交）走向广袤人间则已经在告诉我们另外一个事实，也就是暴力已经走向深层，暴力已经内化为人间“性”，而且是一种被广泛惯习化了的性文化，是一种披着人间快感与享乐的性权力关系。在这个惯习化了的性权力关系中，被不同社会阶层的男男女女认同为赋予了男性享乐、女性缄默的之文化认同关系，被嵌套在并反作用于日常生活、莺歌燕舞、社会经济和社会性别之中。

内化了的暴力走向弱势男性、弱势性别的同时，艾滋风险引发的一个重要思考就是，内化暴力何以走向社会纵深、何以走向广泛的人间？显然有一个桥接和支撑的文化动力或载体。就艾滋风险而言，这个动力机制就是一直以来艾滋病流行主导的异性性传播模式之“性”及其相关文化。以此相关的“丰乳翘臀”不仅展现了人体之美，是一种身体的表述，超越了政治、阶层、性别、代际，呈现了多元性，更是一种以身体为核心的、镶嵌在当下社会情境中的多元表达（麻国庆，2010）。在坦桑尼亚等撒哈拉以南非洲地区，异性之“性”不仅表现为以生殖为基础的阴茎—阴道之“性”，还表现为社会上广泛缄默、地方上文化隐喻丰富的阴茎—肛门之“非性”。

就异性肛门性交而言，在流行病学意义上，肛门毛细血管的易损伤性将大大提升女性感染艾滋病的风险；而在社会学家眼中，异性肛交是男性沙文主义在性交过程中的表现，实则为两性权力关系的不对等；在人类学家眼中，男性对肛交快感的追求不被社会谴责，反而作为男性亚文化被默许，上下阶层男性将之当作自以为然之享乐。显然，三种学科对于异性肛交这一普遍被视为撒哈拉以南非洲“非性”的性交行为的解读均有必要，都指向了一个社会事实，也就是男性对女性的性暴力已经超越了单纯的社会性别范畴，内化到人类日常之“性”事，呈现惯习化倾向。

殊不知，暴力内化到人类日常之“性”事，虽然与东部非洲情境下的丰乳肥臀、贞洁与时尚的文化表征有着重要关联，但之所以作为男性亚文化被默许、被上下阶层男性视为自以为然之享乐，一个重要事实就是发生了文化拼接，即传统社会中的女孩成年礼仪式与当下地方化、广泛化的嘻哈文化之交融。辩证地审视文化并接，一方面展现人之康健，打破阶层、代际、性别的鸿沟；另外一方面，对丰乳肥臀的崇拜也同样面临健康风险。从为了生计、代替阴道性交、取悦男性、追求时尚，乃至当下“科学代言”的艾滋病防治，异性肛交下的艾滋风险被嵌套在一系列社会文化脉络、文化实践之中。总之，无论异性之间的肛交还是同性之间的肛交，都提出了身体在不同阶层和不同人群中承载的权力关系问题，属于福柯所言的“身体政治”（Body Politics）构成之一部分（麻国庆，2010）。

严重的结构化社会不平等必然充斥着极大的伤害性，所以是一种来自社会结构的暴力。坦桑尼亚艾滋病流行的个案告诉我们，对这种暴力的分析不能停留在社会分析层面，需要做文化分析，因为社会结构的暴力有可能变为文化认同的深层内化暴力。与艾滋病有关的内化暴力集中表现在男女之间性关系的不平等和同性恋者之间性关系的不平等。在坦桑尼亚，性关系的不平等屡屡表现在在文化中“缄默”的肛交行为之中。男性要同女性肛交的文化成因之一是特殊的感官愉悦，也是男性沙文主义的体现。女性接受肛交的文化成因之一是迎合男性对阳刚文化价值观的追求，同时不但可以避免怀孕，而且在文化意义上不算失去贞洁，是一种渗透着文化暗喻、身体政治和象征意义的权力关系。

总而言之，暴力由定型化了的社会结构，发生文化层面的深层内化，经一系列能动者的文化实践，走向惯习化的文化认同，使得暴力的形态变得错综复杂，已经超越了单一的结构层面、文化层面，其内涵呈现复杂的内在、客观、外在等互相交融。由此可见，发生了深层内化的暴力，其消解过程、发生积极转向必然极度复杂和具有挑战性，必须着力于整体的社会结构、文化层面，更要着力于结构与主体能动性互相协调。

第四章

暴力内化的结果：艾滋风险

本章将讨论坦桑尼亚在经历一系列内化后，内化了的暴力引发了何种健康或疾病的风险，即面临怎样的艾滋病风险？

就健康风险而言，艾滋病进入坦桑尼亚农村后，在收入低下、未接受过教育的群体中趋向恶化。从 2003 年、2007 年、2011 年三次全国大规模调查来看，当初中及高中以上文化程度者从 2003 年的 8.2% 下降到 2011 年的 4.9% 时，未接受过教育者却保持在 5.3%—6.0% 之间；同样，虽高收入者感染率较高，但下降趋势明显，从 2003 年的 10.4% 下降到 2011 年的 8.0%，而同时低收入者则从 2003 年的 3.5% 上升到 2011 年的 4.8%（Mgina, 2015）[38]。健康风险还表现在获取健康资源的机会和能力上。坦桑尼亚农村女性使用安全套的比例远小于城市女性，但均低于男性，农村男性切割包皮的比例也低于城市 30%；更甚的是，1992—2007 年 4 次调查均显示，农村男性有过多性伴的比例均高于城市（World Bank, 2008）[30]。

正如第三章所述，以家仆为代表的社会底层之所以成为社会之"弱者"，其内涵是多重性的。就艾滋病风险而言，流行病学调查的数据已经证实了教育程度低、收入低下、底层劳动阶层等群体艾滋病的感染风险远高于教育程度高、收入高的群体，其必然经历了一个特殊的疾病流行过程。

第一节　流向社会底层

在艾滋病流行初期，来自坦桑尼亚卡盖拉省实施的流行病学监测显示，艾滋病病人主要为边境一带从事边贸、参与过战争①的成年人，包括妓女和长途卡车司机。当地人还给艾滋病起了一个叫“朱莉安娜”（Juliana）的绰号，并印在衬衫上，用来戏称当地商人（当地商人也被称为abekikomela）②、女性从国外“进口”了艾滋病（Lugalla J. L. P.，Emmelin M. A. C.，Mutembei A. K.，et al.，1999）。在1986年针对坦桑尼亚的225个妓女进行的调查显示，感染率高达29%（Padian，1988）[414]。卡盖拉省成了早期艾滋病流行最高地区，于1986年蔓延至大陆全境。另外，自1994年卢旺达种族大屠杀后③，在卡盖拉难民营地出现了很多流离失所的青年男女，性产业盛极一时。虽然，在早期坦桑尼亚就将艾滋病干预工作的重点集中在难民营地，但难民的流动性较强，导致效果不佳。在卡盖拉省首府布可巴，1987年、1989年艾滋病的流行率高达30%，到1993—1996年虽有所下降，但是与全国相比，仍处于高位（Kwesigabo G.，Killewo J.，Makwaya C.，et al.，1998）。

由于年轻商人、妓女、卡车司机均为性活跃和流动性强群体，使得艾滋病一方面加速流向坦全境，一方面从城市流入农村。在卡盖拉

---

① 这里的战争，主要指1978—1985年的“乌坦战争”（即乌干达与坦桑尼亚的战争），也包括卢旺达、刚果（金）、布隆迪的族群战争、内战。在1994年卢旺达种族大屠杀发生之前，坦周边的卢旺达、布隆迪、刚果长期陷入了大大小小的内战或族群战争。

② 自“卡盖拉”接收了邻国大量战争难民后，一个被称为“abekikomela”（Ba-Haya布哈雅族语）的特殊性活跃群体悄然诞生，专指性活跃的商人群体，他们借助混乱的社会秩序，轻松游离于五国之间，年轻、富有、自由无拘滋养了他们包括性在内的混乱生活方式。参见Lugalla J. L. P.，Emmelin M. A. C.，Mutembei A. K.，et al.，“The Social and Cultural Contexts of HIV/AIDS Transmission in the Kagera Region，Tanzania”，Journal of Asian and Atrican studies，1999，34（4）：382.

③ 卢旺达种族大屠杀（英文：Rwandan Genocide），又称卢旺达内战，发生于1994年4月7日至1994年6月中旬，是胡图族对图西族及胡图族温和派有组织的种族灭绝大屠杀，共造成80万—100万人死亡，死亡人数占当时世界总人口1/5000以上。见：Adam Jones，*Genocide：a comprehensive introduction*，New York：Routledge，2017，pp. 473－474.

省，省会城市布可巴城的成人感染率一度超过30%，而全省才0.5%（Kwesigabo G.，Killewo J.，Makwaya L.，et al.，1998）。1988年，在尹林加（Iringa）、姆贝娅（Mbeya）、达累斯萨拉姆（Dar es Salaam）地区的献血人群中，发现5%—10%的已感染了艾滋病；在姆旺扎（Mwanza）等地的孕产妇检测中有5%—23.7%感染了艾滋病。虽然，偶尔有HIV-2病毒报道[①]，但是大多病毒为HIV-1的基因A、C、D型，而且HIV-1多经过性途径传播（Lyamuya et al.，1998；Hoelscher et al.，1998）。特此，流行病学上证实了艾滋病进入孕产妇等大众群体和农村地区。对此，很多研究将艾滋病流行归咎于近十年的乌坦战争及期间的经济贫困、繁荣的商业性性产业、庞大数量的难民[②]、黑市盛行等混乱社会秩序（Avirgan T.，Martha H.，1982；Carswell，1987；Mamdani，1988）[③]。

2003—2016年，坦桑尼亚开展了针对艾滋病流行情况的多次大规模调查，除了得出整体上艾滋病流行率下降外，还呈现一些重要流行特征（NBS and ICF，2004；TACAIDS，2009；Mgina，2015）。异性性接触传播一直是主要模式；城市感染率虽然高于农村，但是农村地区的病人数往往是城市的2—3倍；女性不管是病人数还是感染率一直处于高位，男性性伴数却是女性的5—7倍，而且农村妇女则往往更加容易感染，安全套的获取率和使用率也较低；从城市流向农村的一个证据就是，未接

① HIV-2型艾滋病病毒毒株多经过静脉注射吸毒传播。

② 坦西部卡盖拉省成了东非地区最大的难民营地，数量庞大、群体复杂而混乱。时至今日，仍然有来自多国的30多万难民滞留在卡盖拉省，难民问题一直是东部非洲国家和联合国难民署（United Nations High Commission of Refugees，UNHCR）亟待和非常难以解决的重大地区问题之一。UNHCR 2017年报告指出，在坦桑尼亚卡盖拉省的三个难民营地（Nyarugusu，Nduta，Mtendeli），有315000名来自刚果、布隆迪的难民，而且，由于救助资金紧张，已经出现缺粮等人道主义危机。来源：http://news.xinhuanet.com/english/2017-09/01/c_136574309.htm，2017-12-20（引用时间）。

③ 在战争期间的乌干达一侧，大量劳工、商人从尼罗河西部县迁移到乌干达首都坎帕拉（Kampala），由于当时全国实行军事管制，大规模的劳工迁移反而延缓了乌干达艾滋病的流行传播。在此过程中，当地学人用戏剧的形式来表示这一因艾滋病带来的社会困难，形容为“甜蜜之毒”（Sukari Yenye Sumu）。参见Pelagia A. Katunzi，*Sukari Yenye Sumu*，Bukoba：Tanzania Educational Publishers，2003.

受过教育或文化程度较低者，艾滋病感染率却未显著地降低；从经济收入来看，虽然经济高收入者的感染率较高，但下降也是最快，而收入较低者的感染率显著上升；首次性行为低龄化，而且小于15岁的感染率一直维持在约8%，女孩是最主要受害者。另外，近年多项流行病学调查研究发现，在坦桑尼亚等撒哈拉沙漠以南非洲异性间除了阴道性交外，还有20%—30%的异性间发生过肛门性交，更为重要的是由此引发的艾滋病感染率最高达22%，同时使用安全套的比例却很低（Baggaley R. F.，White R. G.，Boily M. C.，et al.，2010；Kalichman et al.，2009）。

从上述流行病学结果来看，教育程度低、收入低下、底层劳动阶层等群体之所以在艾滋病的流行走向中成为最为广泛的受害者，面临更为广泛的感染风险，因其纠缠了错综复杂的社会文化因素。

第二节 社会底层

当涉及家仆这一具体群体时，艾滋风险、排斥的产生却远远超越了流行病学给定的“教育程度低、收入低下”，表现出复杂性，具有深层的文化意涵，见下。

第一，艾滋语境下，“Houseboy”语义转向“性奴、性玩偶”。

在拉玛的案例中，感染艾滋病这一事实与“Houseboy”这一语义向“同性恋、性”语境转向有着莫大关联。随着同性恋在艾滋语境下愈演愈烈，“Houseboy”也多了一层“性奴、性玩偶”的含义。2007年，Spencer Lee导演的*The Houseboy*（《居家男孩》）[①]，将“Houseboy”之同性语境搬到了荧幕进行剖析。在此时期，在“皮革社区”

① 2007年，Spencer Lee导演的*The Houseboy*（居家男孩），影片讲述了一个20左右的年轻、帅气的Ricky被一对同志伴侣收留，他与两人之间既有性的渴望，又有父子间的脉脉温情。圣诞节临近，同志伴侣需去陪伴家人，留下Ricky孤单单守屋。大概是受了刺激，Ricky开始在网上、街上四处寻觅和他共度圣诞的爱人。他对那些人说他打算在圣诞自杀，来测试对他的在意程度。影片主角演员Nick May（影片中的Ricky）是一位年轻的演员，巧合的是在现实生活中他正是由一对男同性恋抚养长大。

"Sugar daddy，糖爹爹"（见本书第三章第二节）身旁，出现了更多的游荡于精英阶层的"Houseboy"。更甚的是，随着互联网时代的到来，使"Houseboy"真正具有了"社会交易"的多样功能——寻求非性交易的职业、寻求专职性交易的职能（包含同性和异性，以同性居多；包括线上、线下服务的职能）。如某网站以"Houseboy"命名，主要为男性提供以性服务为主的"Houseboy"，而顾客会进行评价，以金、银、铜等级评定"Houseboy"之价值和在"圈"中地位。

在坦桑尼亚等非洲国家也有类似的网站，与"Houseboy"相关的大多网站主要为求职网站即寻找非性交易职业的工作，主要是从事家政或农场工作等。当然，也不乏通过网站来寻求"临时性伴或长期固定性伴"的雇主，有的会直接表明在提供一个工作的同时，希望找年轻帅气的"Houseboy"作为伴侣。这些雇主在坦桑尼亚等非洲国家多被称为"Sugar daddy/mama"。在此语境下，作为下层社会的"Houseboy"，感染艾滋的风险就急剧增加。"性"的权力和意愿多受制于主人。如，主人给一点点小钱就发生性行为而感染艾滋病的拉玛。

第二，排斥。一旦感染艾滋病，面临的不仅是艾滋病本身的风险，更有被主人和社会排斥的风险。比如，拉玛感染艾滋病后，被主人赶走，回到农村后，开始接受药物治疗时，生计出现了极大的困难，另外感染艾滋病后因到医院领药导致病情暴露，使他很难在莫希生存下去，因此他来到巴加莫约。面临一个新的生存环境，需要工作来解决生计、需要朋友来融入社区，使得拉玛一直隐藏自己感染艾滋病的事实，甚至交往女性朋友时发生多次未用安全套的性行为。

第三，跨越代际的艾滋风险与苦楚。如果说拉玛在感染艾滋病后面临的一系列风险属于个体层面，那么在代际层面产生的艾滋病问题所承受的苦楚往往是巨大的，会超越生计、被主人赶走、社会歧视等一系列风险之痛。在巴加莫约 1.2 万艾滋病病人中，艾滋病儿童或艾滋孤儿有近 400 人，THPS 还专门有志愿者为艾滋病儿童和孤儿服务。在这些孤儿中，有 11 岁的小男孩吉姆（Jim），他的父亲、母亲均为家仆，均感染艾滋病，已去世多年。多年来，他靠着年迈的奶奶卖菜维持生计。

2016年3月1日下午，还未吃早餐的吉姆拖着咕噜咕噜直叫的肚子，娴熟地走完了从体检、问诊、领药到登记的所有就诊流程。结束后，趴在登记桌子上，将一只手指含在嘴里，用呆滞的目光看着我们。11岁的他，显然不知道什么是艾滋病，也不知道为什么要天天服药，更不知道这些意味着什么，他的肢体言语已经在诉说着无知的痛楚。护士长告诉我："他爸妈都是家仆，给有钱的人家守门和做家务的……都因为艾滋病死了，他成了艾滋孤儿……像他这样的孩子，在巴加莫约300多名艾滋儿童中，至少有80多个。他们的生活比其他的要艰苦得很多，我们得想办法多帮帮这些孤儿。"（摘自笔者的田野笔记，2016年3月，巴加莫约）

第四，就诸如马萨伊兄弟一样流动到都市中的马萨伊族武士而言，艾滋病风险的发生往往与都市欲望息息相关。汽车、女人、性这些繁华市井中的现代都市元素，无疑都在挑动着马萨伊兄弟的欲望。初来乍到，在来来往往的汽车、风情万种的女人等现代都市中，一切部落没有的新鲜事物，一股股欲望之风扑面而来。在他手机里面，有两张很吸引人的照片，一张是他背靠一辆蓝色丰田陆地巡洋舰越野车，一张是和一个来自欧洲的白女人合照。据他描述，第一张是来到达市时，跟着一个马萨伊兄弟在卡里亚库一个老板的院子里照的。

他说："第一次见到这么好的车，非常喜欢，还说等以后一定要买一辆。我有很多牛，我还会养更多的牛，这不是问题的，等两年之后我就可以买车了。"我问："你买车干嘛呢？"他笑笑说："买车，等我回去部落，开着回去，部落的人会认为我是成功的。你看卡里亚库那些人（商人、老板），有钱的都开车，那是成功啊。”对于另外一张有欧洲女人的照片，他说：“初来到达市时，一个马萨伊同伴，受到欧洲两个白女人的雇佣，让他带她们出去旅游，既负责安全，也作为导游。”我问：“为什么欧洲白女人找你的朋友呢？”他自豪的说：“马萨伊人长的高大、帅气，不怕和人打架，可以保证她们的安全，还能满足她们的性。”（摘自笔者的田野笔记，2016 年 3 月，马赛兄弟，达累斯萨拉姆）

对于上述现象，学界有一个专门的术语来描述，即“性旅游”（Sex tourism）。每逢周末或者节假日，在巴加莫约总能看到一些当地年轻俊俏的男孩陪着来自欧美年龄偏大或较丑的女人，在海滩上散步、游泳。之所以会有性旅游存在，巴加莫约当地朋友告诉我，主要原因如下。

一是，欧美老一点的女人或者长相较丑女人，来到这里旅游的目的，就是花点小钱包一个当地的年轻俊俏的男生作为陪伴，这种关系往往等旅游一结束就结束。二是，这里的年轻男生总是想着到欧美去，没钱去不了欧美、去了也没有合法身份，而那些外语好、年轻帅气的总是去找一些欧美女人，特别是年龄大一点的女人。通过协商，陪伴旅游之后，有的人答应结婚，然后把他们带到欧美。据朋友说，他所知的成功例子不多，但是年轻人们总是乐意这样做，一是有钱赚，二是还可以到处旅游，三是旁边跟着一个白人的女性朋友也可以成为他们向同伴炫耀的资本。（摘自笔者的田野笔记，2016 年 3 月，巴加莫约）

在 2016 年 3 月初的某一天，我、马萨伊兄弟、他的另外一个马萨伊兄弟坐在旅店门口的小台阶上，此时走过来两个年轻的女性。一个微胖，身体丰盈，身穿一套白色的紧身衣，和旁边一个较瘦的女孩对比起来，身体曲线突出，前凸后翘，女人味十足。胖一点的女孩就指了指我们，抛了个媚眼后继续往前走。马萨伊兄弟望着女孩远去的背影，望眼欲穿。一会儿，年龄较小的马萨伊指了指较胖的女孩，还用双手比划着，在空中画了一个大圆圈，示意他喜欢胖胖的、臀部大的、丰满的那位女孩。马萨伊兄弟则说，女孩太胖不好。然而，当我问他喜欢胖一点还是瘦一点时，他笑笑说："Kubuwa（大的、胖的）那位！"然后，羞涩地用手拍了拍我的手。①

当我问马萨伊兄弟关于在繁华都市中马萨伊人感染艾滋病的问题时，他出现了认知和实践上的矛盾，一边说着讨厌斯瓦希里女孩②，将艾滋病问题怪罪斯瓦希里女孩的诱惑，但是当两个一瘦、一胖的女孩走过抛媚眼时，他们的魂却飞了还连连对我说："我喜欢那个屁股大的女孩！"

> 如他所说："我们马萨伊的艾滋病都是那些斯瓦希里女孩（Swahili girl）传染给我们的。我们马萨伊人不会有这种疾病，都是斯瓦希里人的问题。如果我得病，但是我回家去，在部落里仍然是纯洁的，我仍然是没有病的，因为那里才属于我。"（摘自笔者的田野笔记，2016 年 3 月，马赛兄弟，达累斯萨拉姆）

第三节　弱势性别

2016 年 5 月 20 日，巴加莫约县医院 CTC 中心主任 Dr. Job 带我前

① 在坦桑尼亚或者东非，当地人见面时，如果是特别要好的朋友，往往都是边聊天、边拉手，代表友谊、代表深厚的友情，拉手不仅限于男女之间，也可以发生在男—男、女—女之间。

② 从 10 世纪起，阿拉伯文献中开始出现"Swahili"一词，"Swahili"是"Sahel"一词的复数，意为"沿海居民"。然而，针对谁是斯瓦希里人（Swahili People）的争论一直存在，不仅在学界，也在民间，大概有西方学者、有当地学者和阿拉伯学者三种观点。参见魏媛媛《本土与殖民的冲突与共生：1948—1962 年斯瓦希里文化在坦桑尼亚的发展》，北京外国语大学，博士学位论文，2013 年。

往巴加莫约的基旺嘎（Kiwangwa）社区，目的是完成2016年上半年的督导检查指导工作。基旺嘎社区是巴加莫约县艾滋病流行最为严重的社区，一个1000多人的村子中，艾滋病人就多达400人，完全就是一个灾难，而且大部分病人是妇女和儿童。从主任Dr. Job的话语中，基旺嘎社区艾滋病高度流行的重要原因，就是从城市中流入农村的“糖爹爹”，在农村则被称为“Baba”（爸爸）。

不同于大城市中女孩对奢侈品和现代社会的欲望，这里农村社区的很多女孩，同前文提到的上中学二年级的艾丽克丝一样，上学期间就遭到商人Baba的诱惑，其中一个重要原因是，女性教育机会的缺失而引发的一系列因果反应。随着教育成本的增加、家庭收入的减少，极少的女孩才有机会进入学堂，形成了一个性别偏差极大的教育体系。极高的艾滋病感染率和女性较低的教育水平呈现了重大关联（Killewo J.，Nyamury ekunge K.，Sandström A.，et al.，1990）。而由此引发的另外一个问题，即教育的缺失使得女性在面对激烈的劳动力市场竞争时，由于没有专业的劳动技能和知识储备，而处于劣势。其直接后果就是，为了获取金钱，女性更早地进入婚姻或者更早地与有性经验的老年群体发生性关系。更甚的是，在坦桑尼亚很多农村地区，女性一直被视为家庭劳动和家庭一日三餐的主要提供者，女性对家庭的义务和责任已经超过了“半边天”。如果女性通过付出劳动仍然无法为家庭带来更多的贡献，仍然无法满足家庭的一日三餐，那么她也就只能千方百计地寻求维持生计的方式，包括出卖自己的身体来换取金钱，甚至成为妓女。以下来自主任Dr. Job的话语直接证实了这一系列因果逻辑。

Dr. J说道：“在坦桑尼亚，有钱人找的已经不是妓女，而是正在学校上学的女孩。你看，很多来医院领药的年轻女孩，有的才10多岁。她们感染艾滋病不是通过母亲感染的，而是和有钱的男人发生性关系感染的。很多男人都愿意和那些年轻的女孩发生性关系，特别是还在读书的女孩。虽然，小学已经免费了，但是仅仅是免学费，还得缴纳校服、吃饭、交通等费用，这是很多家庭无法承担的。另外，在巴加莫约这个地方，大部分人都是伊斯兰教徒，很多家庭很穷，男孩子一般都有上学接受教育的机会，但是女孩子则很少。在家里劳动，也就理所当然地成了很多女孩子该有的生活。同时，这些女孩根本不可能从父母那里获得任何金钱上的支持……有的时候几万先令，有的不到5000先令，总之一小点钱就可以满足很多男人的性需求。”（摘自笔者的田野笔记，2016年5月，Dr. Job，巴加莫约）

早上10点，我们来到了基旺嘎社区医务室（Dispensary），CTC是医务室中一个重要的部门。① 此时，在整个不到20平米的医务室门口已经坐满了前来就诊的艾滋病病人。在医务室，总共有1个医生、2个护士、2个志愿者、1个检验师，任务就是为468名艾滋病病人提供体检、随访、领药、咨询、CD4检测、同伴教育等一系列服务。这些病人都来自附近的村子，大多在早上7点左右就前来排队候诊。在医务室后面一个用铁皮搭建的棚子下，一个护士在此专门负责一些特殊病人的随访工作。

在这里，我见到了之前在县医院的艾丽克丝和她的三个孩子。之所以对艾丽克丝印象深刻，因为她是3个艾滋病儿童的母亲，同时还是一名妓女。记得第一次见到艾丽克丝时，是在2016年2月27日早上9点，在巴加莫约县医院CTC。当时，她歪歪扭扭地走进CTC，嘴里仍

① 社区医务室CTC每周只开诊一天，按照县CTC的统一安排，小型的CTC为附近村子的病人提供药物及一般的诊疗服务，包括CD4检测。由于巴加莫约地理面积较大，随着病人越来越多，自2009年开始，在病人集中的一些社区医务室均设立了CTC。截至2017年初，在整个巴加莫约已经开设了用于艾滋病服药的CTC，通常情况下每个CTC会有2名医生，2名护士，1名检验师，2名同伴教育者，所有工作内容和任务与县级医院的CTC一致，覆盖病人200—500人。除了同伴教育者负责完成家庭随访外，其他的工作人员还从事其他工作，比如疟疾、结核病、计划免疫、新生儿分娩等。

然喷散出前夜未消散的酒精。护士长告诉我，这个女孩肯定又去酒店参加聚会了，又喝了很多酒。（摘自笔者的田野笔记，2016 年 5 月，巴加莫约）

坦桑尼亚的一项研究显示，很多家庭很难满足孩子最基本的教育需求，对于学龄儿童、青少年而言，懵懂的他们已经不再满足于一日三餐和学校学习，而是向往与追求“时尚生活”，简单而言，就是对更现代生活的向往（Outwater，1996）。至于如何获取、如何追求？显然是一个双面的答案。家庭内无法满足，寻求家庭外的支持成了必然。正如上面提到的有钱、有财富的男性即糖爹爹“Sugar daddies”或 Baba[①] 也就随之诞生，同时，女孩们也通过糖爹爹来提升自己的社会地位（Meekers D.，Anne C.，1997；Twa-Twa，1997），“糖爹爹综合征”的直接后果就是，在很多公立医院，越来越多的女孩流产，62 个女孩中的 49 人表示他们的性伴侣比自己年龄大得多，其中 39% 表示均大于 45 岁。而来自边远地区的调查，也同样得出了很多处于青春期的女性都有大龄男性性伴（Mpangile et al.，1993）。在坦桑尼亚社会中还产生了这样一句流行语：“Hapendwi mtu ila pochi。”（这仅关乎钱，与个性无关）其本质就是直接指向青春期女性和老年男性的性关系。尽管很多女孩知道在“糖爹爹”之性网络中很容易感染艾滋病或性病，但是由于困窘、强大消费主义建构起来对现代生活的向往，女孩们的日常需求、欲望主导了其社会行为，乃至性行为，“活着仅为此刻”（live for the moment）也就成为女孩们自我救赎的最好托词。

艾丽克丝说：“像我这样的女孩子，在基旺嘎很多。有的年龄比我还小，就和来这里做生意的男人发生了性行为，也有一些是正在读小

① 斯瓦希里语直译为父亲、爸爸，在坦桑尼亚，特别是艾滋病语境下，往往也被用来指与“年轻女孩”没有生物性关联、亲属关联的成年男性，如中国语境的“干爹”一词。

学的学生。这些生意人比我的爸爸妈妈都有钱，他们能给我们钱，有的还会娶我们为妻子，成立一个家庭。我相信，当时我是比较幸运的，丈夫没有抛弃我，在我有孩子后，还给我盖了房子。不像很多不负责任的商人那样，给了钱，发生了性关系，然后就永远消失了。Sugar Daddy 在达市、巴加莫约镇上都这样叫。不过在基旺嘎这种农村，我们都是叫 Baba（爸爸），和一般 Baba 叫法是一样的，不过意思就是指城市中所叫的 Sugar Daddy。他们就是做生意的、村子里的有钱人，他们通过给很多女孩子一点点钱，就要求和她发生性行为……因为钱，我想大部分因为钱。钱是平时爸爸、妈妈给不了我们的，再说家里本身就贫穷。如果你运气好，你会碰到好的 Baba，只要和他发生性关系，他就愿意给你很多。你看到 CTC 里那些 10 多岁的孩子了吧，她们都有很多 Baba。生活本来就这样，不找 Baba，我不会有任何钱。你的生活会像很多孩子一样贫穷和痛苦。你看我现在，我感觉挺好的。虽然，孩子们都得了艾滋病，但政府给他们提供免费药物，有了药物就可以很好地活下去，而且自己不需要花钱买药。我不需要担心什么，这就是生活。我现在的工作，可以赚很多钱，比在家里干农活赚的多得多，可以给孩子们买好吃的，可以给自己买更多的衣服、化妆品，还可以经常去理发店里弄弄头发。"①（摘自笔者的田野笔记，2016 年 5 月，艾丽克丝，巴加莫约）

对于为什么会感染艾滋病和感染后，为什么要生这么多孩子的问题。艾丽克丝如下回答。

她说："我也不知道为什么就感染 HIV 了？我想是丈夫传染给我

① 当地人头发多卷而短，他们认为长长的头发是一种很美的标志。在城市、城镇上都有很多提供接头发、假发的服务，大概每次 3—4 个小时，每次 2 万到 5 万坦先令，在中国通常被称为"脏辫"。

的，因为医生告诉我，第一个孩子就感染了 HIV。在第一个孩子出生后，丈夫就很少来基旺嘎，每年只会来一两个星期。后来，家里越来越穷，没有食物给孩子们。我得想办法找钱。后来，我就和很多人发生过性关系，大多数是那些有钱的商人。一开始的时候，我都会要求给不少于 10000 先令，有的时候，一个晚上可以赚到 5 万到 10 万先令。我是从第二个孩子出生后才开始做这样的工作（妓女），我认为这是唯一可以获得金钱养家的办法，丈夫完全指望不上……我也不想（做妓女），但得养活孩子们，得给孩子们买好吃的、买衣服。孩子们生病了，他们得吃饭啊。如果我不做这份工作，谁也帮不了我们……第一、二个孩子是和丈夫生的，第三个孩子是和其他男人生的。我知道，在医院时医生就告诉我发生性行为时要用安全套，但是我哪有安全套啊。医院领的安全套我不敢带回家，怕被丈夫发现，他会怀疑他不在时我和其他男人睡觉。我丈夫也不会用安全套，和我睡过觉的 Baba 们也不喜欢用。”（摘自笔者的田野笔记，2016 年 5 月，艾丽克丝，巴加莫约）

艾丽克丝说她现在还在酒店工作，她离不开这份工作，这份工作可以给她和家人安全感，给她想要的生活，这是孩子们和家庭唯一的收入来源。比起那些靠种田维生的隔壁邻居，她的日子显然要富裕一些。至于什么时候会停止在酒店工作，她有自己的计划：“等 3 到 4 年后，孩子们都长大了，我就可以不用在酒店工作了。我会把孩子们送到好的学校去接受教育。孩子们也可以帮我做很多事情，那样会比现在更好。”

Baba 去哪儿了？

在家庭中，艾丽克丝所谓的“丈夫”或者 Baba 显然是缺位的，这种缺位不仅仅表现在经济、家庭支持之上，还表现在检测意愿、政策层面。就艾滋病感染者而言，一般流动性较强、不愿意暴露、不相信自己会感染艾滋病的很多男性，可以轻松地逃脱政府实施的艾滋病检测计划。在坦桑尼亚，扩大艾滋病检测也被视为早期发现病人的重要路径，对于这一策略的实施，除了在医院、诊所、私立实验室中开展以外，还在社区、农村地区广泛推行家庭计划项目（Family Planning）。家庭计划项目的实施通常由县级医院 CTC 中的家庭基础保健部门（Home Base Care，HBC）来督促实施，具体执行则由社区中的医务室、村卫生室来实施。

在 30 多万人口的巴加莫约县，县医院的 HBC 部门成为整个政策监督实施的主体，然而，在 HBC 部门，仅有一位 54 岁的护士专业毕业的工作人员。她从事 HBC 工作已经有 10 余年，她对此项工作的实施与走向有着清晰的认知与判断。

她说："当初实施艾滋病扩大监测策略的时候，成立了 HBC 这个部门，我是一个护士，成功获得了这个职位。之所以从事这项工作，是因为我不想整天以护士的身份围绕在艾滋病人身边，这个 HBC 的工作很适合我，仅仅涉及一些管理、宣传资料发放、数据收集、监督等工作，接触不到一个艾滋病病人。就我个人经验来看，HBC 的工作很重要，但是我们的政府没有钱雇佣更多的医生护士来参与。我一个 50 多岁的护士，平时除了发放宣传材料，将工作安排到下一级，并进行督导，收集完成数据外，并没有对整体工作进行思考。我也没有那么大的能力，我想我已经尽力了。在社区医务室、村卫生室中，他们人更少，其实很少有时间到农村中去开展家庭计划项目。很多工作的完成是依靠平时看病的病人，真正到农村开展的很少很少。这就是 HBC 工作面临的问题，很难解决！除非政府给各级机构安排更多的人手。因为在社区医务室、村卫生室中，他们的工作任务很重，HBC 工作仅仅是他们诸多工作中的一小部分，他们还得负责社区的孕产妇接生、疟疾、结核病、艾滋病、计划免疫等工作，根本没有时间完成。"

我问："为什么家庭计划或者 HBC 工作，参加的村民大都是女性及孩子？"

她答："这很正常也很容易理解，男人们大多不在家，而女人们在家照顾孩子、做农活，她们和孩子容易成为家庭计划的目标人群。另外一个重要的原因是，男性们流动性很强，他们害怕自己在检测 HIV 后暴露感染 HIV 的事实，他们通常听说要开展 HBC 就会选择逃跑、不参加。这也是我们工作中最大的挑战之一。"

我问："你认为，当前艾滋病患者中女性、孩子居多是否与这个计划的实施有很大的关系？"

她答："这是肯定的，而且关系很大。在农村地区，其实很多男性艾滋病病人还未被发现，很狡猾地逃脱了家庭计划。"

我问："那家庭计划在实施时呈现的巨大性别差异，是否导致了妇女、孩子们在家庭中受到更多不平等的待遇，甚至歧视。"

她答："我也认为是这样的。谁也不愿意感染艾滋病，感染后在家、社会中会被歧视，地位会变得很低。同时，那些没有检测艾滋病的男性还将自己感染艾滋病的原因怪罪给妻子、妇女，妻子往往遭受不公平的对待，甚至暴力。"

就艾丽克丝而言，对于 Baba（丈夫）去哪了，Baba 是否感染 HIV？她对于家庭计划项目的实施有着自己的理解。艾丽克丝说："每次检测艾滋病的时候，他都不在。他本来就很少在这里（家）居住，每年来几天，根本不可能有机会（检测）。他总是来来往往，哪里会检测艾滋病啊。艾滋病检测时，大多是我们这些妇女和孩子参加，很少见到男的。"也正如 CTC 主任 Dr. Job 说的那样："这里的很多男的，根本不会来检测艾滋病的，因为他们知道自己的问题。每年医务室通知来检测艾滋病，那些男的就跑得远远的。在这里，我们每年都实行家庭计划项目，但是每次参加活动的都是些妇女和孩子。男性都会躲得远远的。我一直猜测，在这里还有很多艾滋病病人没有被发现，特别是男性，他们做生意有钱，可以到处居住。每年都是不定期地在基旺嘎，很难找到他们来检测 HIV。这是我们工作今后需要改变策略的地方。否则，这里的灾难还会继续！”

第四节 两“性”

对于不可言说的异性肛交，虽然在地方文化中被视为“非性”，但是存在着丰富的地方文化隐喻，而且与地方社会对丰乳肥臀之美体、处女之贞洁及肛交之时尚相关联，但进一步走向社会大众文化认同的关键则是完成了从传统的成年礼到现代嘻哈舞的文化并接。然而，在这一过程中，高达 20%—30% 比例的异性肛交行为也带来了诸如艾滋病等健康风险。如同任何健康风险的产生一样，不健康行为发生的背后实则为复杂的社会文化成因。就异性肛交与艾滋风险而言，主要表现如下。

第一，迫于生计的女性，通过肛交来换取一日三餐。

在商业性交易中，很多客人愿意花钱来进行肛交，其价格往往是阴道交的 2—3 倍。更甚的是，对于部分男性来说，肛门比阴道清洁；也有男性认为，只有肛门才会获得更多的性愉悦（Duby，2014）[867]。对于妓女则希望在短时间内赚取尽可能多的钱，而肛交就比阴道交赚得更多（Desmond，2015）。同样，对于一些农村的女孩或者在学校的女学生，为了从男人那里得到金钱，也会选择肛交。

> 如 CTC 主任 Dr. J 说的那样：“在基旺嘎（Kiwangwa）村，每到菠萝和芒果丰收季节，会有来自全国各地的商人。很多商人都很坏，往往给村里女孩一点点钱，就和她们发生性行为。这里是巴加莫约感染 HIV 最高、病人最多的地方。这种事情不仅发生在这个村，在镇上也很多见。有一部分是小学生。给学生 5000 或者 10000 先令，她

们就会和这个男的发生性行为。听说在达市，一些女大学生为了学费或者生活费，都会被有钱的男性包养，就是我之前说的 sugar dad（糖爹爹）。很多女生都不想怀孕，一旦怀孕，就会被赶出学校，并受到家人责罚。为了避免怀孕，她们会到学校门口的小卖铺去买避孕的土药①，或者直接发生肛交。”

我的斯瓦希里语老师赛凡都也说：“基旺嘎村很多女孩 10 多岁就感染了 HIV，有的还生了孩子。那个地方伊斯兰教徒很多，女孩的处女之身是非常重要的，关系到未来婚姻、名誉、尊严。如果婚前不是处女会被认为是对伊斯兰教的亵渎。所以，一部分女孩子不会和男的直接发生阴道性交，而是从后面进入，否则不可能有那么多信奉伊斯兰教的女孩感染 HIV。”（摘自笔者的田野笔记，2017 年 3 月，Dr. Job、赛凡都，巴加莫约）

第二，代替阴道性交。

对于代替阴道一说，有三种解释。一是，孕期女性、有阴道炎症感染的女性，为了满足丈夫或性伴的性需求，被迫使用肛门来完成性交，实属女性之悲哀与无奈。二是，很多女性成年礼都会进行割礼（Female Circumcision）这一重要仪式，也就是割除女性阴部神经末梢最为敏感、脆弱的部位即阴蒂。之后，女性一旦发生性交，会导致性欲下降，同时导致出血、破裂等巨大痛楚。虽然，今天女性割礼越来越少，但很多 20—40 岁的女人都经历过，为了避免痛苦，她们会允许丈夫或性伴选择肛门性交。三是，性学家霭理士认为，社会底层人士选择肛门性交是为了避孕，作为一种阴道性交的替代方式（霭理士，2016）[755]。

---

① 这里的避孕药除了来自化学试剂制作的避孕药以外，在当地也有一种黏土制作而成的紫色的土条，有避孕功能，在一些小商店，特别是在学校门口的商店都有售卖，一个小土条 300—500 坦先令。

不管何种解释，对于女性而言选择肛门性交是一种无耐和悲哀，同时还会面临较高的感染艾滋病、性病的风险。

> 咨询师提嘎尼说：“很多女人怀孕期间也会发生性行为，如果从‘前面’是一件非常痛苦的事情。为了满足丈夫或性伴的需要，她们只有选择从‘后面’！在我咨询过的很多怀孕女人中，大都表示孕期发生性行为是件非常痛苦的事情，一是担心孩子，另外也害怕丈夫出去找其他女人。还有很多女人，阴道有炎症时，会选择肛交，而月经期的女人，也会选择从后面完成性交。在男人看来，月经是非常恐怖的，是肮脏的，他们也不愿意在月经期和女人发生阴道性交。一些男人会嘲笑说，从前面进入是有周期性的，而从后面是无限期的。”护士莫希也说：“割礼后的女人，很多不愿意发生性行为，因为非常非常疼痛，完全感受不到性带来的愉悦，但是得满足性伴或丈夫。在性活动中，一旦你没有性愉悦，很多男人都会被视为失败的……很多女人不得不选择肛交来满足丈夫，只有这样才能避免丈夫在外面找女人。”（摘自笔者的田野笔记，2017 年 2 月，巴加莫约）

第三，取悦男性性特权之“秘籍”。

很多研究显示，在撒哈拉以南非洲男性中普遍喜欢没有润滑的、摩擦较大的“干燥交”（Dry Sex）（Mbikusita L. M.，Stephen H.，Thomas J.，et al.，2009；Braunstein et al.，2005）。虽然，“干燥交”多指阴道性交，但如果女人的阴道被其男人视为松弛的话，往往会被视为对丈夫或配偶的不忠，也就是可直接认为妻子在婚外发生过性行为，而为了显示“忠贞”，为了维持阴道的紧度，女性被迫尽可能多地选择发生肛交。同时，女性选择发生肛门性交还迎合了男人喜爱摩擦度较大的“干燥交”，出于同样的原因，男性如果发生婚外性行为时，往往会选择肛门性交来减低对妻子的愧疚，发生阴道性交则不会让男性们减轻不忠所背负的负罪感（Duby，2014）。

女性为了确保男性获得性上的满足，巩固夫妻或性伴关系，在不适宜发生阴道性交期间，往往会选择肛交来满足男性。性顺从作为一种女人的职责，被视为一种根深蒂固的观念，认为女人无权拒绝丈夫或者性伴的性需求，正如Zoe Duby所言："女性的身体属于男性所有，男性无论使用什么方式都是合理的！"（Duby，2014）。在很多男性看来，他们已经通过支付婚姻的彩礼，"购买"了女人，女人的一切都是属于他，一旦女性拒绝发生性关系就会被视为对男性性特权的挑战，而遭受丈夫或性伴的责罚与殴打（Duby，2014）[869]。对于中下层女性，也持有自身本就属于男人的观念，也会将男性之性特权视为理所当然。"取悦男性"成了女人的职责和义不容辞之事，何况在男人看来，来自肛门获得的性愉悦大于来自前面的阴道。殊不知，女性为了男性性满足，无论是"干燥交"的选择，或男性对阴道的厌恶，实则与男性性特权有重要关联，是男性特权化的一个方面（高良敏，2017）[88-90]。

第四，异性肛交与艾滋语境下安全的"非性"。

由于"异性肛交"话题异常敏感，大众持排斥态度，甚至他们多认为根本没有"异性肛交"这种事情。我主要在4个人的访谈和交流中涉及这一议题，即从事艾滋病防治工作的诊疗中心主任Dr. Job、艾瑞克、长期从事艾滋病咨询的提嘎尼（Tiganie）、性格比较外向的护士莫希。在从事和实施艾滋病防治工作的主体人员即研究人员、医护人员看来，对于"异性肛交"的认知大概分为两个层面。

一是，"异性肛交"普遍存在。上述四个人中，此类话语表述最为强烈的是来自国家医学研究所的艾瑞克，他的观点如下：

> 在坦桑尼亚至少有20%的人发生过异性肛交，这是毋庸置疑的，只是目前涉及这样的话题是国家、社会、家庭和个人的禁忌，没有人愿意主动去讨论。2012年，我们开展调查时，很多人对此排斥，甚

至说我们是不是疯了。目前也只有几个研究单位和个人认可我们的研究成果，尚未在国家层面取得共识，而取得共识将是一条非常漫长的道路。从医学上来讲，肛交容易感染艾滋病这是完全没问题的，但要成为人们接受的、政府接受的议题，往往非常困难。在坦桑尼亚，多年来 MSM 人群的性行为是违法的，将“异性肛交”纳入国家艾滋病防治工作，更加困难，难度超过起初安全套的推广。（摘自笔者的田野笔记，2017 年 2 月，艾瑞克，巴加莫约）

在他看来，如果非洲国家要实施针对“异性肛交”的艾滋病的防治工作，获取来自国际上的支持非常重要，不仅是金钱支持，更多的应该是政策支持。他的观点如下。

如果像 WHO 或者 UNAIDS 这样的机构，提出要将异性肛门性交作为艾滋病防治工作的一项内容来实施，其他地域和国家才会效仿实施，否则是非常困难的事情。但是，从目前的情况来看，很难获得这样的支持，因为在国际上从事这块领域研究的人很少，主流知识体系尚未接受 HIV 与异性肛门性交有直接关联。这是一个非常巨大、艰辛的工作。（摘自笔者的田野笔记，2017 年 2 月，艾瑞克，巴加莫约）

二是，认为“异性肛交”只会发生在部分有双性行为的 MSM 人群、女性性工作者中，在大众人群中并不存在，引发的 HIV 流行也局限这两种人群。此类观点一直是现在社会和国家的主流观点，Dr. Job 的观点如下：

是的，我们国家艾滋病防治工作中，涉及肛门性交的只是 MSM，和其他人没有关系。你也知道，我们国家 MSM 是违法行为。从政府的观点和态度来看，是不存在 MSM 这个人群的，承认 MSM 也只是在艾滋病防治领域。这是目前社会的主要观点，也是我们医疗系统的主要观点。我知道这样的行为在一般大众人群中发生，而且在年轻人中很普遍。然而，要成为艾滋病防治工作的一项内容，这是非常非常困难的。（摘自笔者的田野笔记，2017 年 2 月）

在普通人群中，开展对异性肛交的调研极为困难，就我这个“外人”来说，虽然被视为一个医生，但一旦问及此事，往往会被直接拒绝。2017 年 2 月 21 日下午 1 点多，我与 26 岁的病人朱玛（Juma）就异性肛交开展对话。他是一名来自达市的驾驶员，我跟他相识近 1 年，按照他的话我们是兄弟，但当我小心翼翼地问他一些关于异性肛交的话题时，他虽然提及了“Tigo”，但是对“Tigo”的意思，他仅指出为“男女之间的 JigeJige”①，再三追问之后，他才告知。

高，我可以告诉你，但是你得保持沉默，不能和其他人说，Tigo 就是肛门！我只能告诉你这么多了，这种事情是很私密的。你简直疯了，竟然会谈这样的话题，这是第一次，也是最后一次。（摘自笔者的田野笔记，2017 年 2 月，朱玛，巴加莫约）

正如从事过此类调研的艾瑞克提醒的那样。

问这样私密的话题，你必须非常谨慎，非常小心，因为没有人愿意谈这样的事情。哪怕我是坦桑人，也不会有人和我谈这样的事。你是一个外国人，他们更不会和你谈了。有的时候，你花钱让他们讲，也不会告诉你，甚至直接拒绝你。有的还会说你是个疯子！（摘自笔

① JigeJige 是当地人用来形容“性交”的一个象声词，并非斯瓦希里语词汇。在一些公共汽车站，当碰到马萨伊人售卖草药的时候，他们总是会问你：“China，JigeJige Dawa！”（中国人，买 JigeJige 药吗），通俗来讲就是“壮阳药”，属于马萨伊传统医药中的一种！

者的田野笔记，2017 年 2 月，艾瑞克，巴加莫约）

第五，当下“科学化”艾滋病防治工作对“异性肛交”认知的贡献。

显然，来自全球、国家、社会及个体上对异性肛交均保持沉默，但无法掩盖其与艾滋关联之事实。一直以来，作为科学主义代言人的相关者、研究对象或宣教之客体、大众百姓在严密、保守的社会情境下，将“异性肛交”视为不可言说，貌似合乎常理。同时，将性病、艾滋病视为来自阴道的正常性交，有“科学”告之、科学强化的嫌疑，也有社群文化主体原因，以至于不断强化艾滋感染源于正常性交的固化认知。

其一，来自科学或科学的代理人一直告诉大众，艾滋病的传播与婚外性行为、多性伴、不安全的性行为有关系，而这里指的性就是所谓的“正常性交”，而之外的并非真正性交，也就与科学上的“性交可以传播疾病、艾滋病”无任何关联。正如咨询师提嘎尼所说：“人们一直相信，艾滋病的传播和阴茎—阴道之性交有关，根本不会认为异性间的肛门性交会传播艾滋病，因为那根本不是性。”

其二，来自艾滋病防治指南或者宣传材料中，通常会告诉人们一定要对性伴忠诚、要节欲，因为一旦有婚外性行为就会容易传播艾滋病。因此，人们笃信相比被人经常使用的“阴道”，肛门很少被“使用”，肛门不会有一月一次的污秽之血，相比阴道是清洁的，是安全的。

其三，人们也笃信，异性肛交不是真正意义上的性，是清洁的、安全的，那么提倡使用安全套可以预防艾滋病就与异性肛交无关。

Dr. Job 认为：“在人们看来，这根本不是性，因为我们在做健康教育或者社区干预的时候，总是说艾滋病和性有关，一定要使用安全套。而性，人们往往会认为是阴道—阴茎之性交。事实上，很多医生、护士、同伴教育者，也持类似的观点。很多年轻人发生阴道—阴茎交时都不会使用安全套，更别指望异性肛交时使用了。”

艾瑞克也认为：“在我们的艾滋病防治项目和预防活动中，根本不会提及肛门性交，更别提异性肛交了，这种长期的宣传或者项目也传达出安全的性与阴道交有关，不安全的性也与阴道交有关。因此，他们认为肛门性交是安全的，安全套在这里不起任何作用。”（摘自笔者的田野笔记，2017 年 2 月，Dr. Job、艾瑞克，巴加莫约）

第五节　小结

坦桑尼亚艾滋病广泛流行，到 2017 年成年人患病率仍然高达 4.7%，成年女性也高达 5.8%，青少年更是达到 6%。这一事实向我们展示了一个活生生的暴力内化逻辑。在广袤的农村、庞大数量的农村人口中，社会中下层的男性，如以家仆（Houseboy）为代表的社会阶层，作为一个在漫长历史的外在暴力机制下建构而成的社会阶层，以广泛依附于社会上层、依附于他人为特征，使得其面临现代教育机会少、生产生活劳动技能匮乏、社会适应力差、被学界忽视、被社会遗忘、被健康资源边缘化等多层面的复杂形势。在获取生存资本的机会少和生存能力弱化的基础上，当面临诸如艾滋病等健康风险时，其脆弱性就展现得淋漓尽致，甚至指向跨越代际的孩子、指向同性的性暴力、指向高贵的马萨伊族武士。

更甚的是，暴力的内化还指向了本就弱势的女性，特别是那些社会中下层女性、来自农村懵懂的女孩。如同弱化的男性一样，女孩之所以弱化也经由一系列社会化过程，与从殖民时期移动劳工制度、乌贾马村庄化运动到市场经济下一系列男性特权的建构有莫大关联。男性特权的一个重要内容就是性事上的特权，使得城市中的女孩委身于“糖爹爹”、农村中懵懂的少女走进“Baba”的怀抱，同时，男性特权还赋予了“糖爹爹”、“Baba”们逃脱健康政策的机遇和能力。最终，将更大的艾滋风险留给了女性、留给了女孩。

艾滋病灾难之暴力的内化、走向深层的逻辑得以呈现，即严重的结构化不平等必然产生具有极大伤害性的暴力，这种暴力源于历史地理格局、社会地位、政治地位、经济地位等不平等的定型化了的社会结构。然而，这种暴力也会同时借助或超越社会结构走向广袤的人间，甚至走向人类社会的普适文化。暴力的一系列走向过程中，承载的人、社会与文化均作为或者互为能动的主体，通过文化认知、文化表征、文化认同、文化交融与实践等一系列过程完成了、赋予了暴力一种隐喻的文化权力关系，及运转这种权力关系的社会文化场域，最终走向惯习化。其导致的后果就是，艾滋风险在社会底层、弱势性别、两性之“性”中广泛蔓延。可见，坦桑尼亚等非洲国家、社区、人民应对艾滋病时面临的难度和挑战，在某些维度已经超越了他们的能力范畴。在下一章，将重点阐述坦桑尼亚的国家、社区、人民面对艾滋病带来的人间苦难时的努力与付出。

第五章

自我救赎：健康与悲悯

在从巴加莫约县医院大门进入 CTC 的小路上，有一间专门为艾滋病人熬粥的小房子。每个工作日早上，同伴教育者提萨（Tisa①）都会在这里熬 Uji（粥）②。一袋两斤的紫薯米，一个架在柴火上的大铁锅，一袋白砂糖，要花近 1 小时 30 分钟，一般在 9 点或之前才可熬好。最后，他将粥提往 CTC 候诊大厅的“Huduma ya Uji”（粥服务处），供前来的艾滋病病人享用。

提萨“Tisa”为斯瓦希里语中“九、第九”的意思，他在家中排行第九，也是艾滋病病人，现受雇于一个叫坦桑尼亚健康促进支持会（THPS③）的非政府组织。他已从事熬粥工作 4 年多，每月有 10 万先令（约 300 人民币）的薪水，供养 1 个老婆和 3 个孩子。性格爽朗的

① 提萨（Tisa）：Tisa，斯语为九或第九之意。很多非洲家庭为扩大型家庭，父母为了辨别孩子，在给孩子取名时有的会按照数字大小赐名，比如第一个孩子叫 Moja（第一）、第二个孩子叫 Pili（第二）、Tatu（第三）……与中国计划生育之前出现的老大、老二、老三等雷同。

② Chapati：当地一种由麦粉制作而成的饼，大小、味道类似不包夹各种食材的中国煎饼，由阿拉伯人、印度人传入东部非洲，多为早餐，与加糖的茶水或者 Uji（米、红薯等粥）一起食用，500 先令一个。

③ 坦桑尼亚健康促进支持会（THPS）成立于 2011 年，为美国 PEPFAR 项目 5 年计划（2013—2018）的一部分，支持 THPS 成为一个国际组织与地方政府合作的本土 NGO。THPS 直接由哥伦比亚大学 ICAP 支持。在首个为期 5 年的计划方案中，将在 Pwani 省、Mtwara 省、Kigoma 省及 Zanzibar 岛 4 地全面提供艾滋病预防、护理和治疗服务。该会另一个重点是支持地方的 NGO 从事艾滋病高危群体（性工作者、男男同性恋群体、吸毒群体）及艾滋病孤儿、患者的干预、治疗、转介工作。

他，虽然一直提防暴露感染艾滋病，但面对我这个“CTC 的中国医生”，会偶尔找我聊天或者开开玩笑。多次路过粥房，除了各种友好地问候以外，他都要尝试戴上我的眼镜，然后看着远处的门卫，大声喊：“Sasa，mimi kama mwalimu！”（你看，我现在就像一个老师！）门卫大叔则说：“Hapana，wewe ni mtu asiyejifunza kusoma，kama mimi！”（不是，你就是一个和我一样的文盲！）

如同提萨这样一个小小的个体，在艾滋病高度流行的非洲，来自国际、国家的社群及个体在默默地努力与抗争，才使得艾滋病的流行态势得到有效遏制，出现了积极转向，使得更多的病人获得免费治疗，更少的人因艾滋病死亡或免遭艾滋病感染，在城市地区艾滋病流行明显下降。如果说当下针对非洲艾滋病流行的解读总是千篇一律或一味地走向社会残酷、人间不幸，那么也意味着忽视和否定疫情积极转向，以及各主体的付出、努力和人间温情这股强大的“阳光力量”；更甚的是将落入既往片面否定非洲的学术传统。因此，本章将非洲艾滋病从内化暴力这一指向的阴暗面的解读中抽离出来，采用辩证思维来客观审视国际、国家、社区、群体乃至个体等抗争与自我救赎从而向我们展示出的阳光面向。

第一节　国际援助

一　来自美国人民的礼物

2011 年 3 月 15 日，在北部乞力马扎罗省（Kilimanjaro Region）罗姆波县（Rombo District），又一间艾滋病人关怀与治疗的中心正式从“美国人民”手中移交到“坦桑尼亚人民”手中，这样的中心叫艾滋病关怀与治疗中心（CTC），在中心门口处挂着一个大大的标语，标语为红色而鲜明的字体即“FROM THE AMERICAN PEOPLE”[来自美国人民的（礼物）]。当日，美国驻坦大使馆网站发布了这么一则消息。①

> 卡鲁梅 CTC（Karume CTC）是美国人民通过美国总统艾滋病紧急救助计划（PEPFAR）与坦政府合作的、送给坦人民的礼物。这个中心的直接支持方为美国国家疾病预防控制中心（USCDC）和合作伙伴伊丽莎白·格雷泽儿童艾滋病基金会（Elizabeth Glazer Pediatric AIDS Foundation，EGPAF）……

自 2004 年以来，像卡鲁梅 CTC 这样用于艾滋病关怀与治疗的 CTC，在美国以美国总统艾滋病紧急救助计划（PEPFAR②）项目为主及其他基金的支持下，全面提供人力、智力、技术及财力支持，在坦大部分省、县级医院建立了 CTC，甚至在艾滋病流行严重的社区、村庄也成立了 CTC，至今已经 1000 余个。美国是坦桑尼亚及很多非洲国家最主要的援助国之一，正如同伴教育者提萨的工作、薪水及其所在的 THPS、CTC 一样，大多源自美国援助。本部分将其放置于美国对外援助历史的演变中，来理解美国人民的“礼物”。

进入 21 世纪后，健康援助是美国国际援助的重点，是美国在东非乃至整个非洲地区推广美式民主、人权及发展基础性工作的重要内容。2003 年启动的美国总统艾滋病紧急救助计划（PEPFAR）是迄今为止，人类历史上针对单一传染性疾病投入最多资金的项目，是美国进入新千年以来，最大的对外人道主义援助决策。殊不知，

① 来源：美国驻坦桑尼亚大使馆网站，链接：http：//tanzania. usembassy. gov/mobile//pr_03152011a. html，2018 年 1 月 2 日（访问时间）。

② 乔治·布什（George W. Bush）：于 2001—2009 年任美国第 43 任总统，在 2003 年 1 月的国情咨文演讲中，提出了一项为期五年、以遏制世界艾滋病蔓延为目标的计划，称为“美国总统防治艾滋病紧急救援计划”（the President's Emergency Plan for AIDS Relief，PEPFAR），以 PEPFAR 为主的“健康领域”成为 21 世纪美国对外援助转向的重要标志。PEPFAR 由美国国务院美国全球艾滋病协调员与卫生外交办公室领导和管理，由七个美国政府部门和机构来执行，利用政府全方位的力量来控制艾滋病。

美国对坦桑尼亚的援助有着漫长历史及复杂演变过程，大概分为五个阶段。

第一阶段，自 1961 年坦桑尼亚大陆（坦噶尼喀[①]）独立以来，就被美国视为一个“具有巨大潜力的新国家”，最早的援助主要集中在公共服务领域的人才建设。约翰·肯尼迪总统（John F. Kennedy）根据《1961 年外交援助法》（*the Foreign Assistance Act of 1961*）签署行政命令，建立美国国际开发署（United States Agency for International Development，USAID[②]）之后，USAID 就承担了美对外非军事援助的主要工作，USAID 帮助坦噶尼喀建立了莫罗戈罗农业学院[③]、公共行政学院以及伊林加省和达累斯萨拉姆市的师范学院。

第二阶段，1964 年，坦噶尼喀和桑给巴尔合并为坦桑尼亚后，USAID 的援助开始关注农村社区的发展。USAID 主要将食物和水运送到农村地区及建设基础设施作为重点。其中，最为引人关注的是 1966 年 USAID 委托斯坦福研究所开始研究建设从坦桑尼亚到赞比亚高速公路的可行性。同时，为了应对坦粮食短缺，根据《美国公共法律 480 条》（*the U. S. Public Law 480*），1962 年天主教救济服务处启动粮食援助项目即“和平粮食”计划。

第三阶段，20 世纪 70 年代，鉴于坦 90% 的人口为农业人口，美国开始调整援助重点，旨在改善最为贫困的多数人的生活。这项调整是依据新修订的《1973 年美国外交援助法》（*The U. S. Foreign Assistance Act of 1973*），重点关注农业领域，通过增加农民的信贷、加强种子培育和分配等服务措施进行推广。到 1973 年，USAID 主导的坦

① 坦噶尼喀（Tanganyika）：1961 年独立到 1964 年期间，今天的坦桑尼亚大陆称为坦噶尼喀。在 1964 年与桑给巴尔（Zanzibar）合并后成立的坦桑尼亚联合共和国（简称坦桑尼亚，Tanzania）。

② 美国国际开发署（USAID），是承担美国大部分对外非军事援助的联邦政府机构。美国国际开发署作为一个独立的联邦机构，依照美国国务院的外交政策，力求为海外那些为过上美好生活而努力、进行灾后重建以及为求生活于民主自由之国家而奋斗的人们提供帮助。

③ 莫罗戈罗农业学院（Morogoro Agricultural College）：现为索科因农业大学，Sokoine University of Agriculture。

桑尼亚—赞比亚高速公路建成，打通了连接西南非洲地区的交通和更为广袤的国际市场。同时，USAID 还特别资助特派团以加强农村地区的卫生服务中心建设，培养农村保健工作者，其间还首次实施了家庭计划和妇幼健康项目。

第四阶段，20 世纪 80 年代，美国对坦的援助重点转移到支持坦政府实施地方分权（Decentralization），以实现民主权利改革。大多非洲国家实行结构转型，将中央权力下放到地方，也由此来获得国际援助。USAID 也开始将援助重点放到帮助农村地区实施自我管理，最大限度地提供农业生产。1982 年，因坦桑尼亚等多个非洲国家无法偿还贷款，美国特制定了《对外援助法布鲁克修正案》（*the Brooke Amendment of the Foreign Assistance Act*），对未还贷款的国家暂停 6 个月援助，导致前期援助的项目失败。直到 5 年后即 1987 年，美国废除了《修正案》，对外援助才重新有了活力（USAID，2017[①]）。

20 世纪 80 年代后期，随着艾滋病在非洲的流行加剧，坦部分地区感染率高达 40%，USAID 开始支持对艾滋病的控制项目。20 世纪 90 年代中期，USAID 启动了“参与环境资源管理”项目，协助野生动物管理部门制订保护自然资源的计划，还与美国和平队[②]合作，在全国安排志愿者来保护村级的公共资源。在此期间，美国对外援助的目标转向民主与治理，如为了确保 1995 年总统大选的公平性，USAID 向坦提供了选举观察员。

第五阶段，进入新千年，美国对外援助的重点转向健康领域，但最终目的是达到帮助坦加强其民主。此阶段的重点是艾滋病援助，

① USAID, *The history in Tanzania*, https：//www. usaid. gov/tanzania/history, 2017-11-13（访问时间）。

② 和平队（The Peace Corps）成立于 1961 年，由肯尼迪在总统竞选中提出并实施，和平队的主要使命就是以志愿者的方式，向第三世界国家提供教师、医生、护士及各种技术人员等“中等人力资源”，展现美国文化精华，改变美国在第三世界国家中的不良形象，增强美国对新兴的第三世界国家的吸引力，并以此向这些国家传播美国文化及价值观念。和平队是美国政府应对苏联挑战的重要举措之一。

2003 年实施的 PEPFAR，使美国成为最大的艾滋病捐助者①，此后还实施了总统疟疾倡议②、减低贫困和改善儿童的营养状况③、全球卫生倡议（the Global Health Initiative）、非洲电力（Power Africa）、“国家发展合作战略”等项目。USAID 还积极支持坦国家发展战略，与坦第五届政府共同制定的“国家发展合作战略”（Country Development Cooperation Strategy），旨在赋予坦妇女和青年更多权利，实现包容性、广泛性和可持续的经济增长，有效地改善民主治理，推动坦在 2025 年前向中等收入迈进（PEPFAR，2016）。

二　艾滋病项目国际中心

自 2003 年以来，美国通过实施的 PEPFAR 项目使其成为对抗艾滋病的全球领袖。④ 通过 USAID 等七个部门来执行，已经覆盖超过 50 多个国家或地区，美国疾病预防控制中心（U. S. Centers for Disease Control and Prevention，USCDC）、哥伦比亚大学（以下简称“哥大”）（Columbia University）等成为主要执行方。鉴于笔者在坦桑尼亚、马拉维期间，参与了哥伦比亚大学艾滋病项目国际中心（the International Center for AIDS Programs，ICAP）坦桑办公室、马拉维办公室的一些相关活动，而且田野点巴加莫约医院及坦的大部分 CTC 的资金资助、

---

① PEPFAR 将为坦桑尼亚实施艾滋病项目提供 95% 的资金支持，是坦桑艾滋病领域最大的捐助方，主要强调药物治疗、预防，咨询、检测，保护脆弱人群，结核病防治及男性中实施包皮环切。

② 2005 年，美国资助的总统疟疾倡议（The President's Malaria Initiative）项目在坦桑尼亚桑给巴尔实施，在美国疾病预防控制中心（USACDC）的合作下，每年在全岛范围内投放杀蚊药物，并分发了超过 500 万套蚊帐，到 2012 年下半年桑给巴尔儿童死亡率下降了 28%，疟疾感染率一直控制在不到 1%，达到了疟疾消除的标准。

③ 自 2011 年以来，USAID 支持实施了“喂养未来”倡议（the Feed the Future initiative），该计划已经使 45 万人受益，同时还对小农和私立部门提供现代技术培训。

④ PEPFAR：2004—2017 年分别投入 22.77 亿、27.04 亿、32.90 亿、45.18 亿、60.31 亿、66.80 亿、68.67 亿、67.27 亿、66.39 亿、65.28 亿、68.33 亿、68.30 亿、67.51 亿美金，涉及双边艾滋病项目、全球基金项目、双边结核病项目，累计投入 727.24 亿美元。参见 PEPFAR, *Partnering to Achieve Epidemic Control in Tanzania*, Report, 2016; PEPFAR, *Fiscal Year 2004 - 2017 PEPFAR Funding (USD in Millions)*, Report, 2017.

技术支持重要直接合作方为 ICAP，所以本节简单梳理了 ICAP 在坦的发展历程，以期进一步了解美国对坦的援助。

随着 PEPFAR 项目的成立，美国诸多机构也积极参与全球的艾滋病防控，包括 1923 年成立的哥伦比亚大学梅尔曼公共卫生学院（Columbia University Mailman School of Public Health），其秉承了哥大的国际化与多元文化融合发展战略。[①] 2003 年成立了由该院院长 Dr. Wafaa El-Sadr 博士领导的 ICAP，旨在证明在资源有限的环境中，也可提供或有效扩大艾滋病的预防、护理和治疗服务，成为世界上第一个多国艾滋病治疗项目[②]，并在全球 21 个国家设有办公室，有 5300 多名员工（ICAP，2017）。在撒哈拉以南非洲地区和泰国，ICAP 通过治疗近 14000 名妇女和儿童，打破了当时对此持怀疑和否定论调的反对者，也正是这一成就，构成了 ICAP 在实践中重要指导原则之一，即每个人均应该获得优质健康保健。今天，全球有超过 250 万人通过 ICAP 的支持获得了艾滋病关怀，ICAP 的工作已经扩大到解决疟疾、妇幼保健等其他重大的健康威胁。

2004 年，ICAP 开始与坦桑尼亚健康与社会福利部（Ministry of Health and Social Welfare，MOHSW）合作，在达市、姆旺扎市等主要省会城市建立了办公室，为全国的艾滋病和结核病计划提供能力建设支持和技术援助，重点是加强和扩大艾滋病预防、护理和治疗、男性自愿包皮环切，为重点人群（吸毒者、女性性工作者、男男性接触群体）提供服务，整合结核病/艾滋病护理、检测和咨询等（ICAP，2017[③]）。ICAP 在坦桑卫生系统的各个层面均开展工作，包括省、县

① 哥伦比亚大学校训为"In the light shall we see light"，可汉译为"借汝之光，得见光明"或"在上帝的神灵中我们寻求知识"，典出《旧约·诗篇》："Quoniam apud te fons vitae in lumine tuo videbimus lumen"（拉丁文）。来源：https：//baike. baidu. com/item，2018 – 1 – 2（访问时间）。

② ICAP 官网显示：ICAP 覆盖非洲 19 个艾滋病高度流行国家、6 个亚洲国家（包括中国）、3 个中东国家、2 个欧洲国家、2 个中南美洲国家，全球共 32 个国家及地区。

③ *ICAP history in Tanzania*，ICAP 官网，2017 – 12 – 14 链接日期，http：//www. icap. columbia. edu/about/history/ 2017 – 12 – 14（访问时间）。

地方当局和私人卫生机构，教育机构，同时也支持和组建非政府组织参与艾滋病防治工作。

三　艾滋病关怀与诊疗中心

2004年，艾滋病关怀与诊疗中心（CTC）的成立是标志性事件，意味着医护有了治病之所、患者有了就医之地，社会组织（NGO）也知晓了应将艾滋病患者转向何处，患者家庭、家人也知晓了哪里可获得艾滋病医疗服务。

自2004年起，经由ICAP提供人力、智力、技术、财力支持，在坦桑尼亚大部分省、县级医院成立了CTC，甚至在艾滋病流行严重的社区、村庄也成立了CTC。坦桑尼亚的艾滋病关怀与治疗工作取得了巨大进步，大部分病人能够获得基本的治疗药物。从建立CTC开始，ICAP资助的坦桑尼亚健康促进支持会（THPS）、Mkapa艾滋病基金会（Benjamin Mkapa HIV/AIDS Foundation①）等非政府组织以CTC为核心，在全国范围内开展艾滋病防治工作。

巴加莫约县的第一个CTC成立于2005年，成立前4年内，县政府作为合作伙伴，由ICAP直接进行管理、运作。随着艾滋病病人的增加，关怀、治疗工作量加大。2009年6月27日CTC合并入县医院②，由县政府进行统一管理。2017年，县医院CTC有25名工作人员，其中男性9人，女性16人。25名工作人员中，除了政府雇佣的12名医护人员外，其余的5人受雇于THPS（营养咨询师2人、护士1人、信息统计与档案管理2人）、2人受雇于Mkapa艾滋病基金会（护士2人），6人为艾滋病感染者的同伴教育工作者，均受雇于

① 本杰明·姆卡帕艾滋病基金会（Benjamin Mkapa HIV/AIDS Foundation），由坦桑尼亚第三任总统于2007年成立，属于从事艾滋病防治的非营利性组织，是坦桑尼亚最大的健康领域的本土NGO。2016年之后，基金会的工作重心不再局限于艾滋病，转向了广泛的疾病、健康领域。

② 巴加莫约县医院CTC门口的奠基碑柱上显示，2009年6月27日，巴加莫约艾滋病关怀与诊疗中心（CTC）在美国人民和坦桑尼亚第四总统夫人（Mama Salma Kikwete）的支持下重新修缮。

THPS。THPS雇员的工资由ICAP转交给当地政府统一进行发放。

2016年4月15日，利用整理档案的空隙，我和受雇于Mkapa基金会的护士莫希，受雇于THPS的哈吉、帕斯卡，受雇于政府的初级护士吕赫玛谈到她们的工资福利待遇。他们对于自己的待遇充满了抱怨，如工资低、不能按时发放甚至还出现连续3个月未发的情况。莫希的工资为35万先令，哈吉、帕斯卡的为25万先令，吕赫玛最高为50万先令。他们都在抱怨工资非常低，还在担心会不会越来越低。为Mkapa基金会工作近10年的莫希说："以前CTC刚刚成立的时候，大家都想来CTC工作，这里工资高、外出培训的机会多甚至还有很多到国外培训的机会。医院其他部门的人都非常羡慕，但是现在不一样了，这里工作愈来愈多，工资并未增加，甚至政府还克扣、延迟发放，这是非常令人生气的。以前的工资，都是由基金会统一发放，非常及时，偶尔还会有各种工作津贴，现在完全不一样了！"（摘自笔者的田野笔记，2016年4月，巴加莫约）

CTC中心Dr. J. 主任说："CTC刚刚并入医院时，虽然大家都害怕艾滋病，但是那时候工资高，各种福利待遇、机会多，但现在不一样了！整合后，政府将所有员工的工资都统一发放，比之前津贴少了。特别是受雇于NGO的人，待遇远远不如从前，这直接影响到工作的积极性。医院其他部门的人，也不会再羡慕或争着来CTC工作。这里病人很多，大家每天都很忙，总有各种各样的挑战。政府应该改善待遇，否则CTC会出现越来越多的问题。"（摘自笔者的田野笔记，2016年4月，Dr. Job，巴加莫约）

在整个巴加莫约县，截至2017年共有12个CTC，除了县医院的CTC负责来自全县的八千多位艾滋病人外，其他11个分布在病人较多的乡镇、农村卫生室，大概每个小型CTC管理200—400名病人，共覆盖全县大约13000个病人。县CTC由三个部门和一个相对独立部门组成，一个主要负责艾滋病检测、关怀与治疗，一个负责结核病预防和治疗，一个为家庭保健部（HBC）；还有一个平时独立，但是共享信息和部分服务的部门是生殖与儿童健康部（Reproductive and Child Health，RCH），主要负责预防艾滋病母婴阻断工作。如图5－1所示，县医院CTC每周实行5天工作制，周一、二、三、五接诊病人，周四除打扫卫生外，集体讨论一些重要议题或工作上出现的问题，或者举行一些社区干预活动；在接诊病人日，一般每天有150—250人到诊；每周一、二、三抽血检测CD4，每次检测50人左右；2017年1月开始，医院实验室配置了病毒载量检测仪，每天检测20—30人。如果是VCT转入的新报告HIV感染者，则增加“新病人咨询”① 环节，如果是治疗失败或者未按约定时间就诊者（失访者）则增加单独随访环节。

与县级医院相比，村级CTC工作人员少，工作量更大，条件更为简陋。每周工作1天，一般1—2个医生、2个护士、2个同伴教育者、一间可以检测CD4的实验室，同时从事疟疾、结核等村卫生所的所有工作。目前村级CTC仅仅是每周四工作一天，其余4天从事其他工作，2个同伴教育者负责辖区内社区或村子病人的随访。CD4实验室采用德国援助小型CD4检测仪，20分钟可检测一份标本，每天可检测20份标本。见表5－1。

在坦桑尼亚建立的CTC中，经由两条垂直而交叉的系统进行事务、人事上的管理。一条属于坦政府系统，最高为中央政府的全国艾滋病防治委员会，下到卫生部、地方各级政府，由卫生部和地方政府来雇佣医生、护士，并任命CTC主任（同时兼任相对于一级政府机构的艾滋病协调官）；而另外一条则为美国等国际援助机构，对坦艾

① 新病人咨询（first visit）：将由咨询师提供未来的治疗咨询、规范化的家庭保健支持咨询。参见：National AIDS control Programme（NACP），*Tanzania National Guidelines for the Management of HIV and AIDS*，4th edition，2012，pp. 217－218.

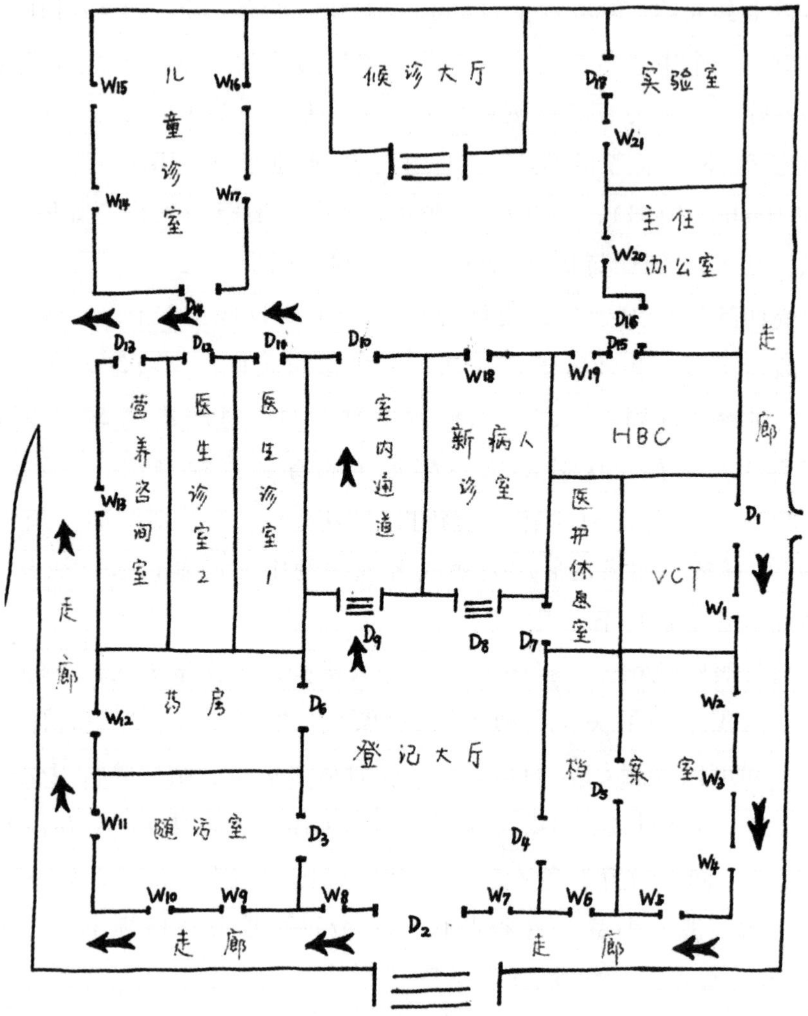

图 5－1　巴加莫约县医院 CTC 平面图（高良敏、陈昭合制）

滋病防治提供政策、物力、人力和技术支持，同时支持国际、国内各级 NGO 开展工作，并雇佣相应的当地人员。在每个 CTC 中，有受雇于 NGO 的各类员工，2009 年后，相应的工资福利转由当地政府统一发放，但他们的工作任务、要求和考核仍由 NGO 负责，在 CTC 内部他们具有较大的话语权。如图 5－2 所示。

表 5－1　　巴加莫约县医院 CTC 人员及分工情况

职业	数量	备　注
医生	4①	均为男性，其中 1 人为结核病县级协调官、1 人为 HIV 县级协调官
咨询师	7	女性 6 人，男性 1 人，都为护士，其中护士长 1 人，负责所有日常事务的安排；VCT 门诊 2 人，新报告病人咨询诊室 1 人，实验室抽血 1 人，注册登记 1 人，体检 1 人，治疗失败病人随访或失访/延诊病人随访 1 人
药师	3	2 男，1 女，其中 1 位男性同时为全院药房领导
营养咨询师	2	男、女各 1 人，3 人都受雇于 THPS
HBC	1	主要负责全县健康教育、妇幼健康的宣传材料的发放等工作
低级护士	2	1 人负责登记注册，1 人负责后勤
档案信息管理	3	2 男，1 女，主要负责将每月的档案录入坦桑尼亚艾滋病信息系统，整理档案，数据统计、分析及每月报告，3 人都受雇于 THPS
同伴教育骨干	7	健康教育 1 人，协助护士体检、填健康随访表、整理档案 5 人，熬粥 1 人，7 人都受雇于 THPS

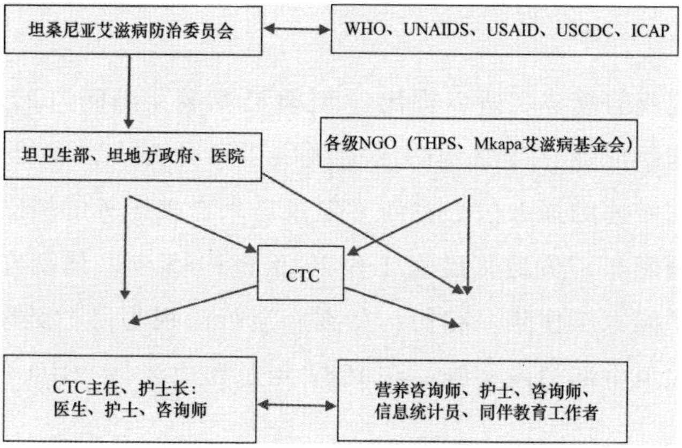

图 5－2　坦桑尼亚 CTC 管理框架

① 2015 年 11 月到 2016 年 7 月间，我在 CTC 的第一个阶段，共有医生 4 人；在 2016 年 12 月到 2017 年 5 月间，我在 CTC 的第二阶段，医生数量还是 4 人，但其中 2 人轮换到其他科室，后补充了 2 人；一般每天有两个医生值班，如果病人多，护士长会打电话通知另外两位医生来帮忙。

第二节 国家努力与付出

一 走向零艾滋

2008 年，时任美国总统的乔治·布什访问坦桑尼亚，艾滋病是重要议题，期间还与时任坦桑尼亚总统基奎特[①]一起访问了受到 PEPFAR 支持的一个 CTC。通过 PEPFAR，USCDC 成为该计划的主要执行方，初步计划为期十年提供 480 亿美元，成为人类历史上针对单一传染性疾病投入最多的项目。自 2003 到 2008 年，美国对坦艾滋病防治累计援助 8.17 亿美元，还承诺 2009 年将额外增加 3 亿美元[②]，正如美国驻坦使馆所说：

> 美国将继续与坦密切合作，加强坦国民的健康，实现基奎特总统关于“坦桑尼亚零艾滋病”（Tanzania Free of HIV）的愿景。[③]
>
> ——2009 年 2 月 27 日

坦桑尼亚前总统之所以提出“坦桑尼亚零艾滋病”的宏大愿景，原因在于坦桑尼亚在艾滋病防治中做出了种种努力，取得一定成果，展现对抗艾滋病的强大信心，而不仅仅是来自美国等的援助。

在坦桑尼亚，防治艾滋病工作开始于 1985 年，最初在卫生部领导下设立了国家工作队。起初，艾滋病流行被视为一个健康问题，所有工作都在卫生部门内实施。在 1987 年东非地区与 WHO 合作下，逐

---

① 贾卡亚·姆里绍·基奎特（Jakaya Mrisho Kikwete），2005—2015 年任坦桑尼亚第四任总统，国家元首、政府首脑、武装部队总司令，坦桑尼亚革命党（CCM）第四任主席，政治家、外交家、经济学家。

② 参见 UNAIDS, *United Republic of Tanzania: 2015 Country Factsheets*, Retrieved from http://aidsinfo.unaids.org/2015.

③ 参见：*US & TZ Partner to Launch AIDS CTC in Kibiti*，http://tanzania.usembassy.gov/pr_02272009.html，访问时间：2009 年 2 月 27 日。

步制定了国家艾滋病控制方案（National AIDS Control Programme）①，坦桑尼亚于1988年4月制定了本国方案，在1989年防治工作逐步下移到省、县一级，1987年7月也获得了1381万美元的五年资助（Illife，2002）[231]。从1992年，艾滋病控制工作也在非卫生部门开始实施，如国防部、教育部、社区发展部、教育部和非政府组织管理部等部门。

在经历了强烈的社会反应（恐惧与肮脏）、医护人员对艾滋病患者的道德审问、NGO（志愿者）的介入等之后，整个防治工作走向十字路口。② 很多非洲国家乃至国际社会不得不思考，非洲的艾滋病问题将走向何处。艾滋病药物的诞生和提倡为病人免费提供药物，使得问题逐步明晰，即开创一个为病人提供免费药物、关怀、可持续的基础设施、多部门的参与等社会生态。在这个重新创建的社会生态中，面对艾滋病议题时健康系统依旧发挥着主导作用。健康系统领域改革在很多独立后的亚非拉国家发生了巨大变化。由20世纪60年代之前的宗教、传教士医疗组织，向充满国际主义精神的国际组织转变。虽然，这一重大转变在某种程度上取得了重大成绩，但发展中国家普遍经历了经济发展停滞、财政捉襟见肘等困难，使得难以继续支持国家主导的健康保健政策，普遍面临严重的健康或公共卫生危机。另外，以国家主导的健康服务，无法让诸多边缘群体获得可及性较强的医疗保健，非政府组织也不能很好地发挥他们的作用（Hearn，1998；Therkildsen O.，Senboja I.，1995）。

20世纪80年代，坦桑尼亚实行结构转型后，改革的重要内容之

① 1987年5月成立了乌干达国家预防艾滋病咨询委员会，成了世界上首个实行国家级的艾滋病控制计划的国家，并获得了五年2167.6万美元的援助。

② 艾滋病引发的早期强烈的社会文化反应广泛见于当地文学作品之中。如：Medical Aid Foundation，*Kilio Chetu*，Dar es Salaam：MAF，1995；F. Kawegere，*Mateso Mwathirika wa Ukimwi*，Nairobi：*Phoenix*，2007；Shaaban S.，Mngazija，Njia Panda，Dar es Salaam：Matthews Bookstore & Stationers，2004；Sekundu Morgan，*Zimwi la UKIMWI*，Nairobi：Matbaa ya Kimataifa ya Morsel，2010；Sekundu Morgan，*The Beast*，Nairobi：Morsel，2005；［美］罗伯特汉：《疾病与治疗——人类学怎么看》，禾木译，东方出版社2010年版，第7页。

一，就是建立公民社会来补充国家政府在社会民生中留下的窟窿。在健康领域，一些非政府、非营利的组织开始涉入，也有国际 NGO 和其他形式的自愿者组织，成为建立公民社会的重要力量。随着世界银行 1989 年《健康保健融资》（*Financing Health Care*）报告的出台，全球层面出现了非政府部门参与健康保健的趋势（Bennett S.，Mcpake B.，Mills A.，1997；Green，2007）。从 20 世纪 90 年代，发起了非政府部门在健康领域发挥作用的改革，取代了 1978 年《阿拉木图宣言》[①] 倡导的以国家为中心的初级卫生保健政策，标志着公共健康事业在发展中国家进入了一个新的纪元。

到 2000 年时，坦桑尼亚共有 23 个部门加入了艾滋病防治工作，在全国所有县开展。期间，国家艾滋病控制规划仍然以国家艾滋病委员会（NAC）秘书处来协调多个部门之间的工作。2000 年 12 月 1 日，坦桑尼亚联合共和国总统宣布成立坦桑尼亚艾滋病委员会（TACAIDS），全面统筹全国艾滋病防控工作，并提供政策指导。2003 年，在 PEPFAR 等国际资金、外国援助的支持下，一个史无前例、上下贯通的艾滋病防控网络体系逐步建立，覆盖了扩大治疗、关怀、健康教育、同伴教育、社区伙伴建立、信息系统等领域。

二　迎难而上的传统医学

在东非，艾滋病流行早期充满神秘感，一度盛行和嵌套在医患关系、社会恐惧、社会歧视、道德枷锁中，阻碍了医患关系良性发展，使得艾滋病的防治工作充满艰难险阻。然而，东非社会并未因此退缩，而是选择迎难而上与之抗争。努力之一就是在现代医学退去的时候，传统医学却迎难而上，发出了不同的声音。

---

① 1978 年《阿拉木图宣言》（*Almaty Declaration*）：1978 年 9 月 6—12 日，来自 134 个国家的代表、世界卫生组织及联合国儿童基金会等国际组织，聚集在前苏联哈萨克共和国（现哈萨克斯坦共和国）首府阿拉木图，阿拉木图会议明确了初级卫生保健的概念，交流了发展经验，并在《宣言》中明确指出，初级卫生保健是实现“2000 年人人享有卫生保健”目标的关键和基本途径。

在早期，与现代医学面对艾滋病时持有“道德、恐惧”的态度不同的是，原始医学、传统治愈者却勇敢地承接了或容纳了艾滋病患者。在传统治愈者的眼中，根本不会告诉患者他得了艾滋病，只是帮助患者对抗疾病，哪怕一直对抗到生命的结束，也不会放弃那些没有希望的患者。同时，传统治愈者也在这场“瘟疫”中获益，声称自己可以治愈艾滋病，吸引了很多病人前往。另外一个重要原因，由于现代医学长期未能发明治疗的药物，在无药可治疗的境况下，很多艾滋病人投入传统医学的怀抱。

东非多国政府也破天荒地第一次设立基金来支持传统医学的发展，企图从传统医学中获得拯救这场瘟疫的神药（Okware，1989）[27]，使得传统医学迎来了一次难得的春天。在乌干达，政府支持传统医学与现代医学的合作（Museveni，1989）[277-278]。1996 年，有 13500 名病人服用了由前麦克雷雷（Makerere）大学医学院教授 Bwogi Kanyerezi 和当地草药医师开发的一种名为“Mariandina”的药物。而坦桑尼亚一个医生开发了一种混合了 12 种当地草药的传统药物，还声称 40% 的艾滋病人可获治愈（Illife，2002）[242]。同样，一名叫 Lukwago 的医生在自己被诊断为感染 HIV 后，申请了提前退休，利用从祖先那里传承得来的传统药物，开设了很多用于治疗艾滋病的门诊（Illife，2002）[238]。1987 年坦桑尼亚尼雷尔总统亲自前往中国，寻求中医的帮助（德米瑟等，2015）。虽然，传统医学与现代医学在治愈上属于不同的系统，但是在治疗机会性感染、提升机体免疫力等方面，传统医学一直在当地扮演着一定的角色，并逐步为现代医学所容纳和认可，也受到病人的广泛欢迎（Edmund，2007）。

在坦桑尼亚、肯尼亚期间，我在大街小巷见到一种当地人普遍喜欢的糖果，糖果由东非大陆非常多的猴面包树（Baobo Tree）的果肉制作而成，在染上红色食用颜料后食用。猴面包树在巴加莫约镇上有很多，有的寿命已经长达 300—500 多年，很多树都高达 20—30 米，枝繁叶茂。在考奥莱（Kaole）遗址[1]里的猴面包树，还被当地人称为神树（God Tree），当地重要仪式、祈祷、活动都会在这里举行，可以庇护出海打渔顺利、身体安康。依法卡拉健康研究所的Dr. Omar、斯瓦希里语老师赛凡都告诉过我，面包树的果子在干了之后，里面的肉所含维生素C是柠檬的十倍多。在县医院CTC、2个村医务室CTC中，我都看到了病人常购买这种糖果，200—300先令一袋。同伴教育者也常说这种药可提升免疫力，促进CD4的提高。（摘自笔者的田野笔记，2016年12月，巴加莫约）

我的一个朋友叫幕康巴（Mkangba），15年前是一名坦最北部马拉（Mara）省的农村教师，从小跟父亲学习了很多传统药物、医学的知识。当时政府也在鼓励传统医学积极发挥作用，参与艾滋病的治疗工作。他告诉我这是第一次听到政府要支持传统医学的发展，为国家做贡献。另外，由于农村老师的工资很低，还常不能按时发放，无法给孩子和家庭提供良好的生活条件。当他知道在沿海地区有很多艾滋病人，而且西医上没有药物治疗时，就在15年前，他来到巴加莫约，在Msata路旁边买了土地，盖了一间房子，用于售卖传统药物。正是这次大胆的转行，他的收入逐步增加，家人生活也逐步改善，2年后就又盖了第二间房子。他的药都是来自马拉省的丛林中，要么亲自去采，要么亲戚采了之后送到巴加莫约。在他的药店里，我看到了3种用于艾滋病的药，售价在20000先令到30000先令之间，每周一小盒子。他说刚开始时，政府管得很松，不会有警察、税务官员打扰，每天可以卖出2—3盒药，那个时候赚了很多钱。但是随着2005年艾滋病治疗药物在巴加莫约医院推广后，他的生意就不如以前，现在每周只能卖上3盒左右。而且还经常受到政府的干扰，要求独立的

① 考奥莱（Kaole）遗址：位于巴加莫约镇4公里处，现为考勒村，建于12世纪后期、13世纪，是19世纪巴加莫约镇兴起前，阿拉伯商人聚居地和重要商贸集市之一，现在博物馆还存有中国明朝时期的瓷器。

房子、良好的卫生条件，要有行医资格和行医注册。（摘自笔者的田野笔记，2016 年 12 月，巴加莫约）

三　引入抗病毒治疗药物

坦桑尼亚抗病毒治疗覆盖率从 2010 年的 18%，上升到 2016 年的 62%，在这一过程中，使得因艾滋病死亡的人数逐年减少，也避免了更多的人感染艾滋病。可以说防治艾滋病取得了重大成就。殊不知，抗病毒治疗药物进入非洲经历了一系列复杂的国际、利益博弈过程。一方面，在国际贸易规则下，可以生产抗病毒治疗药物的大公司，出于对专利的保护和尊重，将高昂的抗病毒治疗药物销售给非洲等广大发展中国家，在流行早中期大发横财；另一方面，国际社会一些国际组织、非政府组织、非洲国家，为了艾滋病病人的生命和健康，采取用道德对抗专利的方式，要求药品生产厂家降价，要求提供仿制药，因此开启了近 10 多年的国际博弈（弗雷德·艾博科，2006）。

在非洲之前，巴西成为采用法律手段为艾滋病病人谋取抗病毒治疗药物治疗（Anti-Retroviral Thrapy，ART）的国家，为非洲等广大发展中国家提供了良好示范。南非通过治疗机会运动（Treatment Access Campaign）为艾滋病人提供可及的、广泛的治疗药物。随后，艾滋病药物进入坦桑尼亚，并且获得了来自美国总统紧急援助计划、全球基金（Global Found）的广泛支持。2003 年后，艾滋病治疗项目成为非洲历史上最大的公共卫生领域项目。ART 使得病人、家庭、健康医患及广泛社会图景产生了相互交融，更是促进了地方主体对于生与死、理论与关爱、自我与身体的重新理解（Hardon A.，Dilger H.，2011）[139]。

在早中期，由于药品价格的昂贵，使得艾滋病病人的生存状况在全球南北存在重大差异，非洲的艾滋病人最差。在国际社会的努力下、非洲国家的积极争取下，2016 年世界卫生组织（WHO）推荐的可替代一线艾滋病治疗的药物即整合酶抑制剂多替韦拉（DTG），在肯尼亚等非洲国家推广使用，每人每年仅花 75 美金，使得艾滋病治疗再次为非洲带来福音。同样，坦桑尼亚在美国及国际社会的援助下，2004 年成立了 CTC，专门用于艾滋病病人的关怀、治疗（见第四章），为医患沟通提供了一个良好的平台，坦桑尼亚等非洲国家积极引入并为病人免费提供艾滋病药物。药物的出现、CTC 的建立，使得原本夹杂在医患之间的“恐惧、肮脏、歧视”逐步褪去，可怕的“消瘦、恶魔般”的艾滋病症状也不再常见，医患关系得到实质性的改善。

CTC 主任 Dr. Job 所说：“刚刚开始艾滋病防治的时候，我们会受到患者的质疑：你为什么要告诉我这些？你不是一个真正的医生。因为在患者的眼中，医生是不会告诉患者那么绝望的坏消息，也不会总是告知不知如何治疗，尽管医生预见到病人的后果，对医生而言也十分恐惧，是一种痛苦的职责。”（摘自笔者的田野笔记，2017 年 1 月，Dr. Job，巴加莫约）

而在早期，很多病人在被告知感染艾滋病后，他们要么企图自杀或者选择自杀，要么变成疯子，要么恶意传播疾病（Faya，1993）。1988 年坦桑尼亚出台了艾滋病咨询指南，并提及：“通过检测之后确诊感染艾滋病，每个 HIV 阳性患者原则上应该被告知，除非患者明确表示不想知道检测结果。”（Illife，2002）[239-240]在伦理维度上，病情是每个病人的隐私，涉及医疗保险公司是否应该知晓病人的病情、病人的孩子是否应该检测及告知、病人的配偶是否应该被告知等，也有些医生不愿意在病例上写出艾滋病人的信息，很多病人不愿意将感染艾滋病这一事实告知配偶或家人，特别是男性病人。

四　引入同伴教育

除了政策、药物外，艾滋病防治工作还依托于国内或国际 NGO

的同伴教育志愿者，他们用极高的热情在医生、病人之间搭建了交流和沟通的桥梁，承担了很大一部分干预、关怀工作，成为医患关系的缓冲器和调节器。NGO 雇用的健康工作者大都有丰厚的国际薪金，与他们的高额薪水相比，来自公立医院的医生、护士的工资显然是少得可怜。而随着艾滋病逐步流行扩大，国际资金愈来愈多，NGO 成了年轻医生、护士们的吸金桶，也成了国家社会精英向往的职业。应对艾滋病的流行，高额薪水让传教士们那种挑战复杂疾病的精神得到“复活”。疾病的流行还为受过教育的年轻一代提供了数以千计的岗位，而这些年轻人也在这场应对艾滋病的流行中享受到了某种程度的物质财富和精神上的无拘无束。

戴安娜，24 岁，哥伦比亚大学坦桑尼亚办公室（ICAP 项目）的志愿者，受过高等教育，父亲曾是驻坦日本大使。从小她跟随父亲去过日本、美国等很多地方，英语流利，为人爽朗。她在 ICAP 主要从事女性性工作者的干预、感染者关怀等工作。她说喜欢这样的工作，可以关心到很多需要关心的人，待遇也不错。“虽然我不缺钱花，但是这些待遇足够一个人的生活。我也可以积攒够学费，打算前往美国拿一个硕士学位，我将会有更大的能力来提供服务。ICAP 工作计划很明确，什么时候做什么、什么地方做得好、什么地方做得不好，都会定期通过例会来总结和评估。我喜欢这样的工作环境，让我学到很多，也让我总是充满信心。我也相信通过很多人的努力，艾滋病防治工作会越来越好……我们通常会将感染了 HIV 的女性性工作者转介到 CTC，在去 CTC 之前都会通过电话和医生进行良好的沟通，一到 CTC，医生就会快速地处理，也能很好地和病人交流，不至于发生什么无法沟通的事情。”（摘自笔者田野笔记，2017 年 2 月，戴安娜，巴加莫约）

纳夏，女，30 岁，艾滋病人，THPS 的志愿者，负责感染者治疗转介。她把病人送到 CTC，总是微笑着问候病人和医生。医生忙时，她静静地陪着病人坐在登记大厅，并维持领药秩序。CTC 主任 Dr. Job 告诉我："纳夏是他见过最棒的自愿者，她工作认真，和病人总是能进行很好的沟通，还非常有耐心。她转介来的病人，治疗依从性是最好的！她和医生、护士一直都保持良好关系，从病人反应也可看出来，病人也喜欢她。如果每个志愿者都像她那样，我相信巴加莫约艾滋病防治工作会越来越好！"（摘自笔者的田野笔记，2017 年 2 月，巴加莫约）

第三节 民间力量

"CTC ni nyumba yangu！"（CTC 是我的家！）

这是我刚到 CTC 的第二周（11 月 20 日）时，一个来自 400 多公里外莫罗戈罗（Morogoro[①]）省叫作玛利亚的病人，给我的最为坚定的答案。玛利亚，25 岁，虽瘦小、疲惫，但眼神坚毅、炯炯发光。6 年前，她和丈夫均查出感染艾滋病，仍生下了一个感染艾滋病的孩子。孩子 3 岁左右因艾滋病死去。孩子死后，玛利亚身体虚弱，无法完成家里的重活，被丈夫抛弃，赶出了家。同样，玛利亚还遭到了母亲嫌弃，不允许她回家、不欢迎她的存在。在深感无望后，她想起曾经到过的巴加莫约，有海边、有椰子林、有白色沙滩，有可以吹走一切不愉快的海风。于是，她沿着公路，走出了莫罗戈罗，在走走停停 21 天后到达巴加莫约。玛利亚之所以把 CTC 当作家，原因在于这里给予了她家一样的温暖，除了热爱巴加莫约气候环境外，还有如同提萨一样关爱她的同伴教育员，有可以拥抱、握手、拉家常、随时微笑的医生和护士，每天早上还有一杯杯热腾、甜蜜的 Uji（粥），以及那些带着病痛但阳光的病友。

---

① 莫罗戈罗（Morogoro）省，中部省份，总面积 70799 平方公里，人口大约 200 万，首府莫罗戈罗，离最大的城市达累斯萨拉姆市、笔者所在田野点巴加莫约镇均约 400 公里，为坦内陆重要的交通枢纽。

对于面对病患之痛、被家庭抛弃的玛利亚，CTC 就是她的家。

在玛利亚新“家”的背后，是一幅幅温馨、阳光的图景，在图景之下彰显的是人与人之互惠互助和人间悲悯。同样，如同艾滋病流行早期引发社会普遍恐慌时，对艾滋病的恐惧、排斥也曾经在医院、医生、护士群体中蔓延，甚至引发过一系列医务人员歧视病人的事件。艾滋病语境下形成的互惠与互助也经历了一个漫长的演化过程。

一　互惠互助之自组织

2015 年 11 月 18 日早上 8：30，是我进入 CTC 的第七天，看到已经有病人睡躺在走道的水泥凳上，大部分病人在候诊处破旧的长凳上坐下。未能完成本年 CD4 检测的病人会将病历卡片放到大厅登记桌子上，到候诊大厅等候抽血。在抽血之前，通常在 9：00 左右，提萨会手提两桶用紫米熬制的粥（Uji）放到候诊大厅抽血室门口的凳子上。凳子上有一个大大的标示有“Huduma ya Uji”（粥服务）的桶，另一大桶里放有清洗干净的塑料杯子。粥是免费给病人准备的，每天都有，有时医护人员和同伴教育者也会分享。这展示了在艾滋病肆虐的同时，也引发了来自民间力量的抗争，包括国际、国家政府支持艾滋病患者自组织，以及地方社会自我培育和形成的自组织，最终形成了一个庞大的、以艾滋病关怀为主的互惠互助网络，呈现人间悲悯。

（一）自组织之 THPS

像提萨这样的同伴教育工作者，在巴加莫约县还有很多，他们分布在全县 1 个县医院 CTC 和 11 个农村 CTC 中，服务于各种社会组织，或直接在 CTC 协助医护人员。他们通过自身病患体验来帮助、支持更多的艾滋病人，同时也补充了较少的医护人员，成为基层防治艾滋病工作不可或缺的重要力量。这些同伴教育工作者，大多受雇于一个叫坦桑尼亚健康促进支持（THPS）的 NGO 组织，THPS 主要受到美国哥伦比亚大学 ICAP 项目的支持和领导。THPS 成立于 2011 年，为美国 PEPFAR 项目 5 年计划（2013—2018）的一部分，是国际组织与地方政府合作的本土性 NGO。THPS 直接由哥伦比亚大学 ICAP 支持和过渡。在首个为期 5 年的计划方案中，将在坦桑尼亚的 Pwani 省、Mtwara 省、Kigoma 省以及 Zanzibar 岛 4 个地方从事艾滋病预防、护理和治疗服务工作。THPS 的另外一个重点是支持地方 NGO 从事艾滋病高危群体（性工作者、男同性恋群体、吸毒群体）及艾滋病孤儿、艾滋患者的干预、治疗转介工作。

提萨告诉我，这是非常神圣的工作，能为这么多病人工作，他感到非常荣幸，每天看到有这么多病人来喝他熬的粥，每次都会得到感谢，他很喜欢这里（CTC）。CTC 主任 Dr. J 如是说。

> 因为很多病人来自遥远的地方，早早坐车前来。大多没有吃早餐，而候诊时间一般为 3—4 个小时，很多人在下午才能离开……粥不是政府提供的，由 THPS 提供。每天由专门的同伴教育者熬制，然后带到 CTC。粥不错，病人都喜欢……我们的医生护士也喜欢！（摘自笔者田野笔记，2015 年 12 月，Dr. Job，巴加莫约）

在每个工作日中午 12：00 之前，提萨会将粥桶和杯子清洗，带回粥房备用。由于医院经常缺水，特别是在没水或少水时，他会用半桶水就把所有杯子（50 个左右）、两个粥桶清理干净。下雨时，他会将两个大水桶用来积水备用。清洗好后，提萨一天的工作也算结束，由于他也是艾滋病感染者，每个月也会体检、换药。为了不让家人或医院里面的人知道他感染艾滋病，他通常会把病例卡片（即 CTC－1①）用一个黑色的塑料袋包裹好，小心翼翼地塞进裤包，他也不会用药剂师给的药瓶子，而是使用一个 200 毫升饮料瓶来装药物。之所以

---

① 病人身份卡即病例卡（Patient identification card，CTC－1），指病人可以带回家的简易病例卡片；病人记录表即病例档案（Patient record form，CTC－2），指含有大量个人基本、治疗、家人、随访等信息的病例档案卡。参见 National AIDS control programme（NACP），*Tanzania national guidelines for the management of HIV and AIDS*，4th edition，2012，p. 17.

如此，他解释道：“在这个医院，除了 CTC 的医生、护士知道我是艾滋病人以外，其他人都不知道。我不想让他们知道！很多医院的医生护士都住在镇上，部分现在只知道我是一个工作人员！”他还如是说：“老婆知道（感染艾滋病），孩子们还不知道！这就是我为什么用饮料瓶来装药的原因，如果用药瓶，孩子们肯定会知道。一般在周末我才会将药带回家，平时都放在医院，每天熬粥的时候就服下！”

对于从 400 公里外来到巴加莫约“寻死”，以县 CTC 为家的玛利亚之向死而生的人生抉择（见第四章），THPS 同伴教育者的纳夏给了这样的评价和肯定。

> 如纳夏所说：“像她这样自己从几百公里外来的病人确实很少。起初我们认为她是一个妓女，后来才知道是被家人给赶出来的。确实很可怜！在坦桑尼亚像她这样的女性还是有的，但是很多不会选择这样。她很勇敢，也很乐观……在巴加莫约，我们小组一般有几个人专门帮助弱势女性，特别是遭到家庭暴力的女性以及艾滋病人。在全县的 12 个 CTC 都有志愿者，碰到这样的人都会告知有这么一个组织可以帮助她们；但是并不是所有的人都愿意接受帮助。在一定程度上，我们的帮助改变不了她们的生活，改变不了丈夫对她们的态度。她们不可能离开丈夫、孩子、家庭。在坦桑尼亚，很多家庭还是愿意接纳一个艾滋病感染者的，而且女性感染者是家庭的主要劳动力，孩子、男人都离不开女性。我们的文化也有好的一面，虽然女性地位比较低，但现在感染艾滋病后家里一般不会歧视。我们小组还成立一些互助组织以及技能培训组织，虽然有一些工作开展，但是目前看上去并不是很成功。毕竟，妇女还得花很多时间在家，照顾孩子、家人，还得干农活……像玛利亚这样勇于离开家庭的确实很少……”（摘自笔者田野笔记，2016 年 1 月，纳夏，巴加莫约）

（二）自组织之 Upatu

除了 THPS 这样受到国家、国际支持的社会组织外，在巴加莫约等地方社会中，互惠关系是人们日常生活中的一个重要组成部分。不仅仅体现在一些重要仪式上，如成年礼、婚礼、葬礼等；还体现在日常生活的细枝末节中，比如探访生病住院的邻居、帮助肚子饥饿的人、替亲属或邻居照顾孩子。如果生重病或者急需要一大笔钱时，大家都会很慷慨地按能力进行捐款，或者给予物资上的帮助。如果出现紧急情况，坦桑尼亚的妇女能从一个叫 Upatu 的储蓄俱乐部申请应急资金（Wallevik，2002；Swantz，1998）。

自公元 1 世纪开始，东非地区就出现了来自波斯湾、印度洋的阿拉伯人（波斯设拉子人、阿曼人）、印度人，在开辟印度洋贸易的同时，带来了伊斯兰教，直到今天这种影响依旧存在。使得今天的东部非洲，特别是沿海地区，50% 以上的居民信仰伊斯兰教。然而，作为外来宗教，之所以落地生根，一个重要原因在于宗教本土化即东非化，另外一个重要的原因是与 14—15 世纪进入东非的基督教竞争、并存的结果（Lawrence E. Y. 2004）。东非沿海的很多居民，在信仰伊斯兰教的基础上，也保留了土著的一些文化习俗，在今天依旧可见。这些习俗中有很多积极的元素，也在对抗艾滋病流行中扮演了重要角色，比如 Upatu 组织就可以见到其影子。

在巴加莫约，Upatu 群体通常由五至十名妇女组成，通常以友谊、邻里、家庭、族群地位、社区寡妇或受过教育的妇女等为基础而建立（Wallevik，2002）。在小组内，成员向共同基金捐款，资金向所有成员开放，可以用于婚礼、葬礼等耗资较大的庆典，除了用于救助、救急外，还会用于小规模的投资。在这个意义上，Upatu 既属于个人，也属于群体，是为成员及家人提供的一张民间安全网。对于巴加莫约的女性来说，大多为伊斯兰教徒，有严苛的宗教来束缚她们的行为与生计、生产活动，意味着很少有机会获取来自官方、正式渠道的救治，如同 Upatu 群体这样的非正式的救助组织，其重要性就不言而喻。

作为 Upatu 成员之一的二房东内艾玛如是说。

> 其实，我们都知道，在巴加莫约的 Upatu 中，有很多感染艾滋病的妇女，但是没有人会特别在意这个问题。毕竟，她们是病人，很多时候需要组织的帮助。一个 10 名左右的 Upatu，帮助一个病人，也不是很大的负担，成员都默许或认为应该帮助，因为她是我们中的一员，还因为我们不知道什么时候也会生病，说不定什么时候就需要组织成员的帮助。（摘自笔者的田野笔记，2017 年 2 月，内艾玛，巴加莫约）

无论是爽朗、乐观的提萨，还是选择向死而生来抗争“暴力”的玛利亚（见第四章）以及妇女互助组织 *Upatu*，都在向我们诉说着“阳光”对于艾滋病个体抗争“阴暗”的意义，“阳光”就是坦桑尼亚乡间邻里的、扎根在人间的“互惠互助”。

二　医者仁心

2016 年 2 月 19 日中午 12 点，护士莫希对我说：“有一个病人叫萨利姆，你还记得吗？昨天他儿子搀扶进来领药的那位。”我说：“有点印象，怎么啦？”“他现在病的很重，好像是 PCP[①]，正在医院，一会要去看看他！你想去吗？”……她提到的萨利姆来自乞力马扎罗省（Kilimanjaro[②]），与护士莫希、巴图莉是同乡，虽然彼此间不认识，但按照莫希所说：“这里不是乞力马扎罗，但碰到了我们就是朋友，因为来自同一个地方。”

① PCP 肺炎即卡氏肺孢子虫肺炎（Pneumocystis Carinii Pneumonia，PCP）：虫体通常寄生在肺泡内，成簇粘附于肺泡上皮上，在健康宿主体内并不引起症状，对于那些免疫缺陷的患者、虚弱的早产儿或营养不良等免疫功能低下者，则可引起间质性肺炎 PCP，是艾滋病患者中较为常见的严重感染性疾病。

② 乞力马扎罗（Kilimanjaro）省，位于坦桑尼亚东北部，首府为莫希（Moshi），有非洲最高峰乞力马扎罗山，海拔 5895 米，有非洲屋脊、非洲之王之称。

一个小时后，我们三人来到萨利姆所住的男性病区①，穿越准备区②、墙隔离带③后，在大床位病区见到了萨利姆和他儿子。莫希、巴图莉建议他如何保持营养，去哪里可以买到食物等是他们交流最多的内容，要多吃鸡肉、鸡蛋、鱼、蔬菜，多喝牛奶。瘦弱的萨利姆听到来自老乡护士们的关心，嘴里总是说着感谢的话。这幅温馨的画面不就是验证了中国那句“老乡见老乡，两眼泪汪汪”吗？我也时常向他伸出大拇指④，以示加油。临走时，莫希和巴图莉在萨利姆的病床上各塞了5000先令，我也掏出5000先令放到病床上。这次仅十多分钟的慰问过程，短暂而温馨、充满友爱。2016年2月24日下午，大家得知萨利姆去世后，除了吃惊，不是同乡的其他医护人员也表现出了悲悯之情，不约而同地说：“Ooooo，Pole sana！Pole sana！”（太遗憾了，太遗憾了！）

同样，体现医患关系温馨的画面也时常出现在CTC，拉手、拥抱、开玩笑以及医护帮患儿洗手等。殊不知，这一幅幅温馨图景，在艾滋病语境下，却经历了一系列漫长的过程，整体上从排斥、拒绝、歧视、道德到医者仁爱。1983年艾滋病流行之初，在乌干达将“消瘦”（Slim）当作艾滋病主要症状，之后流言蜚语如同病魔一般肆虐整个东非大陆。然而来自官方和学界的关注一直集中在临床症状和其他机会性感染，特别是卡波西氏肉瘤和结核病；证明异性接触是主要的传播途径，和西方的同性途径有明显差别；通过识别如酒吧女郎、

① 在坦桑尼亚，县一级医院里有专业性划分上的门诊，但是在住院区，与中国专业性较高的科室划分不同，这里一般划分为男病区、女病区、儿童病区。

② 在每个病区，通常有医生、护士的准备区，还有相关设备和操作的准备区。巴加莫约县医院看上去稍显简单，设备简陋，类似20世纪七八十年代国内的县级医院。

③ 在每一个病区分为大床位区、小床位区：小区为病情严重的病人，大区为病情较轻的病人。

④ 在坦桑尼亚等东非，抬起拳头竖起大拇指，是表示友好的问候方式，一般用于说话不便或两人距离较远等情境；如果近了，则握起拳头，相互对碰，或手臂互碰也常用。在东非，这样的打招呼方式表达情义的深度胜于“握手”，当地人认为“握手”是在非常正式的场合、非常绅士的人或者友谊一般的人之间进行。

长卡车司机及其助理（Tunboys①）等一些高危的群体来了解传播的机制。随之，围绕消瘦症状、性途径、高危群体等一系列与全体大众毫无关联的防治方案和控制计划应运而生（Illife，2002）[223]。另外，早期官方和学界不适当的宣传方式，与在民间广为流传的艾滋流言与艾滋恐慌一起，划开了一道道知识鸿沟。为此，在东非摸着石头过河的防艾道路中，医患关系经历了漫长的建构、演变历程。

第一，去神秘化②与反对使用安全套。乌干达 ACP 的主席奥科瓦雷（Okware）在艾滋病援助会议上，列出了 7 项 ACP 的活动内容③，成为东部非洲早期开展艾滋病防治的蓝本，具有里程碑意义。在国家领导人和政府的广泛支持下，奥科瓦雷将乌干达的艾滋病教育纳入了高年级教学大纲，以此将艾滋病去神秘化（Illife，2002）[231]。虽然坦桑尼亚效仿乌干达，但健康教育措施引入学校时，遭到了宗教人士和保守派的强烈反对。同样，遭到反对的还有推广使用安全套。在肯尼亚则通过家庭计划来推广安全套，但也不理想。虽然东非在安全套推广计划上花费了大量资金，但 1993 年时乌干达、坦桑尼亚等地仅有 3% 的男性使用了安全套（Opio et al.，1997）[547]。

第二，史无前例地重构医患关系。早期，艾滋病关怀工作一直被忽视，加之资源匮乏也导致长期无更好的关怀策略。其中，面临的一个重大问题就是医患关系整体上必须史无前例地重新调整、改革“医患”关系。然而，重构医患关系面临诸多困境，之一为医护资源匮乏。1987 年，虽然坦桑尼亚开始培训艾滋病咨询师，但关怀工作一直留给家庭和

---

① 在东非，tunboys 主要是指公交车司机或卡车司机的助理。

② 艾滋病在早期一度被视为个人或群体的最高级秘密。也正因此，滋生了诸多社会文化隐喻，体现在当地一些文人笔下的戏剧读本和报告分析之中。如 Elimu ya Malezi ya Ujana（EMAU），*AIDS*（*MAHABUSI*），series 15，Dar es Salaam：Jumuiya ya Kikristo Tanzania，1987；Peter S. Kirumbi，Nataka Iwe Siri，*Dar es Salaam*：Taasisi ya Uchunguzi wa Kiswahili，1971；Bitugi Matundura，*Sitaki Iwe Siri*，Nairobi：Longhorn Kenya，2008.

③ 乌干达 ACP 的主席 Okware 于 1987 年提出艾滋病控制计划 7 项内容是健康教育、血液筛查、重建输血服务、感染监测、安全套发放、研究和病人关怀，获得了国际社会的广泛赞誉，成为艾滋病国家计划的模板，不仅仅在非洲地区，在泰国、也门、所罗门群岛等地区也推广使用。

志愿组织，直到1990年才开始在全国各级卫生系统培训咨询师和健康工作者，但目标群体也仅为年轻群体，还更多地针对性病而非艾滋病。在20世纪90年代中期，在整个东非，1个医生得服务500个感染者。困境之二，医务人员态度差异。除了收费的私立医院医生外，大多来自公立的中小医院医生很少愿意花时间，甚至拒绝为艾滋病患者提供服务。在90年代中期，肯尼亚30%的艾滋病人没有接受过医疗卫生保健就死亡，坦桑尼亚北部没有一个艾滋病人会主动去寻找医生，除非需特殊治疗（Illife，2002）[233]。与此相反，在很多国家级、省级大医院里医生们却花了很多时间来治疗艾滋病，一半左右病床都被艾滋病人占有。1987年，坦桑尼亚最大的穆希姆比利医院，艾滋病人住院5天仅收25美金，极低的住院费用吸引了很多病人，直到被告知或者他们的亲戚认为已经无药可救时才会回家。同样，有医生会说一些充满丧气或判死刑的话来表达愤怒："你这已经是阳性，你得了艾滋病，所以这里已经没有什么我可以做的。你的情况非常糟糕！"（Lie G. T.，Biswalo P. M.，1994）。当然，也有医生即使知道无药可救，但在告诉病人结果时会表现得很绅士、细腻温情。困境之三，艾滋病关怀工作的要求史无前例，需要一支高素质咨询师队伍。对早期的咨询工作而言，最大挑战是陌生的工作，是非洲根本不存在的工作类别。实际上，除了部分咨询师外，很多人并未接受过培训，工作时常抱怨，也没有额外的奖励机制（Philip，1995）[322]。在很多地方，大多数咨询工作不得已由感染者、宗教组织、NGO志愿者完成，比如WAMATA组织①（Philip，1995）[121-127]。其结果是，关怀工作质量低下、服务数量有限，大部分留给了家人。

正如从事了25年艾滋病防治工作的CTC主任Dr. J. 所说："从个体情感上，对于没有症状的病人，早期的医生很难通过话语直接对病人

① WAMATA：Walio Katika Mapambano na AIDS Tanzania，"People Struggling Against AIDS in Tanzania"，in Mwaikambo E.，A case study of Walio *Katika Mapambano na AIDS Tanzania People in the Fight against AIDS in Tanzania*（WAMATA），1994.

宣判死刑，更不会直白地说艾滋病如此致命。这是一件非常困难的事情，告诉任何人，他或她得了艾滋病，在未来的几个月将会死去。作为医生，这样的话是很难开口的。一些病人需要主动知晓艾滋病的信息，而一些病人需要被动地告知。这不是你急匆匆就可以决定的。你需要准备去解释，因为这些消息背后所承载的重力，能给病人提供舒畅的、支持性强的建议，可以回答病人提出的大部分问题，甚至最终命运。”

工作了近10年的咨询师也说：“在咨询中，医生往往是打碎患者现实状态的第一人。很多咨询不可能在几分钟内完成，得花很长时间。咨询得伴随患者情绪出现的不同而改变，甚至必须随机应变。一般患者，首先表现为对患艾滋病的震惊，然后否认，甚至愤怒，还会质疑你的很多问题，大部分在最后往往都会选择接受，甚至还抱有希望。有部分咨询还得扩展到病人的亲人、家属，让他们知晓如何处理和应对病人可能出现的情况。”（摘自笔者的田野笔记，2017年2月，Dr. Job、提嘎妮，巴加莫约）

第三，医护人员的“恐艾”。如同人类历史上的诸多重大瘟疫一样，艾滋病的到来不仅引发了社会恐慌，甚至在医护人员之间也普遍存在恐惧与排斥，乃至歧视。因为医护人员也会不可避免地出现艾滋病感染及死亡。在乌干达，1986年就报告了6名医生死于艾滋病，1993年超过30%的县级医疗官感染艾滋病（Katabira，1988）[25]。1990年，在坦桑尼亚卡盖拉省立医院4年内16名医务工作者因艾滋病死亡了。在坦北部的某医院，1993年还发生过手术过程中医生护士因刺破、划伤而感染HIV。（Illife，2002）[237-238]

Dr. Job所说：“在艾滋病流行的早期，就医生、护士而言，艾滋病的关怀工作往往会令他们感到非常恐惧。有的医生认为因艾滋病死亡是一种恐怖至极的死亡，更多病人并非死在医院，而是死在被告知得了艾滋病后的那段时间内。同样对于医生护士而言，没有良好的防护措施，越来越多的病人让他们感到十分恐惧。同时，还有很多医护人员也死于艾滋病。”（摘自笔者的田野笔记，2016 年 3 月，Dr. Job，巴加莫约）

第四，医护人员中“歧视”的形成过程。艾滋病除了恐慌，在东非一度被视为肮脏。在东非人眼中，艾滋病来自美国、欧洲等西方发达国家的同性恋人群；而同性恋在非洲根本不存在，同性恋之间的情感及肛门性交是如此不可理喻与肮脏。在非洲，虽然主要通过异性传播，但一开始就被视为与肮脏高度相关联的疾病，为社会所歧视、排斥和缄默。除此之外，在基督教、伊斯兰等主流宗教价值观中，传统道德斗士们会将艾滋病产生及其后果看作一种对道德进行批判的天赐良机。宗教之道德态度也在医疗卫生工作者中普遍盛行。早期，大多坦桑尼亚的护士认为艾滋病归咎于性乱交，21% 的护士拒绝提供护理服务（Illife, 2002）[238]。在应对歧视上，早期的去歧视化工作花费巨大，但效果不明显，还遭到世界银行的批判（Nyamuryekung'e, 1991）[39]，即东非的艾滋病仅被当作一个单纯的医学问题来看待，而未被视为一个需要多部门参与的社会问题。同样，坦桑尼亚也被国际捐助者认为过于官僚化、浪费财物，导致在 1992—1996 年才收到 2/3 的捐助资金（Illife, 2002）[234]。

从事了长达 15 年艾滋病防治工作的 CTC 护士长妈妈佩佩（Mama Peipei）说：“一开始时，没有任何人愿意从事这样的工作。很多医生、护士都认为从事这种工作很肮脏，会给他们带来道德上的不洁。在工作中还发生了很多歧视病人的行为，恐吓、辱骂甚至用道德来批判病人。我想这是早期很多艾滋病病人不愿意来医院的重要原因。”（摘自笔者的田野笔记，2016 年 4 月，佩佩，巴加莫约）

第五，医患关系中的“道德化”历程。随着艾滋病流行的扩大，东非乃至全球都呈现一波用道德来绑架艾滋病的趋势，直接影响到正在寻求治疗的千千万万患者和为千千万万患者提供服务的医护人员。“道德”成了横跨在医患关系中的最大障碍，在非洲表现的极其突出，甚至一度出现医生不仅不愿意给病人看病，而且还在言行方面对病人进行训斥与辱骂。横在人们心里判断艾滋病的尺度已经超越了简单的医患关系，涉及更多“道德、伦理”。

在艾滋病出现之前，非洲面临的一个重大挑战是“麻风病”。麻风病传染性极强，当地医生，甚至传统医疗治愈者们都会望风而逃。与全球一样，承接这个挑战的医务工作者不是那些就职于公立医院的医生，而是拥有宗教情怀的传教士医生。在早期，对于传教士医生而言，接受和习得了麻风病的经验，不仅是智慧、专业上的突破，更多是信仰上、道德上的超越。正如某传教士医生承认的那样：“作为一个牧师，也作为一个医生，我喜欢这样的挑战。”（Michael W.，Ross V. S.，1988）[395-398]面对数以千计而且正在扩大的艾滋病人，传教士医生们那种抗击麻风的精神固然可佳，但杯水车薪，无法救治那些被“失德化”、“肮脏化”的病人。在早期，面对病人的大量死亡，一度使人们想到是医生杀死了艾滋病病人和他们的孩子（Susan，1989，1990）。如果缺乏药品和医疗设备来预防疾病、来缓解病人痛苦，会导致社会对医务人员的道德审判（Cynthia，1988）[92]。

> Dr. J. 说：“我们生活的社会到处充满了来自艾滋病的挑战，甚至是恐惧，它已经在侵蚀我们应对问题的自信和能力。在艾滋面前，非洲的现代医学已经在萎缩、褪去，医护人员不能为病人提供充足的医疗服务，是失败的。对于医务人员来说，这些累积已久的负担一直是一个极其困难的伦理问题。难道一个医生要永远或者总是告诉患者，他会立刻康复，这根本不是多严重的疾病吗？这种看似心安理得的话，在逐步死去、越来越多的患者面前却不堪一击。”（摘自笔者的田野笔记，2016 年 3 月，Dr. Job，巴加莫约）

三 “在一起”的人间温情

“CTC ni nyumba yangu!” （CTC 是我的家!）是病人玛利亚（Mriya）最坚定的呼声，旨在昭示着 CTC 成为她温馨之归途。之所以如此，除了上述一系列去恐惧、去道德及国家之努力外，还有一个非常重要的力量在推动“玛利亚以 CTC 为家”，那就是来自人间的温情。我对这种温馨情感的体验，自进入 CTC 的那天便开始，发生在我一个外来者身上、在热腾腾的一杯粥里、医患之间、邻里之间，甚至在医生与罪犯之间、艾滋孤儿之间。

第一，我的暖场仪式。

2015 年 11 月 10 日，研究所的 Dr. Omary 带我前往巴加莫约县医院的 CTC。从那天起，CTC 成了我了解当地社会文化的重要窗口。在中心主任带领下简单熟悉环境后，同伴教育员阿里（Ally）就让我带着病例卡到候诊区去发放。当着 100 多个病人面逐一念出他们的名字，我有些胆怯地问阿里，大声喊他们的名字是否恰当？阿里认为这个问题很奇怪，说一直都是这样。由于我第一次接触这么多当地人的名字，对发音、字迹等还不熟悉，加上一个中国人在那里高声叫喊，本身就是一幅奇葩之图景。“喊名字”这活就成了我进入 CTC 的暖场仪式。

虽为上午，但印度洋已开启“桑拿”模式。我顶着 30 度左右的高温，捏着一把一把的汗水，低头仔细确认每个病人的名字，然后在心里先默默念上一遍，再抬头高声喊出。看不清、不知道如何发音，便及时向旁边的护士、志愿者求救。当我碰到那些较长、难以瞬间发音的名字时，不可避免地被他们当作笑柄。简单地来说，通过喊名字我完成了与他者的互动与交融，当我对他们好奇时，他们更对我好奇。情感互动也正是在这个奇葩的、偶有尴尬的仪式中逐步建立，为接下来的田野观察奠定了信心。

一年多后，我已成了他们中的一员，处理起 CTC 的日常工作也算得心应手，偶尔还对工作方法、思路提提建议，并获得了“中国医生”的称谓。对于“喊名字”这活，他们都乐意让我去做。现在每每想起这一暖场仪式和我的“表演”画面，总会暗自发笑。一个不同肤色、不同国籍的人，如同聚光灯之下的表演者，借“喊人之名”的入场仪式。在这种稀松平常的互动之下，他们渐渐地对我不再“异样”好奇，我的田野是“我们”在破解各自神秘之后，一起进入日常生活。在外来人看来阴暗、恐惧的非洲艾滋病，我却进入了这个幽默、温馨的空间，看到了阴暗之于阳光。

第二，“CTC 是我的家！”

“CTC ni nyumba yangu！”（CTC 是我的家！）……向死而生的玛利亚之呼声，她之所以把异地之 CTC 当做家，有一系列的原因。

被丈夫、家庭抛弃的她，到巴加莫约是一种不得已的选择。正如她所说。

> 高中时，父亲曾经带我来过巴加莫约沙滩，喜欢那种感觉！这里如同上帝存在一般，风会吹走恶魔的缠绕！随着我的身体越来越虚弱，仅依靠母亲和亲戚本就少得可怜的食物度日，已经变得越发困难。随着病情严重，经常发热、呕吐……我得到另外一个地方去结束生命，获得重生。巴加莫约是我的最爱……我沿着公路走，走了 3 周左右才到。这里很美，每天都会去海边走走，吹吹海风，很多时候睡在海边的草丛或者沙滩上，喜欢温暖的沙滩，早上醒来可看到温暖的太阳，这就是我的生命。在地球村附近的林子里，有些地方可以住，有的时候我把自己埋在沙里，很安全，没什么可害怕的！（摘自笔者的田野笔记，2015 年 11 月，玛利亚，巴加莫约）

她被同伴教育者、医护人员接纳。正如她所说。

> 我每天都会在外面乞讨食物，或者早早来到 CTC 喝一些粥，跟

他们（同伴教育者）要个蛋糕，就已经很知足了。在这里赐予了我生命，给我前所未有的温暖……不知道未来是什么，不知道明天是否还会活着，但是我知道，只要早上起来就会得到太阳的温暖，知道这里有喝的粥，还会给我一些食物……CTC ni nyumba yangu，CTC ni nyumba yangu！（这里是我的家，这里是我的家……），这里有吃的，有人给我药！我每天都为这里祈祷！（摘自笔者的田野笔记，2015年11月，玛利亚，巴加莫约）

她向死而生之归途。对玛利亚而言，巴加莫约是一个可安息之地。正如她所说，这里有阳光，有沙滩，有CTC这个不算家的“家”！我再次得到她的消息已经是在10天之后即2015年11月30日，而且是她死亡的消息。纳夏告诉我说：

2015年11月28日，我们小组成员在巴加莫约路上发现玛利亚，当时她已经死了，后来还报了警！警察一听说是艾滋病人，就离开了。我们小组找到罗马天主教堂的人来帮忙处理尸体，并把尸体带走……我们小组的人说她死时身上还有好多沙子，估计死之前去过沙滩。应该不是没有吃的吧，因为她知道我们小组可以提供一些食物，可以随时去取。她说过喜欢沙滩，喜欢大海！她还说过CTC是个好地方、人多，对她都很关心，像家一样。（摘自笔者的田野笔记，2015年11月，纳夏，巴加莫约）

第三，一起工作，一起吃饭（Kazi pamoja，Chakula pamoja）。

除了医患温馨的“乡邻”之情外，工作人员之间细腻的情感表达，并未因明确细致的工作分工而分离；反而，在工作间、之余得到完美展现。繁重的工作任务和“悲苦”的艾滋病故事，并未将我们细腻而温馨的情感区隔。“Pamoja”（在一起）联结了CTC这个狭小空间下所有人、事、物及温情，而这份情感存在于包括我在内的“我们”之间。

社会生活中日常的互尊互敬，道尽了 CTC 的温馨与友爱。

每天到 CTC，见到年长的，医生护士都会说：“Sikamoo mama/Baba！”[①]（您好，爸爸、妈妈！），还会根据不同情况互相问候，一般会问“Habari za leo?”（今天好吗?）、“Habari za mchana?”（下午好吗?）、“Habari za nyumbani！”（家里好吗?），问候孩子则会问“Hbari za watoto！”（孩子（们）好吗?），正在吃早餐则会问“Habari za Chai[②]！”（早茶/餐如何?），正在工作则问“Habari za kazi！”（工作如何?），如果关心昨晚睡的好不好会问“Habari za kulala！”（昨天睡得如何?）。问候通常不会少于两个，有的多达三个以上，代表关系友好；医患之间拉手、拥抱也极为普遍，还会伸出拳头或者手臂碰一碰。这是每天的问候仪式，看似微不足道，却承载着互爱、互敬与互信。（摘自笔者的田野笔记，2015 年 12 月，巴加莫约）

工作之茶余饭后的对话，捕捉了“我们”细腻情感之表露。

2016 年 2 月 17 日，大约下午 1 点，护士们坐在临近门口的凳子上聊天，当谈到中午吃什么时？护士莫希问我：“前天买的小鱼你是怎么做的，有没有吃了?”我把小鱼菜汤照片向她们展示后，获得一连串赞美，还问我怎么做的、加什么佐料、煮汤时间多久等。护士吕赫玛说：“高，走，吃 Ugali[③] 去，你应该会喜欢吃的。”旁边的护士

---

① Shikamoo：斯瓦希里语中对长者、老人的问候，在有的情况下，也会用于对社会地位较高人的问候。

② Chai，斯瓦希里语，意义为“茶叶、早餐、早茶”，Chai 一词源于汉字“茶”（Cha）。据说，与当年来自中国的茶叶流入东非有关，但有待进一步考证。

③ Ugali，当地的主食之一，用玉米面小火慢熬而成。

还热情地向我推荐了鱼、蔬菜、炸薯条、鸡肉、牛肉等当地常见食物。赤脚坐到长凳上的吕赫玛穿起鞋子，带我来到医院门口的餐馆，还不停问我喜欢吃什么。我跟她说今天我请客，感谢对我工作上的支持。她笑着感谢后，念叨了好几次：“Mimi na Gao，kazi pamoja，chakula pamoja!”（我和高，一起工作，一起吃饭）在医院门口一家简陋餐馆中点了牛肉和Ugali，服务员端上食物后，我发现只有我那份有牛肉，便问为什么？吕赫玛指着牙齿说牙不好，肉太硬，吃不了牛肉，说完把手伸到我的盘子①，拿走了一小圈青辣椒：“Nzuri!”（好吃!）餐厅外的摩托车小哥看到我用勺子吃Ugali，他大笑着向我走来说：“吃Ugali是用手的，不是用勺子吃!”还在空中做起示范。这时冲出两个小孩，一边喊着“中国（中文）Ugali，中国Ugali”②，一边微笑着向餐厅跑过来。吃完后，我付3000先令（约10元人民币）的饭钱，还给同事们带了饮料。回到大厅，吕赫玛还不忘笑着向同事们说：“Mimi na Gao，kazi pamoja，chakula pamoja。”（摘自笔者的田野笔记，2016年2月，巴加莫约）

第四，人道与罪犯。

在我们的固定认知里，“犯人—艾滋病人—警察—医生”之间存在一条严苛的界限。艾滋病人之高危，犯人之可恶，警察之威严，医生之仁慈，任何一个主体似乎都有明晰的界限，跨越自身固有“身份”就意味着跨界。医生照顾病人无可厚非，警察威严也是理所当然，艾滋病人之高危虽有勉强，但是不乏大众的认知，犯人可恶似乎符合一切法理逻辑。当艾滋病人和犯人结合，高危、可恶进一步得到

---

① 在坦桑尼亚等东非，吃饭一般用手抓，在餐馆或者家里都会备有洗手的地方。至于为什么喜欢用手抓，当地的朋友告诉我，用手捏后的米饭或者食物，温度可以调节到最佳，也就是手（人体）的温度。

② 两个孩子能够喊出中文“中国”，是因为在中国坦桑尼亚孔子学院的推动下，坦桑尼亚教育部已经确定，从今年（2016年）开始推动中文逐步或者在当地学校已经成为必修课或重要的选修课。

强化。然而，在 CTC 期间亲历了一些事件，改变了我固有认知。

> 2015 年 12 月 8 日，CTC 候诊大厅已有很多病人，如往常一样，我帮助护士茹法填着 CD4 检测单，应对前来核查 CD4 结果的病人……10 点左右，进来两个穿着橙色衣服的病人，并与茹法相互问候、聊起天来，有说有笑，与旁边的病人并无两样，也进出药房取药和随访室随访。我看到 Dr. Job 带着两个警察来到 CTC，只见警察腰间均配有手枪，手上还拿着两副解开的手铐。这时我才知道，原来那两个身着橙色衣服的病人是犯人。我不由自主地产生了不安和好奇，心里嘀咕着这两个艾滋犯人会不会在这里滋事？因为，前天（2015 年 12 月 6 日）我在小镇的街道、路边看到多个通缉犯的通缉单和照片。不禁自问，让一个犯人自由地在 CTC 行走，难道不担心安全问题吗？（摘自笔者的田野笔记，2015 年 12 月，巴加莫约）

然而，除了我以外，其他医生、护士、病人等并未表现出异样和不安。我的不安似乎多余、格格不入。此图景，完全颠覆了我想象的种种："带走手铐，拖着脚镣；警察形影不离，警察让站不得坐，让坐不得站的'犯人形象'；也颠覆了警察对感染'艾滋病'的犯人也会排斥和恐惧的'警察形象'！"完全改变了我对"犯人—艾滋病人—警察—医生"一系列"应有规则和界限"的认知。百思而不得其解，这样一个和谐场面是如何产生的？意味着什么？是病人还是犯人？为什么不用手铐，不用脚镣？为什么可以自由地和医生、护士、病友聊天？可以像其他病人一样——排队、领药、咨询而没有"应有"的特殊待遇？为什么医生、护士、病人乃至警察会如此"放心"他们的就医行为？

后来还发生了另外一件事，我才如释重负。

> 2016 年 1 月 11 日，有 200 多位病人来就诊，直到下午 2：30 仍有病人。医生马格沙说从早上 9 点到现在，已经接诊了 150 个病人，

很累。我在他旁边的椅子上坐下，来了个特殊病人，是刚从监狱出来的刑满释放人员。病人见到我和医生在一起，诧异而兴奋，毫不顾忌地把他刑满释放的批条拿出来，先是递给了医生，然后递给了我。我接过批条一看，他今日才出狱，在监狱已有2年多，一出狱便来到CTC拿药。他说："我在监狱的两年里，都没有接受过CD4检测，都不知道现在的身体如何？"他还说了一堆抱怨的话。我看到医生马格沙对他的抱怨并未理睬，而我向他伸出大拇指和他握手："Karibu!"（欢迎）他见到我和他握手，双手伸过来紧紧地握起，看似激动。或许他没想到一个中国人会以这样的态度对他。随后，我告诉他在哪领药及检测CD4的时间。他在离开之前还跑来跟我说了声谢谢，并再次和我握手。（摘自笔者的田野笔记，2016年2月，巴加莫约）

这一事件后，我开始深思。何为病人？其社会意义和权利如何？何为医院？医院的意义和权利如何？还有何为医生……在这个贫穷的、艾滋病高度流行的大地，是"医患"关系内涵中的权利、义务、人道、互信跨越了"医者与罪犯"的鸿沟。在坦桑尼亚，经济社会发展的滞后，导致贫困、现代医护水平的低下，众所周知，也是显而易见的。然而，这里的"医者与罪犯"却充满了对病人基本权益的尊重，绽放着人性光芒。正如中心主任Dr. Job向我解释的那样。

CTC一直这样啊，如果犯人进来，警察都会取下手铐，到这里就是病人，不再是犯人。在CTC内他有自由行动的权利。当然，不排除有个别犯人还是会被严格看守！整体上，我们的处置原则是不管是罪恶的犯人还是瘾君子，只要你是有生命的，只要你是病人，就会获得尊重……你也就会自然地尊重别人。在这里，没有犯人，只有病人，获得医疗服务是他们的基本权利。（摘自笔者的田野笔记，2016年2月，Dr. Job，巴加莫约）

第五，儿童日——Children's Day。

2015 年 12 月 3 日周四，由于世界艾滋病日 12 月 1 日为周一工作日，活动被顺延 2 天，并统一叫作“Children Day”（儿童日），活动所需全部由 THPS 资助。THPS 领导将 CTC 所有员工召集到会议室安排工作，她说：“活动目的是为了给孩子们创造一个关爱氛围，让他们感知社会、政府的爱！也会提供一些食物，还有交通补助给他们……”活动地点安排在医院最大的空地上。像 Children Day 这样的活动，今年将在全国举行 7 场，根据艾滋孤儿、儿童的数量多少来选择地点。巴加莫约现在有 300 多个感染艾滋病的儿童和孤儿，多由奶奶、姐姐来照顾。每次参加活动的家长 90% 都是妈妈，爸爸一般不愿意参加这类公开活动。当地政府或医院会安排包括最高行政长官 DC 等领导参与，也体现了政府重视和官员亲民。

到 10：40，儿童和妇女们被召集到一颗大树底下，席地而坐，围成一个圈，最小年龄的孩子在前面和正中间，大一点的孩子靠后，妈妈们、医护人员在最外围。中间摆放了一张铺上白色桌布的桌子、两个凳子。一个男同伴教育员拿着话筒进行主持，开场的活动节目表有独唱、边弹吉他边唱、空中倒立的杂技，活动还时而引起孩子们的起哄、嬉闹。巴加莫约县的行政长官也一脸严肃地进行了长达 40 分钟无趣的讲话，最后在热烈的掌声中离开活动现场。

中午 1 点，午饭时间，统一配送的免费午餐已经准备好。在医护人员、同伴教育者的招呼下，孩子们、妈妈们迅速排好队准备领取食物，年龄小的孩子为第一批，稍大的第二批，父母第三批，医护人员和同伴教育者最后。饭前护士长亲自给孩子们逐一洗手。每个人可以领取的食物为面饼（Chapati）、炸鸡肉、矿泉水、鸡蛋、蔬菜、西瓜片各 1 份，全部装到一个大盘子里，然后坐在沙堆上、草地上，开始享用美食。

下午 2 点左右，用餐完毕，活动继续，今天的活动内容主要如下：

> 孩子、成人的用嘴咬勺子抬鸡蛋活动，奖品为鸡蛋1个；男孩子们在同伴骨干带领下进行足球活动，虽然场地坑坑洼洼，但无法抵挡住孩子们对足球的热爱，赤着脚、背着书包，将足球使劲踢到上空，枯枝、树叶稀稀洒落，犹如庆祝胜利者的花瓣；还有分组拔河比赛，分组时总是偏爱长得胖的、壮的，每组5人，绳子为剑麻绳，当主持人高喊："moja，pili，tatu"（1，2，3）后，两边同时发力，脆弱的绳子从中间断裂，两边的人瞬间倒成一地，引发哄堂大笑，随后，医护人员也加入拔河队伍，呐喊着、拉扯着……；最后为女子无挡板篮球（Notaboli），7—8个人，一个排球后，大家按照多个角站立，球往高处传，中间的多人追着球跑，触到球就可以站到角上，角上的人失误或者脱手，就回中间去抢球，左躲右闪，高抬高举，孩子们疯狂而欢快……（摘自笔者的田野笔记，2015年3月，巴加莫约）

除此之外，志愿者还带来8个来自孤儿院的孩子参加活动，同时检测艾滋病。志愿者告诉我，在孤儿院大概有20多个孤儿，今天来的大概2—3岁，3岁以上的都已检测过HIV；20多个孤儿中，8个为在服药的感染者，有的已读初中、小学，孤儿院的大部分资金来自政府、慈善组织、NGO。

下午3：30左右，餐厅早早送来晚餐。护士V. Tonga告诉我，如果晚了，会耽误病人回家。她带着我把正在玩耍的孩子们召集在一起，按年龄排队，洗手吃饭，晚餐为每人米饭、牛肉、蔬菜、水、香蕉各1份。用餐完毕的人领取5000先令交通补助后，大人带着孩子、哥哥带着弟弟、姐姐带着妹妹、同伴骨干带着孤儿，陆陆续续离开医院。在清理完活动现场后，医生马格沙让我去领10000先令补助，领取后，我把钱交给了护士长，希望她把钱转交给孤儿院的孩子们，她说了句："我会转交的，他们还没离开！高，你是个好人！谢谢！"

第四节　方兴未艾之女性抗争

艾丽克丝，作为一个来自农村的妇女，在面对“糖爹爹”诱惑时，一方面成为“屈从于”男性特权的弱势女子，一方面陷入了无尽的艾滋灾难之中。面对苦难，她不得不以肉身来换取家人的一日三餐，不得不委身于男权特权的甜蜜诱惑之中。无独有偶，像艾丽克丝这样的社会底层女性还有很多。坦桑尼亚艾滋病流行中的60%—70%为女性感染者，主要是中低龄女性，包括尚未成年女童（UNAIDS，2017）。而且女童首次性行为低龄化，是高艾滋感染率的社会现实（Erick，2015），是男性性特权带来的恶果。

可悲的是，来自中低层女性的沉默使得男性特权持续猖獗。可喜的是，随着近年来女权主义的兴起，在坦桑尼亚女性社会精英阶层中已培育了一些对抗男性特权的种子。虽尚未成为全面对抗男权的力量，但是已不乏很多个体的努力与抗争；虽方兴未艾，但值得期待。我的二房东内艾玛（Neema）和同一个屋檐下的女租客朱玛尼（Jumani）就是其中的代表。

2017年4月15日中午，在打扫完屋里屋外之后，二房东内艾玛说请了镇上最好的发型师来做头发，还问我，做头发是在客厅，还是在院子里好。我认为院子光线好、空间大，较为适合。于是，她挪了两个椅子摆放在院子空地之上。30分钟之后，一个提着一大一小梳妆盒的发型师来到院子，直到下午5点，花了4个小时才把头发做好。之后，内艾玛三次跑到客厅的镜子前欣赏一番，不满意之处，让发型师继续修整。期间，她还三次问我是否好看？我每次都伸出大拇指，给一个赞。结束后，她掏出6万坦先令（约180人民币），递给发型师。

在人均月收入不到10万先令（约300人民币）的巴加莫约县，内艾玛之所以要花近5个小时来装扮自己，还是时下最为流行、最复杂、最耗时发型即牙买加风格型（Rasta za Bandia）。原因在于她的情人也就是我的房东今晚将从遥远的芬兰回到巴加莫约。对于内艾玛而言，这是一段近4个月漫长而煎熬的等待。在情人面前展示自信和美丽，是这段漫长等待的最好诠释。正如她所说："今天晚上吉瓦拉拉就要回来了，我得给他给惊喜。这确实太贵，平时很少做这样的头发。对于女人来说，这非常重要，要表达我们的自信和美丽。"

殊不知，内艾玛作为一个在当地传统文化中长大的、经历过失败婚姻的妇女，她接受过高等教育，曾经有过傲人的事业，在漫长的磨砺中找到了一条不同于当地很多传统妇女之路。一方面将传统融于当地，一方面用独立的事业、情感观在践行着当下并憧憬着未来。在被男性特权建构的地方社会中（详见第三章），她的故事在诠释着另外一个面向之抗争。

一　兄妹亦情人：一个美丽的女子

说实话，以男性的角度讲述一个女性的故事，我有些惶恐。然而，在坦桑尼亚的生活中，我无法忽视女性。除了那些自信、偶尔傲慢、高谈阔论、高高在上的男性之外，"她"和"她们"组成了我田野调研与生活的另一部分。从女性同事、病人、医护人员、二房东等身上，我不仅看到勤劳又任劳任怨的她们所承载的"生活日常及社会苦楚"，还看到她们的奋进、独立、自信，甚至人间大爱。如果用一句话来概括，"她们无疑都是走在方兴未艾的女性崛起之路上的美丽'她者'"，而非社会学家安·奥克利（Ann Oakley）所控诉的"看不见的女人"。行路者之一便是我的二房东，何况她是离我如此之近的一位坦桑女性。

（一）奋进之美：初见二房东

"Neema"为斯瓦希里语，经常被用作女性的名字，其意大致为"出生在繁荣时期的人"或"一个美丽的女子"，含安享繁荣、美好生活的意愿，也与东非沿海地区常见的印度苦楝树（Neem Tree，也称宁树）有关。内艾玛（Neema）也是我在坦桑尼亚巴加莫约（Bagamoyo）小镇的二房东的名字。

2016 年 1 月 23 日，由于法拉扎玛村（Falazama Village）周边环境嘈杂，尤其周末经常莺歌燕舞，为了寻找适合晚上整理笔记和写作的房子，我决定搬离。第二天早上，经朋友介绍，说内艾玛哥哥有空房子可出租，我和朋友欣然前往。我从巴加莫约小镇路边进入一个 1—2 亩的大院子，看到两边停满了报废的摩托车和二手汽车，远处正对着的简洁清爽的房子前，有两棵印度苦楝树（Neem Tree）如同门神一般侧立。

在院子里，我见到了内艾玛。她穿着当地妇女的典型装束，手扶扫把，体态端庄，谈吐优雅地向我打招呼。此时，一个身穿白色背心的男子从房右侧门里走出来，他便是内艾玛的哥哥吉瓦拉拉（谐音）。只见他脚踩十字拖，见到我们后非常绅士地解释说，他正在打扫房间，希望我们不要介意。

内艾玛，40 岁（2016 年），离异多年，现无业，靠出租房和一间生意不怎么样的商店维持日常生活，女儿在达累斯萨拉姆市（简称"达市"）读私立高中。内艾玛出生在坦西南部的苏巴汪嘎省（Sumbawanga），高中毕业后，自费来到巴加莫约艺术学院（Tasuba）学习非洲画和舞蹈，后来和一名公务员结婚，生育一女。婚后 5 年，老公调往达市任职，便抛弃了内艾玛。2000 年，内艾玛曾受聘于德国某非政府组织，开办了一所非洲传统雕塑学校，她任校长一职。起初，学校生源不错，但在第一个 5 年周期结束后，由于雕塑作品售卖的不理想，日常运营入不敷出，学校在 2006 年被迫关闭。

之后，她凭借深厚的技艺功底和艺术修养，依靠雕刻木雕、编织饰品、绘画、染织等手艺换得了一份可观的生计来源。内艾玛还在雕塑学校后面购置了土地，搭盖了两间大房子，一间自己居住，一间出租。租客大多为来到当地的外国人，因仅有一个房间，价格一般在每个月 10 万—20 万先令不等（约 300—600 人民币）。内艾玛说："常租给外国人，并不是因为钱的多少，其实很多当地人都可以出得起这样的房租；而是因为外国人来到这里，可以和他们聊天、交朋友，偶尔还会品尝不同国度的美食，了解不同国家的人文风情，开阔自己的眼界，这是非常棒的经历。我在当校长期间，也去过德国、英国等国家，社会文化都不同于坦桑尼亚。”

或许，内艾玛遭遇婚变后的种种成就足以说明其努力奋进的美好品质，但她的“美”在对于情感的追寻中更是体现得淋漓尽致。

（二）“家”之美：兄妹与家人

我的房东吉瓦拉拉已经结婚，育有 3 个孩子，在家中排行第二，有 9 个兄弟姐妹。因父亲为一名军人，他和几个兄弟姐妹有机会系统地接受现代教育，在巴加莫约艺术学院毕业并留校任教，后来在芬兰获博士学位后定居芬兰，一般每年 5 到 7 月、12 月到次年 1 月返回坦桑尼亚。之所以回国，一是为了处理房屋出租、维修和支付门卫工资等事宜；二是由于北欧日照时间短，天气寒冷，他希望回到炙热的印度洋“度假”；三是为了处理苏巴汪嘎老家留下的各种事务，如父亲去世后，与老家的亲妹妹发生的漫长的房产继承权纠纷，以及我所租房屋所在地的土地权纠纷，等等。他定期来往于坦桑尼亚与芬兰，可谓“候鸟式”的生活常态。

对于内艾玛，尽管吉瓦拉拉一直在我面前称其为“妹妹”，但其实他们早已“如胶似漆”，可谓“兄妹亦情人”。之所以如此，在内艾玛的立场上，原因大致有二。

其一，在传统意义上，她的女性身份被固着于家庭、宗教、子女。

对于家庭，内艾玛不愿意过多谈及前夫，只是说他会偶尔给女儿生活费并资助女儿到达市上私立学校。她也将大部分房租及一些额外收入留给女儿，毕竟以后还要送她到欧美留学。在她现在居住的房子里，也一直为女儿留有房间。除了女儿，内艾玛最为重要的人就是吉瓦拉拉。刚认识内艾玛时，我天真地以为吉瓦拉拉真是她哥哥，经过一系列事情后，才改变我对他们兄妹关系的判断。

在谈到宗教信仰时，内艾玛说她父亲信仰基督教，母亲信仰伊斯兰教，因此她也拥有一个相对自由的信仰空间和社会活动空间。她说：“我既是基督教，也是穆斯林，50% 和 50%！我很少去教堂，也基本不去清真寺。”在当地穆斯林的眼中，一夫多妻天经地义，这种婚姻模式既彰显着男性的魅力、财富、地位，也代表着女性归属于稳定而强大的家庭。然而，对于女性而言，多性伴或婚外性则是禁忌。女性忠实于丈夫、情感亦或身体。拥有50%的伊斯兰信仰认同的内艾玛显然知道，跨越宗教框定的“界限”意味着什么。因此，长期单身的她，对之前失败的婚姻充斥失望的同时，也在新的情感生活中寻求期待。在吉瓦拉拉这个游离于芬兰和坦桑之间的“候鸟”身上，她找到了渴望的情感。而另外50%的基督教徒身份使得她在处理与异性的交往时，少了很多牵绊。在当地的基督教社区中，甚至一些伊斯兰教徒中，“多性伴”的现象常见于较为年轻的人群，也偶见一夫多妻。显然，“兄妹”“家人”成为内艾玛处理或者游历于个体情感空间的最佳“托词”。

在女儿眼中，内艾玛是一个伟大的母亲。仅就这一点，内艾玛不可能让女儿知晓她和吉瓦拉拉的情人关系，这会破坏自己在女儿心中的形象。在她们的谈话和日常生活中，很少出现“吉瓦拉拉”。2016年5月底，吉瓦拉拉准备返回芬兰，内艾玛依依不舍，两人几乎形影不离。我也会很识趣地尽量避开。而面对女儿，她总是小心翼翼地处理与吉瓦拉拉的关系。2016年6月的某个周末，即将高中毕业的女儿从达市返回巴加莫约，内艾玛希望我能够告诉她女儿一些关于申请国外奖学金的信息。我让她周末带着女儿到我租的房子一起上网查询相关信息，但她说：“还是去我家，这里不适合，她很少来这边。到时候你把电脑带过去就行，我可以为你们准备午餐。”她还说女儿不怎么知道吉瓦拉拉的房子。她和吉瓦拉拉的情人关系成了母女间不能说的“秘密”。周末我去她家时，内艾玛女儿难掩自己对于母亲的佩服：“我很爱我妈妈，妈妈和爸爸离婚后，她还会给我钱，支持我去昂贵的私立学校上学。我妈妈很伟大，以前是雕塑学校校长，现在自己开商店、出租房屋，还是一个妇女互助组织的领导。她总是努力地去赚钱，为我的未来计划着。我很爱她！”

其二，不是说有了家庭、宗教、女儿的束缚，内艾玛的情感就没有了表述的空间，“情人关系”的建构与处理诠释着情感表述的另一个面向。

虽然，在我面前他们一直都互称兄妹，随着相处时间的增加，我获知了他们真正的“关系”为情人。首先，起初入住时的每天下午1点左右，我都会在院子里看到内艾玛为吉瓦拉拉准备的一篮子丰盛午餐。如果是一般的兄妹关系，内艾玛不可能每天按部就班地、准时地为吉瓦拉拉准备丰盛的食物。其次，入住第三天的下午六点，吉瓦拉拉问我是否需要一起到内艾玛家吃饭，在我表示已用餐后，他提起一个大包走出院子，还说今晚不回来。再次，直到入住的第二个周末，我正式认定了他们为情人关系。那晚，我在房间里看书，在客厅（厨房、客厅为同一间）中，吉瓦拉拉正在准备晚餐。长期在芬兰生活使他养成了男人下厨的习惯，在坦桑尼亚则很少见。晚餐准备好后，他和内艾玛在客厅边用餐、边聊着甜蜜的话语，喝着南非红酒，浪漫而温馨。到晚10点时，他们进入了吉瓦拉拉的房间。第二天早上七点半，我在客厅见到了刚刚起床的内艾玛。此刻开始，我认定了他们的情人关系，之前互称“兄妹”也只是一种说辞或对我这个外人有所避讳。

不过，相处时间久后，他们并不再把我当外人，而是把我当家人。厨房、冰箱的食物，我们共享。他们也很喜欢我做的中国菜，比如简单的土豆炒牛肉。慢慢地，内艾玛和吉瓦拉拉在我面前也不再以“兄妹”互称，而是以“家人”代之，当然这里的“家人”也包括我这个租客。之前，他们一直以隐讳方式来处理这种情人关系，这使得我们的共同朋友大多都不知情。因为，吉瓦拉拉在向他的好朋友介绍内艾玛时，总是称她为“妹妹”。

对于“家”，内艾玛的情感体现在常见的处理与家庭息息相关的一切事务之中，还内嵌到与“外人”关系界定之中。特别是她与吉瓦拉拉互称“兄妹”关系，以及将我视为“家人”，都使得她对“家”的情感阐释得到延展和丰富。

当然，种种“家”之外，内艾玛那种美的细腻表达则体现在她与吉瓦拉拉“燥热而漫长”的情感守护之中。

（三）爱情之美：“候鸟式”情感的等待与矜持

2016 年 12 月，我第二次去坦桑尼亚期间，再次租下了吉瓦拉拉的房子。由于他还在芬兰，内艾玛代为处理一切租房事宜，便成了我的二房东。刚到第二天，在她的邀请下，我去了她家做客并再次见到了她的女儿。长期相处下来，我在她们的谈话中仍然没有听到“吉瓦拉拉”的名字。2017 年 4 月初，内艾玛告诉我吉瓦拉拉要回国。除了喜悦、激动，她还要用行动来迎接自己的“情人”。用她的话来说：“……我得给他惊喜……我要表达思念，表达对他情感的自信和美丽……”

接下来是全面清扫庭院、屋子。2017 年 4 月 13 日，内艾玛雇佣了一个年轻、偏瘦、呆滞而木讷的妇女来清理。她的名字叫马莉，家在镇周边的村子，今年 19 岁，家里很穷，是门卫大叔的亲戚。经门卫大叔介绍前来锄草，两天内完成可获 2 万先令酬劳（约 60 元人民币）。由于院子杂草较为茂盛，天气炙热，加之马莉锄草速度较慢、力度不足，她时常跑到水龙头处喝水①和休息。见到我房间里有 Afya（健康）牌桶装水时，她问道：“我可以喝点健康牌的水吗?”晚饭时间，我在知晓她仍未用午饭之后，便邀请她一起用餐。我用一个大盘子装上米饭、蔬菜和一块鱼肉，递到她面前。只见她二话不说，不到 2 分钟就全吃完。这时，门卫大叔进来了。他一进门就开始质疑马莉的锄草进度。被训斥一番后，马莉便抽泣起来，索性蜷缩在屋檐下，一直到晚上 9 点多才回家。

---

① 对于我、房东、内艾玛来说，不会直接饮用水龙头的水，通常购买昂贵的桶装水（2500 先令 20L），每周 3 到 4 桶，除了饮用，桶装水还用于做饭。富人、有钱人大多使用自己私人的供水系统，另外一个系统来自政府的公共供给系统，由于费用昂贵，很少使用。而对于一般大众，水源一般有两个渠道，一是村子公共水井，妇女、儿童是取水的主力军，另外一个是花上 200—300 先令从专门穿梭于村子中卖水男性那里购买一桶 20L 的水，这些水多直接来自水井，且大多未经过消毒处理便直接售卖。一个 5 人左右的家庭一周通常会买上 10 桶，除了用于做饭、洗衣、洗澡。因此，这里的大众时常发生痢疾等胃肠道疾病，如果是雨季，传染病暴发更是家常便饭。在坦桑或者非洲大陆很多地区，你可以在偏远村子中很容易买到一瓶可乐、一瓶啤酒，但是很难直接喝到干净卫生的水。

第二天早 8 点，马莉再次前来锄草。她格外卖力、认真，虽然天气依然炙热，但休息次数比昨天少。直到下午 3 点时，内艾玛出现了。她查看了锄草的进度并表示十分不满意。一通抱怨之后，说想要换人。她打了个电话，然后骂骂咧咧地向屋子走来。见到我时，还向我抱怨，说已经换了一个年轻男性前来，一会就到，否则吉瓦拉拉回来时见到定然不高兴。10 多分钟后，来了一个年轻壮实、抬着一把锄头的男子。比起马莉，他锄草的动作娴熟、有力，且速度快。站在一旁的马莉着急了，向内艾玛哭诉，希望让她继续工作。内艾玛态度强硬，骂骂咧咧地说了马莉一通。马莉听后，委屈地大声哭了起来。一番嚷嚷之后，内艾玛给了她 8000 先令（约 24 元人民币），她才哭着走出院子。3 个小时后，男子锄完了整个院子的草，并得到了 1 万先令的酬劳。

除了打扫庭院外，内艾玛还要精心打扮一番。2017 年 4 月 14 日（周五），约早上 7 点，刚刚起床的我便见到内艾玛和她的家仆（House Girl）吉妮妮一同前来。内艾玛边走边吩咐吉妮妮今天早上要做的事情，包括把吉瓦拉拉房间的所有行李、衣物、蚊帐都清洗一遍，还要打扫卧室和客厅。见到我后，她高兴地说明天吉瓦拉拉就要回来了，还让我今天早一点从医院回来，也把房间打扫打扫。

在我的印象里，这是一年多以来内艾玛第一次这么早来，甚至还未用早餐。我从她温柔的声音和爽朗的笑声中，透知了她内心的激动和兴奋。对于近半年未见的情人吉瓦拉拉，她的迎接方式和面部表情充斥着“荷尔蒙”之“美”。

而在坦桑尼亚等东非地区，女人的“美”不仅体现在勤劳持家之上，还体现在对自身体态的维持、容貌的打扮梳理之上，展示美丽的自信与独立的个体，当然也为了吸引异性。在自身体态方面，女人对于“美”的追求体现在穿着打扮的细枝末节。华丽而耀眼的长裙为显示身材之婀娜多姿自然不可或缺，是重要节日、仪式、庆典以及会见或迎接重要客人的基本装束；身上的纹饰既保守又灵动，显示欲望与自信之美；在头颈部，各种坠饰自然也不能少，黄金坠饰是向外界显示自身财富和高贵地位的重要饰品。而大多当地妇女，往往趋向于购买廉价的装饰品，多为金光闪闪之物。在我看来，那些时尚、自信、美丽而多样的发型则成了她们诠释“美”的最重要特征。

同样，对于内艾玛而言，她需要好好对自己的头发打扮一番，目的是向许久未见的吉瓦拉拉展示美丽，表达对从远方前来的情郎之爱慕与思念。当天下午 4 点左右，当我从医院回来时，内艾玛高兴地对我说，她请了一个当地著名的发型师来做头发。我说：“为什么不去理发店?”，她回答道：“在家里做头发，理发师会很认真，但我也得多付钱。”我好奇地问道：“你要做什么发型?”，她说：“当然是脏辫了!”我又问：“为什么呢?”，她直接回我：“因为时尚、美丽!”

在撒哈拉以南非洲的尼格罗人中（黑肤色的人），毛发多为卷曲状，但头发却成为展示身体之美、表达自信及彰显时尚的一个重要元素。因此，通过头发或发型表达“美”的文化早就在非洲扎根和流行开来。很多当地人都有“锁发”的习惯，因族群、地点和个人而异，比如东非的马萨伊族武士常用长而薄的红土“锁发”；它同时也是很多族群巫术中的重要元素。很多族群的孩子出生后就被锁住头发，正如格莱齐尔（Glazier）在其论文中提到的那样，班图语中的“Dada”（女士）一词就来源于此。随着大西洋奴隶贸易的开始，从牙买加而来的 Rastas 发型逐步进入非洲，与本地发型文化交融形成了一系列新发型，也就是我们所熟悉的各种各样的“脏辫”（Dreadlocks）。

据我了解，在坦桑尼亚一带脏辫大致可分为六类，但不局限于此。第一，错位型（Twende kilioni），将短短的头发挤成一束，从额头往后面按列编排，不管头发长短均可。简便时尚，很受在校学生、青少年欢迎。第二，乞力马扎罗山型（Kilimanjaro），此风格往往在第一种类型的基础上完成，但需要更多的头发，特别是长头发，像乞力马扎罗山一样层层叠叠而高耸。第三，牙买加自然型（Rasta Asili），用自然的头发编织而成，由于这种风格的脏辫往往会保持很长一段时间，因此必须使用最自然的头发，否则时间长了会产生异味。第四种，人造发的牙买加风格型（Rasta za Bandia），人造头发嫁接到自然头发之上，形成一种新发型。当地人说，这样的头发不会像欧洲人的头发那样变白。第五，顿挫型（Mabutu），简单而时尚，一小撮头发独自成体，犹如顿挫型通道。第六，黑人发型（Afro），通过修剪而成，适合中等长短的头发，犹如一把撑开的伞。在上述六种中，在当地最为常见的是错位型。

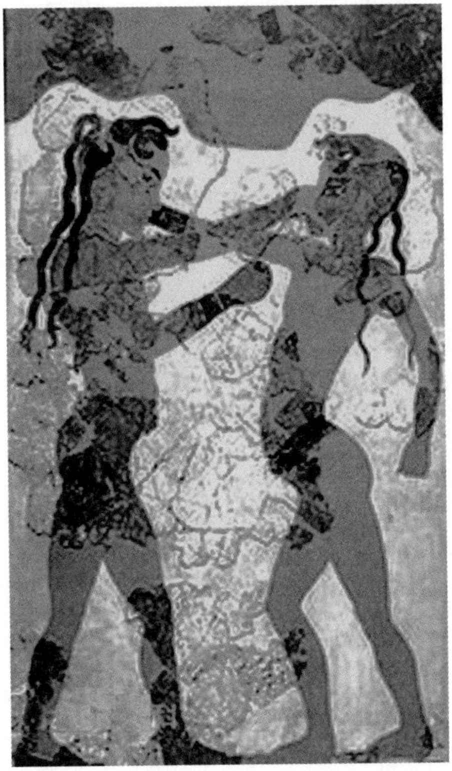

图 5－3　**古典脏辫（图片来源：**https：//baike. baidu. com/pic/**脏辫）**

据波利亚科夫·迈克尔（Poliakoff Michael）的研究，脏辫的产生有宗教因素。Dread 为“敬畏”之意，Lock 为“锁”，编发时要用技巧把头发从发端“锁”住，然后往下编。古时非洲人所编的雷鬼头，蕴含着尊重自我、敬畏神灵之意。据非洲历史记载，最早开始编脏辫的是埃塞俄比亚某祭司，脏辫逐渐成为神圣的象征。据记载，非洲之外最早出现的“脏辫”可追溯至公元前 1600—1500 年，阿克罗蒂里（Akrotiri）（现代希腊圣托里尼岛，Santorini）一幅年轻拳击手的壁画上描绘了两名男子的长长发髻，属于米诺斯文明（Minoan Civilization）中的一种习俗，如图 5－3 所示。

而当下脏辫也逐步演变为当地文化的一部分，是社交需要，也体现着时尚与美观。[1] 脏辫之所以为“脏”，一个重要原因在外人看来，自头发接上去之后，就无法也不会洗头，看起来毛糙而奔放。然而，在当地女性看来，这是展示自我躯体之美的一个重要部分，也是展示自信的一个重要方式。当然，也有人比较喜欢来自亚洲的黑短顺发型。在当地医院工作期间，我的头发就时常被当地病人、医生和护士触摸，他们还会说上一两句“头发真好”的话。加上，医院里也有常戴短顺假发的某护士，我们俩就经常被戏称为“中国男孩、中国女孩”！

就脏辫发型的现实意义而言，正如巴加莫约某理发店店主哈桑妮对我说的那样：“在非洲，不管是贫穷还是富有，每个人都爱美，而我们天然短细的卷发，很难展示出美和自信，因此接上假发也就很有必要。这是非常时尚的，男女老少均适用。不过接头发是花钱的事，一般要花费4—5万坦先令（约150元人民币）。很多农村人会选择自然的发型，近年来也比较受到推崇，比如错位型、顿挫型。无论如何，发型已成为生活中重要的一部分，特别是庆典、重要节日、仪式的时候。”

下午5点多，发型师前来。内艾玛和他便在空旷的院子里摆开阵式，开始做起了头发。大概2个小时后，内艾玛的头发终于做好。她高兴地问我：“这头发如何？”我竖起大拇指说：“很漂亮，和你的美很搭。”说完，她还小跑到我房间的大镜子前照了一番。随后，只见她高兴地哼着小曲到卫生间洗手之后，来到厨房，将早上买来的鸡肉、牛肉从冰箱取出，准备做饭。她说，吉瓦拉拉好久没有吃到坦桑尼亚的食物了，要好好准备晚餐。

然而，因交通拥堵，吉瓦拉拉来电说，到达巴加莫约时估计会是

① 从广义上讲，在非洲广泛流行的脏辫有麻花辫（Box Braids）、扭搏辫（Twists Braids）和雷鬼头（Dreadlocks）三种；狭义上脏辫单指雷鬼头型，对应的是第三、四种类型。编发一般需要5个步骤——洗头、吹发、试辫、编发、解发，前4个步骤一般需要3到5个小时，最后一个步骤需要1个小时。

晚上11点左右了。内艾玛得知后，一个晚上都显得有些焦躁，来回地在客厅走动，还不时看看早早做好的饭菜。直到晚上十一点半，随着院子大门外传来的汽车喇叭声，她终于等到吉瓦拉拉了。他们在快速用餐后，开始享受彼此陪伴的宁静与惬意……

（四）大爱之美：二房东的悲悯之情

如同很多奋力前行的女性一样，内艾玛之“美”的另外一个面向则是她的那份社会情怀。多年前，她与巴加莫约的八名妇女一起，共同成立了妇女互惠互助的自发组织。这九名核心成员多为离婚妇女或寡妇，旨在通过倡导女性通过传统手工技艺来寻求经济与人格的独立，同时积极帮助当地的年轻女性，特别是那些被男性抛弃的女性。此外，她的小组还不时以传授传统手工技艺的方式，为当地青年女孩或在校女孩提供指导和帮助。之所以提及年轻女性，是因为我印象最深的两个田野图景。

其一，我所在的当地医院艾滋病诊疗中心的艾滋病患者中70%左右为女性，且20岁以下女性较多。她们大多每天早上5点起床，在祷告、给家人准备早餐之后，搭乘乡间巴士，摇上几个小时前来中心就诊。

其二，时常被坦桑尼亚媒体提及的在校学生怀孕事件，政府往往不允许在校期间怀孕的学生返校，并时常予以讥讽和排斥，进而对女性受教育的权利予以削弱和剥夺。另外，还有层出不穷的童婚事件，等等。可悲的是，政府却以权力和道德的名义剥夺她们为数不多的上升通道，让无尽苦楚留存人间。可喜的是，我们看到了内艾玛等诸多领路人所怀有的悲悯之心。尽管坦桑尼亚女性崛起之路方兴未艾，但抗争与救赎，乃至自立之路却一直存在。正如内艾玛所说：“这类事情在坦桑尼亚很常见，我们也帮助过很多人。我们知道要改变真的很难，但我们小组一直在做，特别是教授一些传统手工技艺，让女孩们长大后可以获得一份使其独立的生计。”

（五）看得见之美

回到日常生活，内艾玛如同诸多当地接受过高等教育的女性一样，偶尔有着高高在上之面向，也会对更低阶层的女性或男性大呼小叫；同时，她也有着普通女性对现实生活的努力奋进，对生计问题的"斤斤计较"，对家人关怀之无微不至。诚然面对生活之悲与欢，不能否认其看得见的美。在这一意义上，我看到内艾玛之"美"在于生活和事业之奋进，对女儿关怀备至之亲情，对爱情之追寻与守候。在她这里，"美"的表达无不体现着独立、自信与矜持，以及人间大爱。

尽管"人如其名"，她者之美并非"看不见"！

二　同一个屋檐下的女租客

2016 年 2 月 5 日，内艾玛说一个叫朱玛尼（Jumani）的女孩要来租另一个房间。在 2 月 6 日傍晚，我在院子见到了提着箱子、背着包的朱玛尼，个头硬朗。2 月 7 日早上 8 点，由于我早早到医院，和她没有过多交流，直到下午 6 点，我在院子的书桌上整理田野笔记时①，和她才有了正式交流。她今年 27 岁，出生于坦南部地区，本科毕业于坦最好的莫希比利医科大学（Muhimbilim Medical University），现就职于依法卡拉健康研究所（IHI）。她不同于游离在家庭、宗教、女儿和"哥哥"之间的内艾玛，也不同于来自上层家庭的志愿者戴安娜和热心朴实的同伴教育员纳夏，她有自己的事业和独特而矜持的情感观。

处于懵懂青春期的她曾遭受过很多农村女孩同样的遭遇，但她却涅槃重生了，走出了一条不同于很多当地女孩的道路，有自己独特的情感观和世界观。在男权社会之下，实属难得。

---

① 由于巴加莫约天气很热，我一般下午 2 点左右回到住处，吃饭后都会把桌子搬到院子的草坪上，在两棵 Neem 树下，边享受凉快的微风，边看书或者整理笔记、写写文章。甚至晚上，我都在外面的前屋灯下看书写东西，只是到了晚上都是身着长衣长裤，在裸露的地方涂上厚厚的清凉油，防止蚊虫的叮咬。

（一）新的情感、婚姻观

平时有空，我和朱玛尼就会谈及各种话题，言语中，她对未来事业、生活充满信心，与当地女性不同，可谓新时代女性。

第一，源于她懵懂青春期的坎坷经历，及由此埋下的对抗男性、男权的种子。

初中二年级 15 岁时，她被男朋友即“糖爹爹”抛弃后，孕有一女，被赶出学校，但在母亲的鼓励和陪伴下，她一步步走出了与无数坦农村女孩不同的命运之道。她女儿现在巴加莫约的某私立小学上学①。以她现在的收入完全可独立支持女儿的学费，她担心的是以后进入大学和出国读书。所以，她一直努力地工作，增加知识和能力，相信只要努力工作就有足够能力来支持女儿读书。

初中怀孕后，她被学校开除，妈妈不仅坚持要她把孩子生下来，还得继续去上学、读大学，找更好的工作赚钱养孩子。对于这些痛心的往事，她说：“我很恨之前的男人（朋友），没有任何责任感！在坦桑很多男的都没有责任感，不会照顾自己的家庭、自己的孩子，不愿意为整个家庭付出，只是在家庭有钱或者是好的时候待在你们身边，如果出现困难时，就会逃避责任，离开妻子、孩子。我非常讨厌这样的男人！他们只有在家庭好时，才会指着子女说这是他的孩子。”她的话语坚定而有力，可以看出她痛苦和辛酸的过往，她接着说：“坦桑政府对男人太宽松了，应该让他们在法律上承担更多的责任，而不应继续放任他们！我之前的那个男朋友就是这样的人，完全没有责任感，有了孩子之后就跑了，甚至根本不承认这个孩子是他的，这令我很伤心。好在，我有一个开明的妈妈。”

我回应她说：“是的，我在医院艾滋病诊疗中心也看到很多单身女子，她们很坚强和努力地在家干活，也有很多孩子都找不到谁是自己的

① 与很多坦桑尼亚公立小学不同的是，私立学校有很好的英语老师，但每年得花费 1000 多美金的学费、餐费、住宿费。

亲生爸爸。”对此，她不否认：“在坦桑，这是非常常见的事情，这种形式的婚姻完全是非正式婚姻，得不到法律的保护，不过这也是很多地方习俗导致的结果，完全藐视女性在婚姻中的权利，男性的责任完全为零。其实我知道，像我之前的男朋友，他不止有一个性伙伴，甚至很多。我现在必须忘记他带给我的无尽的痛苦。现在只想专心于事业，努力工作。今后，我也不想结婚，只想把女儿养大，好好培养她。”

在她埋下对男性厌恶种子的同时，也在控诉着这个男权社会，哪怕是她的父亲。正如她所言：“坦桑尼亚男权社会是一个普遍性、复杂的问题。在很多农村地区，男人都很懒惰，只在丰收季节的时候待在家里，把农产品卖了就离家出走了。家里的整个负担基本都是女人在支撑。你在很多市场上或者农村里，会见到很多男的、年轻人聚集在一起聊天，而妇女们却在农场里劳动。在大街上卖椰子的，基本都是男的，很少有女的，因为女人爬不了椰子树。男的有了钱之后，不是出去找其他女人，就是买酒喝，真是不负责任。”在谈到她父亲时，也是种种不满：“我父亲就是这样的男人，有 3 个老婆，有很多孩子，在家里不做任何事情，但掌控了整个家庭经济，还经常出去找年轻的女孩子。我读高中的机会是乞求他多次之后，才勉强同意的。我非常痛恨像我爸爸这样的人，没有责任感，还拿着整个家里的钱在外面找女人。”

第二，与对前男朋友、父亲截然不同的态度，对于母亲，满满的感激和尊敬。

> 正如她所说：“妈妈在我的人生中，非常重要，从小一直支持我、鼓励我。她很清楚地知道，爸爸是不会在学业上给予我太多支持的。在我初中怀孕时，妈妈的支持可以说是给了我第二次生命，是她拯救了我。她通过小生意悄悄积攒起我读书的钱，还经常对我说：‘在坦桑尼亚都是男人的世界，大多数女人除了隐忍，别无他法。如果女人不受男人欺负和压迫，必须保持经济上的独立。作为女孩子，唯一能够摆脱命运的方式就是好好读书。只有读书，你才能找到一个

好的工作，在大城市里生活，那里比农村好。这点对于女孩子来说非常重要。’这些都是妈妈一直鼓励我的话，从小我学习很努力。后来，我犯了错，妈妈并没有怪罪我，她顶住整个家庭的压力，一直在支持我，我很幸运有一个伟大的妈妈。”（摘自笔者的田野笔记，2016年2月，朱玛尼，巴加莫约）

高中毕业那年，朱玛尼母亲逝世，对她是一次沉重打击，但母亲早期对她孜孜不倦地教诲，使她拥有一颗坚毅和向上的心。从高中到大学，学习成绩一向优异的她，被最好的医科大学录取。通过申请坦国家助学金以及学校奖学金，最终完成学业，并顺利在依法卡拉健康研究所找到一份全职工作。

正如她所言：“我在农村长大，家人都信仰伊斯兰教，按理说家庭很难支持女孩读书。家庭也不富裕，幸好妈妈是个精明的小商人，有自己独特的眼界。她认为，我应该去上学，不希望我跟很多农村女孩那样，年纪轻轻就出嫁。在妈妈的鼓励和支持下，我才有了这样的机会，一直读到初中毕业。遗憾的是，在我读高中时，妈妈去世，爸爸、哥哥和姐姐认为我没有必要再读书，希望我嫁人。按照他们的想法，16岁的我可以出嫁了，这样他们也可以获得不菲的嫁妆。然而，我选择了抗争，选择了自己打工完成学业，就像妈妈当初告诉我读书才是农村女孩子唯一的出路。最终，我争取到爸爸支持，才顺利地完成高中学业。然而，当进入大学时，我面临巨大挑战，去哪找钱来支持我完成大学5年的学业？那时候，我的人生进入了另外一个重要抉择时期。家里不可能再支持我，也没有那么大能力。我得想办法解决读书所需的费用。我很幸运，由于学习成绩优异，获得了国家助学金贷款、学校奖学金，最终我的人生才出现了重大转折。”（摘自笔者的田野笔记，2016年2月，朱玛尼，巴加莫约）

第三，矜持的婚姻观。

工作后，经济上独立的朱玛尼，对于未来的情感与婚姻充满自信，相信自己可以掌控自己的命运。在她眼中，未来的丈夫不能是不负责任、寻求多性伴、婚外性行为的男性，必须是有责任感、有爱、彼此独立而依赖的新男性。朱玛尼坚毅的婚姻观、情感观，使得她有明确的自主性和自信。虽然，朱玛尼与当下坦桑尼亚大多数人的婚姻观格格不入，但作为新时代的独立女性，用自己的行动在捍卫自己的未来。2014 年，朱玛尼来到巴加莫约出差三个月的时间里，她认识了现在的男朋友，一个在坦桑尼亚 CRBD 银行巴加莫约分行①工作的职员。对于这次新的情感，朱玛尼有很多的期待。

正如她说的那样："我想找一个特别的人，不同于很多坦桑尼亚男性的人。这个男人可以和我平等地协商家里的一切事务。同时，这个男人必须有责任感，不仅是对我个人的爱，对家庭也得有爱。这个男人必须和之前的男朋友不同，也不同于我的父亲。我希望，他可以接纳、包容我的过去，毕竟我是有女儿的人。但是我绝对不会委屈过去，过去的一切不幸都是我人生的重要经历。我很感激这段经历，给了我无穷的力量来面对未来。我坚信可以找到一个负责任的、有爱心的男人。这个男人同时也要像我一样保持经济上的独立，经济上不一定依赖对方，但在情感上依赖对方。我现在有独立的经济能力，可以找到想要的男人。我还年轻，我有时间去等待、去寻找。"

当谈到现在的男朋友时，我问："他是你想找的人吗？他会成为你未来的丈夫吗？"

她答："其实，目前还没有一个定论。虽然，我们在一起两年了，感情上也很好。但对于他，我还有很多未知。比如，他是否还有其他女人？是否也会找其他女人？是否有责任感？这些问题得一个一

① CRBD Bank 为坦桑尼亚最大的商业银行，在重要城市街道、社区乃至乡镇都有分行。

个解决之后才能做出是否和他结婚的决定。我希望，婚姻是强大而坚固的，不允许在婚姻中出现第二个女人。我还在考察他，一旦发现有不符合的，就会结束我们之间的情感关系。”

我问：“那你现在的男朋友如何回应你的要求？他是否着急和你结婚?”

她答：“他的年龄和我差不多，已超过坦桑传统上的结婚年龄。他愿意给我更多时间来考虑结婚问题，也很理解我为什么这样做。我知道他很着急结婚，他的家人、朋友都多次催促了，但他没有在婚姻上催促我。其实，从现在来看，我和他应该可以走进婚姻的殿堂，但还需要一些时间来了解对方。”（摘自笔者的田野笔记，2016 年 2 月，朱玛尼，巴加莫约）

（二）新女性的事业观

在对抗男权的道路上，像朱玛尼这样的新时代女性，有自己独立的思考，并未因为点滴经济收入的增加、稳定的工作而被淹没在男权的汪洋大海之中。就朱玛尼个体而言，主要体现在三个方面。

第一，除了努力工作、不断提升自己专业上的知识和技能外，还在多方寻找处理婚姻、情感上的智慧和经验。她说想出国增长知识，继续开展疾病监测方面的研究。我向她推荐了清华大学国际公共卫生硕士项目（IMPH①）。她还告诉我，目前在积极申请去南非开展短期流行病学培训的一个奖学金，也在积极地申请其他国家的培训和硕士项目。至于为什么如此喜欢出国培训、学习？

朱玛尼这样回答我：“我出国学习、培训的目的是增强自身的能力，不仅包括知识、眼界，也是为了认知国外的女性如何处理婚姻和

① 清华大学国际公共卫生硕士项目（International Master for Public health，IMPH），始于 2014 年，生源主要来自发展中国家从事医疗卫生、公共卫生的学者或人员，由中国政府提供全额奖学金，学制 1 年。

情感关系。我相信，每一个国家的女性都有自己的智慧、经验，值得坦桑尼亚女性学习和借鉴。我也知道这是一个很深刻的文化问题，与当地的文化有重要关系，不一定适合我们，但是我相信，总有值得借鉴和思考的地方。坦桑尼亚社会发展太落后，很多观念依旧保守，男人那么强势，处在弱势地位的女性往往很难逃脱出男权的掌控。这是我希望出国学习的一个重要目的。我在初中时候才开始学习英语，但是一开始我就努力地、认真地学，我知道英语的重要性。后来，我也凭此才在大学学习中获得了医学学士学位和在 IHI 工作的机会。现在 IHI 工作期间，研究所有很多外国人，工作语言也是英语，大部分时间都是讲英语。”（摘自笔者的田野笔记，2016 年 2 月，朱玛尼，巴加莫约）

第二，在涉及自己的专业、工作事务上，有自己独立的见解和思考，并不一味地随波逐流。朱玛尼的专业为公共卫生，对于当地公共健康系统，她分析的视角不仅局限在表象问题或现实问题之上，甚至还有来自政治治理的思考。

正如她所说：“坦桑尼亚的公共健康系统，在社区医务室（dispensary）这一级存在很多问题，不仅医生的服务质量差，医疗设备方面也极其糟糕，很多医务室都没有冰箱，供电不足或电力不稳定。冰箱经常损坏，维修也跟不上。很多大一点的医院都没有救护车，有些医务室还在使用救护自行车。如果一个人要进行阑尾炎这样的小手术，一般医院都不接诊，医生除了使劲地开处方，并无其他办法。或者推荐病人到更高级的省级、国立医院。我认为，这种处理是很荒唐的和不可原谅的，这会造成病人的巨大痛苦和医疗资源的极大浪费。这是国家政治治理的问题，坦桑尼亚存在太多医疗腐败、管理不善。腐败不仅在政府层面，还在医生层面。很多医生都会把医院的药、设备偷走或者直接拿去自己的诊所去，为了谋取私利，而非为了人民。相当一部分医生都会将病人推荐到自己的药店或者朋友的药店，而不是给国家免费提供的药物。另外，在县、省、国家级医院，很多医生都在公立、私立医院兼职，很多病人都被推往私立医院，因为医生会告诉病人，只有那家私立医院才有能治疗的药物。这里医生都非常富有，很多都是很晚上班，很早下班，花更多的时间在私立医院和自己的药房。我认为是政府的问题，因为本身就很腐败，医生、官员是这个腐败链条上最大的获利者。但政府或者很多人士都不会去反思或改变，因为他们就是其中一员。”（摘自笔者的田野笔记，2016 年 2 月，朱玛尼，巴加莫约）

除了公共健康系统外，她还对坦桑尼亚的医保政策有着独到的理解和认知，经常下农村的她如是说。

在农村一级的村卫生室，我认为那就是一个摆设，医生水平很低，根本没有病人，病人都去找传统医学的医生（Traditional Healer）和巫医去了。我认为，这不是村民健康知识不足、教育程度低下的原因。因为，在农村地区，每年政府都会组织村民交钱，购买医疗保险，虽然最终村民们交的钱都由政府统一管理，但事实却并非政府官员说的那样，交了医疗保险，会得到一张医保卡，看病就可以省很多钱。在坦桑尼亚，完全不是那么回事，因为公立医院中根本没有好的药，医生也不愿意花太多的时间、精力在病人身上。最终的结果是，医疗保险政策完全是失败的，村民根本不相信政府能够为他们的健康做出努力。因此，很多病人只有在传统医学无法治愈的时候才会到医院，要么是得了艾滋病、结核病这种政府强制管理的疾病，才会到医院……前几天马古富利总统去最好的医院莫希比利国家医院调研时，看到问题的严重性，很多病人躺在地上，而不是睡在病床上，还有急救车完全无法使用。虽然他出台了一些措施，但是问题依旧存在。我个人认为，坦桑尼亚的医疗、公共健康问题之所以如此糟糕，一是政府治理上的问题，二是腐败的问题，三是整个社会都存在问题，医疗问题仅是其中之一，主要是系统性的问题。（摘自笔者的田野笔记，2016 年 2 月，朱玛尼，巴加莫约）

第三，经济上的独立和努力上进，不仅为了自身，也希望回报那些曾经帮助过自己的女性，同时也为提升下一代。2014 年，朱玛尼第一次到巴加莫约时，在碰到困难时得到了一个当地女性的无私帮助。她说那个帮助她的女人就像死去的母亲，现在也喊她“妈妈”，而为了回馈“妈妈”，她在巴嘎莫约买了一块地，盖了一间房子，开了一个商店，交给“妈妈”管理。

她说：“两年前来巴加莫约时，租了她家的房子，一个很小的房间。她经常帮助我，每天上班之前都要说一声：‘Are you ok? How are you?’她是一个非常好的人。一到周末，都会让我去她家吃饭，说我平时工作很累，周末可以好好休息休息。那段时间，在我孤独、困难的时候，都是她帮助我的，就像我的妈妈一样。她的丈夫前几天去世了，我这几天有空就会过去看望她，陪她聊聊天。以前，我每次来巴加莫约都去看她。我也叫她‘妈妈’……我在这里买了一小快地，盖了一间房子，明年可以建好，等房子盖好后，我出钱给‘妈妈’开个商店，多余的房间可以出租。那样‘妈妈’以后的生活就有保障了，也算是对她的回报，我也算在这里有一个真正的家。我也多一些经济收入，为女儿将来上好大学积攒一些钱。”（摘自笔者的田野笔记，2016 年 2 月，朱玛尼，巴加莫约）

第五节 小结

就人类善良而言，是人性的根本，嵌套在人类社会生活的方方面面、细枝末节之中，善良所诉说的是一个最为普适的人间道理，就是善良超越政治、经济、社会等的结构性不平等。在文化的意义上，虽然善良之下的互惠互助、友爱温情等表现多元和复杂，但万变不离其宗的道理就是善良乃人类社会之根本。基于此，当人类社会面临诸如健康灾难、自然灾害时，危害到人类生存、危害到生命个体时，善良就呈现了其积极、主动的面向。从主、客体的角度来看，外部的救助力，源于主体的需求力和抗争力，即救助是主体、客体互动、交融的过程，不是单一的，也不是双向的。在社会科学领域，对艾滋病、麻风病等的研究已经向我们展示了善良和抗争的力量，不管是国际、国内、社会、地方自组织、文化力量还是个体抗争开展的“自我救赎”，虽然受到宗教、政治、社会、经济等影响乃至掣肘，但善良、救赎所支撑的主体能动性正在超越一切结构性障碍。

THPS 的艾滋病同伴教育员提萨“Tisa”，一再向我表述这份工作对于他和他家庭的重要性及其对这份工作的热爱，一方面以帮助他人为乐，一方面作为自身、家人的收入来源。在近年，非洲地区艾滋病之所以积极转向，重要原因就在于相关主体的努力与抗争。比如，提萨的国家坦桑尼亚、提萨工作的 NGO THPS、提萨所在的巴加莫约县医院及医护人员、提萨一样的同伴教育员以及提萨一样的个体。

在坦桑尼亚的历史上，针对健康领域的外部援助从未缺席。1870年，从巴加莫约镇暴的霍乱暴发、麻风病流行开始，除了来自西方宗教团体、传教士外，还有来自印度商人 Sewa Haji 的援助。虽然，在漫长殖民史中，现代医学建构的健康之城乡格局，无法惠及农村地区、中下层老百姓，但也作出了不可磨灭的贡献，更应该辩证地看待健康领域的外部援助。一方面，从依附理论视角，不管是历史上还是当今美国等对坦桑尼亚 97.5% 防艾资金的援助，重要后果就是依赖，不仅建构了一个以援助为基础的医疗社会生态，更是导致艾滋病患者个体生命的依附。援助的指向不仅是宏观结构，也走向微观和具体。但另一方面，试想如果没有这些援助，作为全球最不发达的国家之一的坦桑尼亚，今天的坦桑大地及其人民会是什么样子？艾滋病新发病例数可能会持续增加、病人死亡数持续增加，高效而昂贵的抗病毒治疗药物能否触及中下层个体更是不可想象之事，其后果可能是万劫不复的。从辩证、客观的立场来审视艾滋领域的外来援助极为必要，一方面，援助挽救了很多个体的生命、家庭和社区，整体上提高了受援国的人均期望寿命，是对人类的巨大贡献。另外，援助也存在自身的缺点，就动机而言，美式价值观一直为主导，在援助国建立了一套依附性极强的医疗秩序，对当地社区、个体的健康乃至生死均有重要影响。因此，相对艾滋病流行背后呈现的结构性暴力、内化暴力，国际援助带来的“礼物”也有其积极、正面的面向，是对抗内化暴力之力，也是暴力消解的重要路径。

同样，当面对艾滋病肆虐时，非洲国家、社会、人民等主体力量并未选择一味地逃避，而是对艾滋暴力做出了巨大努力和抗争。在国家层面，为了人民群体之康健，国家摸爬滚打探索防治之路，甚至不惜背负巨额的债务为病人购买艾滋病抗病毒治疗药物，连一向被当地主流现代社会垢病的“传统医学”也破天荒地走上历史舞台，同时还积极与国内、国际合作，引入同伴教育等，一系列制度的出台和实施，使得艾滋病出现了积极转向，实则为国家努力与付出的重要成果。

在民间层面，当艾滋灾难走向人间，呈现阴暗面向时，坦桑尼亚地方文化也在消解着艾滋暴力带来的苦难。当艾滋病引发恐惧、歧视和排斥的时候，坦桑尼亚地方文化力量也在千方百计地对艾滋病去神秘、去恐惧、去歧视、去道德，之所以如此，一个根本原因是“互惠互助”这一人类社会普适的阳光文化在非洲应对阴暗之艾滋病时，唤醒了人间悲悯温情，参与抗击艾滋病的自组织成为重要力量。同时，作为对抗艾滋病一线的医务工作者与去歧视化有莫大关联（张有春等，2017），医者之仁爱在经历一系列道德化、恐慌、排斥之后重现，才有了今天非洲防治艾滋病之温馨图景，从医患的友爱交流、一杯热腾腾的粥、向死而生的患者以医院为家、邻里互助互倾，到时而医患、时而朋友，乃至艾滋罪犯亦为病人的社会包容，以及对艾滋孤儿、儿童的无微不至之关爱，无不向世人昭示着非洲社会、人民对抗艾滋恶魔之阳光行为。这不就是阴暗之下、阳光犹在之道理吗？

不可置否，面对非洲强大男权社会之暴力走向两性关系、性事的内化事实，坦桑尼亚人民特别是女性不是一味地为男权赞歌，也发起了抗争。有诸如巧妙地游离于宗教、家庭、女儿之间的二房东内艾玛，坚持自己独立的事业观、情感观，哪怕煎熬、燥热。也有从农村底层攀爬男权之墙的新时代女性朱玛尼，将对男权之痛恨内化为自身奋进之动力，成就事业和未来，塑造了矜持的情感观。虽然，女性对男权的抗争仍方兴未艾，但在暴力阴暗之下，抗争实则为光芒、社会、个人之希望。

综上可见，我们要采用辩证思维，客观地审视非洲艾滋病流行的积极转向背后的内涵。虽然艾滋灾难还在，但国际社会、非洲国家、社区、群体和个体等发起的联合行动是有效果的，是毋容置疑的事实。固然，非洲艾滋病呈现了诡橘恐怖、人心惶惶和歧视等社会残酷的面向，但同样不可置疑的是非洲社会之努力，充满慈爱，彰显人间善良之面向。在排斥和驱逐的另一面是救赎和援助，苦难呈现人间不幸，而人间不幸也呼唤出悲悯。采用阳光分析之思路，内化暴力将艾滋病等重大社会问题的分析指向阴暗面，而在其对立面，应该有阳光分析之审视。在学术界，针对早期麻风病流行的解读，一方面烙印着排斥、压迫、残酷，另一方面也呈现出人们对苦难的新认识和新行动。同样，如果说对“邪恶与善良”的辩证共存之描述显现了麻风病新史学的过人之处，那么艾滋病之内化暴力也应该有一个对立面，就好似天地、善恶、阴阳之间的关系。这才不至于落入既往否定非洲的学术传统之中，更不至于忽视和否认非洲主体力量对自己民族、国家之期待与希望。

近年来，坦桑尼亚整体呈现“三降一升”的疫情改善态势，受益于诸多因素，随着国际援助力度的提升、新抗病毒药物之广泛可及和艾滋病检测覆盖面之扩大，都起到了相当关键的作用。但我们还需要看到坦桑尼亚政府和人民自我拯救的努力，看到多元主体对定型化了的、不平等的社会结构的抗争，看到人类社会对惯习化了的不平等的权力关系、人间瘟疫肆虐的社会文化场域的抗争，看到人类社会的自我救赎。在国家层面，坦桑尼亚等非洲国家不惜动用大量人力、物力、财力用于防控艾滋病，甚至到了明知长期依赖西方抗病毒药物必然受制于他者也在所不惜的境地。在民间，患者之间的互助互惠精神蔚然成风，大量社会组织从事防治艾滋病工作，形成了国家与民间合力而为的局面。在医疗界，新自由主义催生的医疗商品化趋势至少在艾滋病防治领域得到了纠正，免费治疗政策的落实重构了医患关系，医者仁心得到前所未有的提升。在知识界、社会中，人们深刻地反思艾滋灾难的许多问题，包括性观念、性行为、女性地位、自我文化中的责任以及医疗制度。在个体领域，新时代的女性也在逐渐对抗男权，虽方兴未艾，但值得期待。

第六章

结　论

本书关注的对象是在撒哈拉以南非洲地区广泛流行的艾滋病这一重大社会问题，旨在通过长期深入的人类学田野调查，探寻艾滋病的广泛、深度流行经历了怎样的社会文化过程。特别是在关照结构分析路径时，将重心聚集到当地视角，也就是当地历史、社会和文化“场域”中的人、组织、政府及其承载文化表达实践如何在艾滋病流行及其引发的社会文化反应中呈现。由于艾滋病的流行与“性”息息相关，因此本书还重点嵌入当地人的身体表达、身体实践及其相关的社会文化建构历程，来分析艾滋病广泛流行背后彰显了怎样的主体性。最终，本书期待理论关怀上能突破当下过于追求“结构”的分析路径，通过充分呈现“艾滋病语境”下结构与主体之间的关系张力，延展对非洲艾滋病流行社会文化成因及其过程生成的解释力度，并寻求认识论上的超越。

提到对疾病的关注，不得不指出人类学总是具有颠覆性，它通过阐释社会、文化去挑战人们习以为常的对世界的看法及思考、理解方式。其中，对疾病及其相关的历史社会文化的关注总是让人类学家们乐此不疲。尽管人类学对于疾病的阐释呈现出多元化特征，但大致经历了从生物医学意义到社会文化意义的转变。而对于那些流行较为广泛、危害人类健康较为中肯的分析，更是多了层层重叠的厚重感。特别是疾病的社会文化建构或阐释时带有的深邃的历史厚度，原因在于

“对疾病的理解、反应和应对”都受制于历史文化情境。总之，通过解读“疾病”，无疑是再现或重构一个广阔和深邃的“真实”及其“真实”的世界，或者启迪人们继续寻找真实的世界，进而从认识上推动行动的正义。

那么，在人类学意义上，何为“疾病”？与疾病相关的英语和中文翻译大致有三个相关概念，即“Disease”（疾病）、“Illness”（病患）及“Sickness”（患病），但有所区别。“Disease”（疾病）更多是指在单纯生物医学视角下，生理状况偏离正常指标的客观状态，而“Illness”（病患）则指偏离正常状态之后的主观感受。更为强调综合的是“Sickness”（患病），指人的身心或自我——意识、身体、灵魂或与世界的关系正在经历一种他/她并不想经历的状态，因此对“患病”界定的并不是生物环境因素，而是病人自身的主观感受和价值判断（罗伯特汉，2010：7）。也就是说，“患病”将人与其所处的历史社会文化相关联，甚至与物质存在或形而上的宇宙空间关联，呈现彼此的相互依存。

因此，本书在梳理坦桑尼亚艾滋病重要流行特征的基础上，指出这些特征蕴含着暴力的逻辑，不同于物理、宏观结构、全球层面、政治、经济、社会等外在层面的暴力，暴力发生了转向，深深地嵌入社会结构，经由结构化的社会不平等使暴力发生内化，走向深层。一方面，内化暴力固化和嵌套在城乡的健康结构中，使得艾滋病流向农村，并扩大流行；另一方面，内化暴力走向社会底层、走向弱势性别，甚至两性之“性”，并镶嵌或拼接了地方的社会、文化。其后果就是艾滋病在社会上层流行得到有效遏制时，却在社会底层、弱势女性中仍广泛流行；同样借助两性之异性肛门性交及其背后的文化动力逻辑，使得艾滋病走向了广泛的社会大众。在此基础上，本章将从研究发现、研究创新、研究不足三个方面来进行总结。

第一节 研究发现

2017 年 8 月 18 日，当我回国不久，收到好友杜拉结婚的消息，从当地朋友发来的照片上看到了整个婚礼流程，食物准备、拜见长辈、浩浩荡荡接亲的摩托车队，简单而不失传统。我通过在坦桑尼亚的中国朋友，转交了 30000 先令（100 元人民币）的礼钱，以示祝贺。他也通过朋友，发回了一张收到礼钱的照片。在蓝色的礼包上，写下了一个大大的“囍”。虽然他不能理解其中的含义，但是作为朋友，算是欣慰，也算祝福。杜拉虽然不算富裕，但他并没有同很多当地有钱男子一样成为“糖爹爹”之流。多年以来，他一度因为“疯子、恶魔”般的艾滋妻子而恐惧婚姻，将当地女孩视为“问题女孩”。虽如此，不可否认的是，他在这片充满男性性特权的印度洋边上可谓一股清流。他依靠摩托车载客、卖保险为生，支撑起了一个残缺的家，把孩子送到达市上私立学校，努力工作照顾长辈和亲朋。重要的是，找到他心目中的“非问题女孩”，也算圆满。

在本书长长的东非图景中，从终于结婚的好友杜拉，“逃离”被世代框定的生命轨迹的 Houseboy 彼得，过了一把都市生活瘾的马萨伊兄弟，“卖身养家”的艾滋妈妈艾丽克丝，到乐观而又隐秘的艾滋病同伴教育员提萨，向死而生、以 CTC 为家的玛利亚，以及那些努力工作着的医护朋友，还有方兴未艾对抗男性特权的二房东内艾玛，好友朱玛尼，等等，一个个活生生的个体向世人昭示了撒哈拉以南非洲艾滋病语境下丰满的社会文化生态。

本书理论脉络走向的一个重要面向是，艾滋病之所以走向资源贫瘠的农村、走向弱势的社会底层、走向弱势的女性，其背后蕴含着一个逻辑，也就是外在的结构暴力已经嵌套在不平等的社会结构中，发生了深层内化。当下，在坦桑尼亚这一特定社会结构、社会情境中，暴力形态已经发生了质的变化，不仅是那些早被外界熟知的、来自宏观层面的社会、政治、经济等结构层面的外在暴力带来的不平等和不公正，还有伴随着外在暴力同时发生的微观层面、地方社会、地方文化层面的暴力，也就是外在暴力已发生内化、走向深层，嵌套在社会结构之中。

本书认为，外在暴力正在发生多元走向，走向弱势地区、社会底层、弱势性别，更甚的是走向两性之“性”。艾滋病流行走向农村等医疗卫生健康资源贫乏、健康能力弱势地区的过程，实质是“医与医者”之结构性不平等、结构性弱化等暴力形态走向一个被长期形塑了的、定型化了的健康城乡结构的过程，艾滋灾难就是其重要后果之一。在一系列内化过程中，根植于深邃历史中既定的社会城乡结构扮演了重要角色，资源贫乏的农村地区、对外界抵抗弱化的社会阶层、男权社会中的弱势性别以及那些懵懂的女孩往往容易成为暴力走向的受害方。撒哈拉以南非洲以异性之“性”为主要流行模式的艾滋病得以广泛流行、异性间普遍发生的肛门性交两个事实，向我们逐步呈现了暴力内化的一系列逻辑。暴力内化有着深邃的社会历史空间，有着特定的地方文化内涵和文化生态。在特定的社会文化空间中，暴力得以依托地方社会的文化认知，不仅仅呈现丰富的地方文化隐喻，还与文化完成了并接，实则是一种隐喻层面的不平等的文化权力关系，使得暴力最终走向深层、细微，带来广泛的健康灾难。

除此之外，本书理论脉络的另外一个面向为，与暴力发生内化、走向深层的逻辑类似，暴力也会被消解。坦桑尼亚艾滋病流行呈现“三降一升”整体积极态势的社会事实告诉我们，有暴力的存在，就有对抗暴力的力量，而且对抗的力量在增加、增强，才导致暴力消解为积极、阳光之力。通过辩证分析后，基于坦桑尼亚的社会情境，对抗暴力和消解暴力的力量呈现多元化特征，来自相关主体，不仅来自国际社会的援助，也有国家的付出和努力，还有文化层面的自组织之间的互惠互助、医护之仁爱、人间之温暖，当然还有方兴未艾对抗男权的女性个体。

可见，审视诸如撒哈拉沙漠以南非洲这样一个特定地区的健康结果，不应该落入既定的、好似一片阴暗的学术传统之中，应该有辩证之思维。简单而言，非洲艾滋病议题不仅指向“社会阴暗、人间苦难”的内化暴力，还指向了来自国际、国家和民间的力量，指向对社会不公平的自我救赎与抗争。

回顾人类应对重大瘟疫的历史，不难发现，不管是欧洲中世纪的麻风病，还是清朝末期的东北鼠疫大流行，瘟疫大流行固然多指向阴暗面向，但是另外的一面却是不被抛弃的麻风军团、麻风战地医院的组建，以及弥留之际的清朝政府却举全国之力抗疫，等等。同样，当审视非洲历史上最大的、被学界和世人垢病的“艾滋瘟疫”时，我们也应有辩证的思维和阳光的分析，看到瘟疫苦难中积极、阳光之面向。

综上所述，本书结论是，通过坦桑尼亚艾滋病的人类学研究，探讨了当下艾滋病流行“三降一升”的整体积极态势及走向农村、走向社会底层、走向弱势女性三个重要特征背后的社会文化成因，实则为不仅局限于来自定型化了的社会结构层面的结构暴力，还内化为文化认同的深层暴力。与艾滋病有关的内化暴力集中表现在男女之间性关系的不平等和同性恋者之间性关系的不平等。在坦桑尼亚，性关系的不平等屡屡表现在被文化广泛缄默、惯习化了的异性肛交行为之中。男性要同女性肛交的文化成因之一是特殊的感官愉悦，也是男权主义的展示。女性接受肛交的文化成因之一是迎合男性对阳刚文化价值观的追求，同时不但可以避免怀孕，而且在文化意义上不算失去贞洁，是一种渗透着文化暗喻、身体政治和象征意义的权力关系。另外，内化暴力也催生了坦桑尼亚政府和人民自我拯救的努力。

第二节　研究创新点

综上，本书有两个创新点。

第一点，是在从历史维度考虑结构暴力问题的同时，充分使用内化暴力概念分析坦桑尼亚艾滋病的流行，是对既有的结构暴力说的升华和发挥。

在审视特定地区健康结果和重大社会议题时，特别是撒哈拉以南非洲艾滋病议题时，宏观或全球层面的政治、经济、社会、文化等结构性的外在暴力确实在艾滋瘟疫的扩散和发展中起到了巨大作用。虽然艾滋病整体流行转向积极态势，但是在微观的城市与农村、社会阶层、弱势性别、两性之间中，艾滋病的流行却继续广泛化。这显然是微观层面的不平等、不公正带来的健康后果，体现的是微观层面的暴力和地方文化的暴力，是外在暴力发生了内化，也就是内化暴力的后果。

在马克斯·韦伯那里，他的财富、声望、权力以及三者交互作用而划定的社会分层对人们的健康产生的影响之大，使我们甚至可以直接认定，社会经济地位的高低直接影响到人们获取医疗服务及健康权的能力。相比马克斯－韦伯社会分层理论彰显的“获得性”，来自弗朗克－帕金的“社会闭关”则直接指出了少数人对稀有资源的控制，存在明显的阶层价值取向。虽然人民可以通过自身的努力和各种途径来“获得”资源、权利、服务，乃至提升自己的健康水平，但基于宗教、族群、种族甚至特殊职业的指定性地位完全不同，往往可以成为制度化排斥的理由。正如帕金所言，关闭意味着排斥，其结果是被阻断的向上流动的社会经济条件（Parkin，1974）。毫不夸张地说，阶层、制度的剥夺还会导致人之异化。人之异化是马克思对工业资本主义最为强劲的批判，进而影响到躯体的健康，而恩格斯则进一步认为，需要通过工人运动来获得工人自己的健康权。

无论是“社会分层”，还是“社会闭关”，乃至“人之异化、健康权的获取”等一系列社会科学界关于人之健康的理论关怀，产生的一个重要时代背景和地域特征是西方资本主义工业时代，控诉的是在某一个制度（如资本主义制度）之下，人们攀爬社会阶梯或者处于无法攀爬的社会阶层之中，躯体之健康受到损害，根源为社会制度、社会体制的残酷或剥削。然而，我认为西方社会制度再残酷，人再异化，尚且可为“人”（Human）。我甚至不敢想象，如果将观察视角置于地球的另外一端，置于另外一个肤色、种族之中，置于殖民地语境，会发生或产生什么样的思想、理论控诉，对制度、对结构之暴力会有何等的思考和推进。

医学人类学家保罗·法默的结构化暴力理论通过长期的、详实的人类学田野调查，弥补了、丰富了健康议题审视上的理论思想。广大非洲国家长期处于极端贫困，长期遭受奴役、殖民、军事独裁、帝国主义压制和剥削，完全是一番不同于欧洲资本主义工业社会时代的图景，虽然暴力产生的某些逻辑可能类似，但是暴力程度会远远深于资本主义工业社会。因此，对于健康议题不平等的审视，保罗·法默通过自身经历、长期观察和实践，提出的“结构化暴力”理论整合了“结构暴力”“制度冷漠”两个概念，丰富了结构化暴力的内涵。

诚如，撒哈拉以南非洲艾滋病议题固然有宏观层面的不平等、不公正的外在暴力，甚至在早期艾滋病流行和走向中扮演了重要角色；但是，当面对近年艾滋病疫情积极转向时，在一个特定的社会文化情境和微观社会层面中，显然更多需要来自主体性的关怀，也就是主体性力量在艾滋病广泛流行、走向深层、走向弱势性别、与地方文化并接乃至彰显人间悲悯中扮演着至关重要的力量，而且与内化暴力息息相关。我们更不应该一味地将艾滋灾难指向宏观结构的不平等、不公正等暴力，辩证地来看，地方主体应该负有一定的责任。

因此，本书认为，辩证地看待撒哈拉以南非洲地区的艾滋病等重大健康议题背后的暴力逻辑，在不否定外在暴力对艾滋灾难发挥作用的基础上，我认为应该有新的解释、辩证的观点来审视，特别是纳入主体性关怀，也就是本书提出的“内化暴力”。坦桑尼亚艾滋病人类学个案向我们展现了“内化暴力”的内涵，在特定的历史、地方社会与文化情境的基础上，内外暴力嵌套在社会结构中，嵌入了地方文化，甚至获得了文化认同，往往使内化暴力走向资源贫乏的农村地区、脆弱的社会底层，走向弱势性别，并借助文化载体，走向更为深层的、涉及广大民众的两性之“性”，甚至产生惯习化。

艾滋病灾难之“内化暴力”的内涵，更在于说明了严重的结构化不平等必然产生具有极大伤害性的暴力，这种暴力源于历史地理格局、社会地位、政治地位、经济地位等不平等的定型化了的社会结构。然而，这种暴力也会同时借助或超越社会结构走向广袤的人间，甚至人类社会的普适文化。暴力的一系列走向过程中，承载人的人、社会与文化均作为或者互为能动的主体，通过文化认知、文化表征、文化交融与实践等一系列过程赋予了暴力一种隐喻着的文化权力关系，及运转这种权力关系的社会与文化场域，最终走向惯习化。

第二点，在阐述内化暴力的同时，为了避免一团漆黑的片面结论，本书对坦桑尼亚政府和人民自我拯救的努力给予肯定和充分的阐释，用自我救赎概念说明超越结构暴力和内化暴力的社会文化资源之所在。

审视非洲各种重大社会问题，包括艾滋病议题时，既定的一个学术传统指向暴力、阴暗的面向。本书内化暴力的演变逻辑及走向，都一味地指向、落入撒哈拉以南非洲之阴暗面分析的学术传统。然而，艾滋病疫情积极转向这一社会事实告诉我们一个简单直白的道理，有阴暗的地方，就有阳光的存在，就更加需要阳光。对当下非洲艾滋病议题的审视，应该秉持辩证的、客观的思维，也应该有阳光分析的态度和立场。本书的研究结果告诉我们，需要看到坦桑尼亚政府和人民自我拯救的努力，看到多元主体对定型化了的、不平等的社会结构的抗争，看到人类社会对惯习化了的不平等的权力关系、人间瘟疫肆虐的社会文化场域的抗争，看到人类社会的自我救赎。

因此，本书一方面用内化暴力来控诉健康之不平等、制度之冷漠、社会之残酷、人间之排斥、文化之权力；另一方面，更应该置于具体社会情境中，阳光地看待国际力量的援助、国家之付出与努力、民间力量的努力、医者之仁心、个体之抗争、社会反思等一系列的力量。

第三节 研究不足

第一，田野中的挑战。其一，整体上，遥远的坦桑尼亚等东非国家或地区，属于异国他乡，人类学田野要求研究者既为主体，又为客体，甚至主客互动。由于自己有 8 年公共卫生训练和近 4 年多的公共卫生实践，前期学科已经规训了我的身体及思维，对于非洲苦难的艾滋病病人，我在相当长一段时间内用自己的中国思维、学科思维来思考和处理与他们的关系，以致于自己差点陷入“热带之忧郁”，好在老师们、同学们以及当地朋友的及时开脱，使得我将“彼我”暂时抽离那个场域，虽然“彼我”现仍尤在，但也算可以释然。其二，对于坦桑尼亚这个特定情境，一百二十多个族群，地域差异、地方文化多样性极强，了解其丰富性并非两个学年之功可以完成，应该是毕生之愿。其三，田野中的一个重要挑战来源于对当地语言掌握不足，坦桑尼亚虽然官方语言为英语，但是其国语为斯瓦希里语，更甚的是还存在地方口音及每个族群自己的语言。虽然，在去坦桑尼亚之前，我花了近 1 个学年来学习斯瓦希里语，同时边开展田野边跟随 2 位当地小学老师学习。但是，对于一门语言的掌握仍需要更多的时间和更加系统的学习。如果对不会英语的当地大众进行深度访谈或长时间交流，我仍然寻求当地医生、护士、朋友的帮助，还需要对录音资料的整理。最后，从中国到东非，文化、教育、社会发展等方面的差异，以及在东非田野的一些经历，使得我一直在思考人类学一直倡导之“他者观”对于中国人类学者走出海外的价值指向和意义。

第二，针对内化暴力走向“性”的解读。因为坦桑尼亚艾滋病流行大多通过性途径传播，但整体趋向保守的坦桑尼亚社会，特别是沿海一带的穆斯林社区，对于性话题的讨论普遍持保守态度，相关素材搜集实为困难。和我这样一个外人谈论“性”话题似乎不妥，甚至感觉“奇葩”。对此，我除了和当地科研工作者、医务人员、同伴教育工作者、部分病人及几个当地人有直接对话和交流外，未能获得来自更多大众群体的素材。

第三，自身能力的不足。2014 年之前，我一直从事公共健康、流行病学的相关研究工作，直到 2014 年才第一次正式接触人类学学科和接受训练，虽然一直有导师和其他老师的点拨和指导，也一直努力试图跨越学科的鸿沟。但是，先天不足的缺点还是在田野和论文撰写过程中逐一暴露，特别是人类学论文叙事、写作技巧等仍有很多不足和提升空间。

第四，文化批判或文化自醒。在我的研究中，我呈现了坦桑尼亚人民在应对艾滋病时的独特思维和行动，但是，暂未将其用于反观自我，实属不足。如，医务工作者的人道主义精神、患者之间的互助、社会宽容以及一个贫穷国家对艾滋病高度重视等。在中国，每 13 人中有 1 人携带乙肝病毒，然而相当一部分人还尚不知道自身状态，肝炎成为一种无声疫情。中国人肝硬化问题也较为普遍，没有被作为健康“灾难”加以对待；同时，患者得到丙肝新药物的可能性较小和较大难度，也应该有反思自我的必要性。

参考文献

一　中文文献

[德] 埃利亚斯：《文明的进程：文明的社会起源和心理起源的研究》，王佩莉、袁志英译，上海译文出版社 2009 年版。

[英] 霭理士：《性与社会》，潘光旦、胡寿文译，商务印书馆 2016 年版。

敖缦云、阎自仪：《街头斯语：坦桑尼亚现代城市青年的话语实践》，《非洲研究》2021 年第 1 卷。

[英] 埃文斯－普理查德：《努尔人》，褚建芳等译，华夏出版社 2002 年版。

[英] 鲍尔迪：《黑色上帝——犹太教、基督教和伊斯兰教的起源》，谢世坚译，广西师范大学出版社 2004 年版。

[法] 贝尔纳·亨利·列维：《萨特的世纪——哲学研究》，闫素伟译，商务印书馆 2005 年版。

[美] 彼得·伯格、[德] 卢克曼：《知识社会学——社会实体的建构》，邓理民译，台北："国立中央"图书馆出版社 2005 年版。

[法] 布迪厄、[美] 华康德：《实践与反思——反思社会学导引》，李猛、李康译，中央编译出版社 1998 年版。

[英] 戴维·米勒、[英] 韦农·波格丹诺：《布莱克维尔政治学百科全书》，邓正来译，中国政法大学出版社 1992 年版。

［美］戴维·斯沃茨：《文化与权力》，陶东风译，上海译文出版社2006年版。
德米瑟、徐一兰、李明月、徐立：《非洲中医药发展概况》，《天津中医药》2015年第4期。
［法］福柯：《性经验史》，佘碧平译，上海世纪出版集团2005年版。
［法］弗雷德、［法］艾博科：《法律对抗道德：非洲怎样获取抗艾滋病药物》，《国际社会科学杂志》2006年第4期。
［英］弗雷德里克、［英］迈克尔·比迪斯：《疾病改变历史》，陈仲丹译，山东画报出版社2004年版。
范若兰：《社会性别视角下的暴力三角学说：解读与重构》，《思想战线》2014年第1期。
费孝通：《东亚社会研究——人的研究在中国》，北京大学出版社1993年版。
费孝通：《美美与共与人类文明》（上），《学术研究》2005年第1期。
高丙中：《凝视世界的意志与学术行动——海外民族志对于中国社会科学的意义》，《广西民族大学学报》2009年第5期。
高丙中：《海外民族志与世界性社会》，《世界民族》2014年第1期。
高良敏：《“鬣狗事件”：一个有关马拉维启蒙仪式的人类学研究》，《北方民族大学学报》2017年第4期。
高宣扬：《布迪厄的社会理论》，同济大学出版社2004年版。
格尔茨：《地方知识——阐释人类学论文集》，杨德睿译，商务印书馆2014年版。
龚腾飞：《中世纪后期英国疫病探究》，哈尔滨师范大学，硕士学位论文，2013年。
谷操：《驱逐与救助：中世纪西欧的麻风病》，南京大学，硕士学位论文，2016年。
郭佳：《撒哈拉以南非洲基督教的历史与现实》，《世界宗教文化》2016年第3期。

郝国强：《近 10 年来中国海外民族志研究反观》，《思想战线》2014 年第 5 期。
何怀宏：《西方公民不服从的传统》，吉林人民出版社 2001 年版。
［美］哈罗德·D. 拉斯韦尔：《政治学》，杨昌裕译，商务印书馆 1992 年版。
［俄］侯赛因诺夫：《暴力与非暴力概念》，《现代外国哲学社会科学文摘》1995 年第 1 期。
韩振江：《齐泽克论暴力与资本主义》，《学术交流》2016 年第 3 期。
［英］吉登斯：《社会的构成》，李康、李猛译，生活·读书·新知三联书店 1998a 年版。
［英］吉登斯：《现代性与自我认同》，赵旭东、方文、王铭铭译，生活·读书·新知三联书店 1998b 年版。
［英］吉登斯：《社会学方法的新规则》，田佑中、刘江涛译，社会科学文献出版社 2003 年版。
紀智閔：《暧昧的奸情：清代乾隆时期男同性性犯罪问题探讨》，台湾清华大学历史研究所，硕士学位论文，2009 年 .
焦润明：《清末东北三省鼠疫灾难及防疫措施研究》，北京师范大学出版社 2011 年版。
景军：《泰坦尼克定律：中国艾滋病风险分析》，《社会学研究》2006 年第 5 期。
景军：《穿越成年礼的中国医学人类学》，《广西民族大学学报》（哲学社会科学版）2016 年第 2 期。
景军、薛伟玲：《医学人类学与四种社会理论之互动》，《思想战线》2014 年第 3 期。
［美］罗伯特汉：《疾病与治疗——人类学怎么看》，禾木译，东方出版社 2010 年版。
［俄］列夫·托尔斯泰：《天国在你心中》，孙晓春译，吉林人民出版社 2004 年版。

[美] 雷蒙·威廉斯：《关键词：文化与社会的词汇》，刘建基译，生活·读书·新知三联书店 2005 年版。

李鹏涛、车能：《东非印度人的历史与现状》，《世界民族》2016 年第 6 期。

李荣荣：《美国人的社会与个人：加州悠然城社会生活的民族志》，北京大学出版社 2012 年版。

刘绍华：《我的凉山兄弟》，中央编译出版社 2016 年版。

梁漱溟：《东西方文化及其哲学》（梁漱溟全集），山东人民出版社 1989 年版。

刘欣如：《印度种姓制的渊源》，《史学理论研究》1998 年第 2 期。

[苏] 罗金斯基、列文：《人类学》，王培英、汪连兴、史庆礼等译，警官教育出版社 1993 年版。

罗锦文：《“维他命”分析模式下的文化比较研究——许烺光海外研究综述》，《社会学研究》2011 年第 4 期。

[美] 罗维：《初民社会》，吕叔湘译，江苏教育出版社 2006 年版。

[英] 罗伊·波特：《剑桥医学史》，张大庆译，吉林人民出版社 2000 年版。

李志：《马克思异化理论中的“人”》，《哲学研究》2007 年第 1 期。

李志：《两种人的本质论之比较——兼论关系范畴的哲学史意义》，《马克思主义哲学研究》2008 年第 8 期。

[美] 米德：《萨摩亚人的成年》，周晓虹、李姚军、刘婧译，商务印书馆 2011 年版。

[英] 蒙蒂菲奥里：《耶路撒冷三千年》，张倩红、马丹静译，民主与建设出版社 2015 年版。

[乌干达] 曼达尼：《瓦解殖民世界》，（台北）行人文化实验室 2016 年版。

麻国庆：《身体的多元表达：身体人类学的思考》，《广西民族大学学报》2010 年第 3 期。

麻国庆：《中国人类学的学术自觉与全球意识》，《思想战线》2010 年第 5 期。
麻国庆：《跨界的人类学与文化田野》，《广西民族大学学报》2015 年第 4 期。
［英］玛格塔：《医学的历史》，李城译，希望出版社 2003 年版。
摩罗：《性爱的起源》，中华书局 2013 年版。
［波］马林诺夫斯基：《原始性爱》，王启龙、邓小咏译，中国社会出版社 2000 年版。
［美］马克森：《东非简史》，王涛、暴明莹译，世界知识出版社 2012 年版。
［德］马克思、［德］恩格斯：《马克思恩格斯选集》第 4 卷，人民出版社 1977 年版。
［美］马尔库斯：《作为文化批评的人类学》，王铭铭、蓝达居译，生活·读书·新知三联书店 1998 年版。
［美］摩尔根：《古代社会》，杨东莼、马雍、马巨译，江苏教育出版社 2003 年版。
潘蛟：《略论等级制度的起源》，《民族学研究》1990a 年第 3 期。
潘蛟：《试论凉山彝族社会等级制度的起源》，《中央民族学院学报》1990b 年第 5 期。
裴善勤：《列国志——坦桑尼亚》，社会科学文献出版社 2003 年版。
清华大学社会学系：《老年同志口述史材料汇编（成都黄先生案例）》，2012 年。
［法］让－皮埃尔：《家庭史：非洲，处于交叉路口的家庭》，袁树仁、赵克非等译，生活·读书·新知三联书店 2003 年版。
［美］史蒂芬·平克：《人性中善良的天使——暴力为什么会减少》，安雯译，中信出版集团 2014 年版。
［美］萨林斯：《文化与实践理性》，赵丙祥译，上海人民出版社 2012 年版。

［喀麦隆］塞勒斯汀·孟加：《非洲的生活哲学》，李安山等译，北京大学出版社 2016 年版。

［英］斯科特：《文明的阴暗面——娼妓与西方社会》，秦传安译，中央编译出版社 2017 年版。

［斯洛文尼亚］斯拉沃热·齐泽克：《暴力：六个侧面的反思》，唐健、张嘉荣译，中国法制出版社 2012 年版。

王光宾：《中、非不同民族学生体质调查与阳光体育干预研究》，海南师范大学，硕士学位论文，2012 年。

汪洪亮：《建设科学理论与寻求“活的人生”——李安宅的人生轨迹与学术历程》，《民族学刊》2010 年第 1 期。

王江松、邵慧萍：《马克思的健康人格思想初探》，《中国社会科学院研究生院学报》2006 年第 5 期。

王旭东、孟庆龙：《世界瘟疫史》，中国社会科学出版社 2005 年版。

［美］威廉·麦克尼尔：《瘟疫与人》，余新忠、毕会成译，中国环境科学出版社 2010 年版。

［芬兰］韦斯特马克：《人类婚姻史》，李彬译，商务印书馆 2002 年版。

［瑞士］维雷娜·卡斯特：《怒气与攻击》，章国锋译，生活·读书·新知三联书店 2003 年版。

魏健：《改变人类社会的二十种瘟疫》，经济日报出版社 2003 年版。

魏小潭：《马克思异化劳动理论研究》，上海师范大学，硕士学位论文，2012 年。

许烺光：《边缘人——许烺光回忆录》，（台北）南天书局 1997 年版。

颜丽媛：《清代性侵害案件中男性受害者的法律保护——以清代法律实践为中心》，《中国刑事法杂志》2012 年第 10 期。

杨煌：《解放神学：当代拉美基督教社会主义思潮》，中国社会科学出版社 2006 年版。

余新忠：《清代江南的瘟疫与社会》（修订版），北京师范大学出版社 2014 年版。

［挪威］约翰·加尔通：《和平论》，陈祖洲等译，南京出版社 2006 年版。

周大鸣、乔健：《务实：21 世纪人类学本土化趋势》，《广西右江民族师范高等专科学校学报》1999 年第 4 期。

左高山：《论“暴力”的意涵》，《中南大学学报》（社会科学版）2005 年第 3 期。

［日］中根千枝：《东亚社会研究》，北京大学出版社 1993 版。

张宏明：《多维视野中的非洲政治发展》，社会科学文献出版社 1999 年版。

《中华人民共和国刑法》（修正案），1997 年。

《中华人民共和国刑法》，第一百六十条，1979 年。

张杰：《清代有关同性性犯罪的法律规定及对当前相关立法的启示》，《中国性科学》2004 年第 3 期。

张宁：《人类体型的种族差异》，《辽宁体育科技》1985 年第 3 期。

庄孔韶、杨洪林、富晓星：《小凉山彝族“虎日”民间戒毒行动和人类学的应用实践》，《广西民族学院学报》2005 年第 2 期。

庄孔韶、张庆宁：《人类学灾难研究的面向与本土实践思考》，《西南民族大学学报》2009 年第 5 期。

周倩：《肯尼亚的印度人》，《世界民族》2014 年第 1 期。

张文亮：《深入非洲三万里——李文斯顿传》，敦煌文艺出版社 2006 年版。

张小军：《人类学研究的“文化范式”——“波粒二象性”视野中的文化与社会》，《中国农业大学学报》2012 年第 2 期。

张小军：《让“经济”有灵魂：文化经济学思想之旅》，清华大学出版社 2014 年版。

张有春、和文臻：《艾滋病歧视的根源与反歧视策略研究》，《社会建设》2017 年第 3 期。

张有春：《艾滋病宣传教育中的恐吓策略及其危害》，《思想战线》2017 年第 3 期。

二 英文文献

Abdul Sheriff, *The History and Conservation of Zanzibar Stone Town*, London: Ohio University Press, 1995.

Ailli M. T., *Changing the Rules: the Politics of Liberalization and the Urban Informal Economy in Tanzania*, Berkeley, 1997.

Amon J. N., Aloysius M. N., *The Development of Health Services and Society in Mainland Tanzania*, Nairobi, 1976.

Ashley M. F., *Survival Sex or Consumption Sex? Gender, Wealth and HIV Infection in 16 sub-Saharan African Countries*, Global Health and Population, 2010.

Avirgan T., Martha H., *War in Uganda: The Legacy of Idi Amin*, Westport, CT: Lawrence Hill, 1982.

Baggaley R. F., White R. G., Boily M. C, "HIV Transmission Risk through Anal Intercourse: Systematic Review, Meta-analysis, and Implications for HIV Prevention", International Journal of Epidemiology, 2010, 39 (4).

Bakker I., Gill S., *Power, Production and Social Reproduction: Human In/security in the Global Political Economy*, New York, 2003.

Baldwin J. I., Baldwin J. D., "Heterosexual anal Intercourse: An Understudied, High-risk Sexual Behavior", Archives of Sexual Behavior, 2000 29 (4).

Bancroft J., *Human Sexuality and Its Problems*, 3rd ed., London: Churchill-Livingstone/Elsevier, 2009.

Barbara W. E., *Bagamoyo - the Spirit of the World*, Bagamoyo Institute of Tourism, 2008.

Barnett T., Whiteside A., AIDS in the 21st Century: Disease and Globalization, New York: Palgrave-Macmillan, 2002.

BDH, The Health Report of Bagamoyo District Hospital, BDH, 2016, 3.

Beck A. , "Medicine and Society in Tanganyika 1890 – 1930: A Historical Inquiry", *Transactions of the American Philosophical Society*, New Series, 1977, 3.

Bennett F. J. , "The Social Determinants of Gonorrhea in an East African Town", *East African Medicine*, 1962, 39 (6) .

Bennett F. J. , *Venereal Disease and Other Spirochaetal Diseases in Uganda Atlas of Disease Distribution*, Nairobi: East African Publishing House, 1975.

Bennett S. , McPake B. , Mills A. , *The Public/Private Mix Debate in Health Care*, Zed, London, 1997.

Bernard D. B. , *Makerere College: the University College of East Africa*, University Review, 1952.

Bienen H. , *Violence and Social Change: A Review of Current Literature*, Chicago: University of Chicago Press, 1968.

Bond V. , Dover P. , "Men, Women, and the Trouble with Condoms: Problems Associated with Condom Use by Migrant Workers in Rural Zambia", *Health Transition Review*, 1997, (7) .

Bourdieu P. , *Outline of a Theory of Practice*, London: Cambridge University Press, 1977.

Bourdieu P. , *The Logic of Practice*, San Francisco: Stanford University Press, 1990.

Brian A. S. , Pankaj R. , "Can the Poor Afford 'free' Health Services? A case study of Tanzania", *Health Policy and Planning*, 1992, (7) .

Charles W. H. , "Migrant Labor and Sexually Transmitted Disease: AIDS in Africa", *Journal of Health and Social Behavior*, 1989, (4) .

Chief Musamaali Nangoli, *No more Lies about Africa*, New Jersey: African Heritage Publishers, 1987.

Cynthia H. , "Management of AIDS Patients: Case Report from Uganda", in Norman Miller, AIDS in Africa, 1988.

Desmond N. , Allen C. , Clift S. , et al. , "A Typology of Group sat Risk of HIV/STI in a Gold Mining Town in North-western Tanzania", *Social Science & Medicine*, 2005.

Dilger H. , "Living positHIVely in Tanzania: the Global Dynamics of AIDS and the Meaning of Religion for International and Local AIDS Work", *Afrika Spectrum*, 2001, 36 (1) .

Dilger H. , "Sexuality, AIDS, and the Lures of Modernity: Reflexivity and Morality among Young People in Rural Tanzania", *Medical Anthropology*, 2003, 22 (1) .

Dilger H. , "*We are all going to Die*": *Kinship*, *Belonging and the Moral Practice of Illness and Death in Tanzania*, Oxford: Berghahn Books, 2008.

Doyal L. , Immogen P. , *The Political Economy of Health*, Boston: South End Press, 1981.

Duby Z. , *Heterosexual Anal Sex in the Age of HIV*: *An exploratory study of a silenced subject*, University of Cape Town, Master dissertation, 2008.

Duby Z. , "Conceptualizations of Heterosexual Anal Sex and HIV Risk in Five East African Communities", *Journal of Sex Research*, 2014, 51 (8) .

Duby Z. , Christopher C. , "Conceptualizations of Heterosexual Anal Sex and HIV Risk in Five East African Communities", Journal of sex research, 2014, 51 (8)

Duby Z. , Miriam H. , Elizabeth T. , et al, "Condoms, Lubricants and Rectal Cleansing: Practices Associated with Heterosexual Penile-Anal Intercourse amongst Participants in an HIV Prevention Trial in South Africa, Uganda and Zimbabwe", *Other*, 2016, 20.

Editorial, 1976, "Food and National Prestige", *The Nationalist*, 1976, 24.

Edmund J. K., Febronia C. U., Zakaria H. M., et al., "Experience of Initiating Collaboration of Traditional Healers in Managing HIV and AIDS in Tanzania", *Journal of Ethnobiology and Ethnomedicine*, 2007.

Mgina E., *Distribution and Trend of HIV Prevalence in Tanzania in 2003 – 2012 using Demographic and Health Survey Data*, Master degree thesis of Tsinghua University, 2015.

Farmer P., *AIDS and Accusation: Haiti and the Geography of Blame*, Berkeley: University of California Press, 1992.

Farmer P., "An Anthropology of Structural Violence", *Current Anthropology*, 2004.

Farmer P., Nizeye B., Stulac S., et al., "Structural Violence and Clinical Medicine", *PLoS Medicine*, 2006, 3.

Faya S. S., "HIV/AIDS the Real Emergency of our Times", *Medicus*, 1993, 12.

Fuglesang M., *Red or Yellow — Are you Still Game? Being Young and Coping With Sexual and Reproductive Health in Tanzania*, Stockholm: Swedish Association for Sex Education, 1995.

Galtung J., "Violence, Peace and Peace Research", *J Peace Res*, 1969.

Garbus L., "*HIV/AIDS in Tanzania*" *Country AIDS Policy Analysis Project*, AIDS Policy Research Center, University of San Francisco, 2004.

Gao B., Kipnis A. B., "Anthropological Overseas Ethnographies and the Development of Chinese social science", *HAU: Journal of Ethnographic Theory*, 2021.

Gao Liangmin, *Value Orientation of Chinese Anthropologists Conducting Research in Africa*, Africa-Asia, 2019.

Geiger S., "Umoja wa Wanawake and the Needs of the Rural Poor", *Afri-*

can Studies Review, 1982, 2.

Geiger S., *TANU Women: Gender and Culture in the Making of Tanganyikan Nationalism, 1955 - 1965*, London: Cambridge University Press, 1997.

Gilligan J., *Violence: Reflections on a National Epidemic*, New York: Vintage Books, 1997.

Glazier S. D., *Encyclopedia of African and African-American Religions*, Routledge, Taylor & Francis, 2001.

Gobind J., Plessis G., "Sugar Daddy: The Student Attraction", *Gender & Behaviour*, 2015, 13.

Godlisten M., *Assessment of Magnitude of HIV Risk Factors, HIV/AIDS Service Availability, Accessibility and Utilisation among Mobile and High-risk Groups in Tanzania*, Master degree thesis of Tsinghua University, 2018.

Goldthorpe J. E., *An African Elite: Makerere College students 1922 - 1960*, Nariobi, 1965.

Green A., *An Introduction to Health Planning for Developing Systems*, New York: Oxford University Press, 2007.

Grete B., Samwel E., "Empowering Civil Society, Achieving local Democracy: The case of Bagamoyo, Tanzania", *Research and Development Report*, 2014.

Gutkind C. W., Immanuel W., *The Political Economy of Contemporary Africa*, Sage: Beverly Hills, 1976.

Harald K. H., *Health Services: Official and Unofficial*, Tanzania, 1986.

Haram L., " 'Prostitutes' or Modern Women? Negotiating respectability in Northern Tanzania", in: Arnfred S., ed., *Re-thinking Sexualities in Africa*, Uppsala: Almqvist & Wiksell.

Harvey G. S., "Sleeping Sickness in the Lake of Victoria Region of British East Africa, 1900 - 1915", African Historical Studies, 1969, 2.

Hardon A., Dilger H., "Global AIDS Medicines in East African Health Institutions", *Medical Anthropology*, 2011, 30 (2).

Hawkes G. A., *Sociology of Sex and Sexuality*, Buckingham: Open University Press, 1996.

HEAIDS, *The report of the Higher Education HIV and AIDS Programme in South Africa*, HEAIDS, 2010.

Hearn J., "The NGO-isation of Kenyan Society: USAID & the Restructuring of Health Care, *Rev Afr Polit Econ*, 1998, 75.

Honest P. N., *Public-Private Partnership (PPPs) in the Management of Municipalities in Tanzania – Issues and Lessons of Experience*, Report of the Economics Department of Mzumbe University, 2006.

Hu Jun, Increased Incidence of Perforated Appendixes in Hmong Children California, New England Journal of Medicine, 2001.

Hu Jun, Under the Knife: Medical Noncompliance in Hmong Immigrants, Emory University, Ph D. dissertation, 2007.

Hussey E. R. J., *Tropical Africa* 1908 – 1944: *Memoirs of a period*, London, 1959.

International Center for AIDS Programs, *ICAP-factsheet*, ICAP, 2017.

IOM (International Organisation for Migration). "Groundbreaking IOM Study Reveals Migrants and Migrant Affected Communities Around the Port of Dar es Salaam Have Complex Sexual Networks'", *IOM*, 2015, 09.

Ira J. C., *Structuration Theory: Anthony Giddens and the Constitution of Social Life*, New York: St. Martin's Press, 1989.

Jackson S., *Heterosexuality in Question*, London: Sage Publications, 1999.

Jake S., *A Study of the East African Slave Trade in Bagamoyo*, SIT Study Abroad, 2009.

James R. B., Andrew B., Yusuf L., *Dar es Salaam-History from an Emerging*

African Metropolis, Dar es Salaam: Mkuki na Nyota Publishers, 2007.

James R. , Brennan T. , *Making Nation and race in Urban Tanzania*, Comparative Studies of South Asia Africa & the Middle East, 2012.

Janes C. R. , Corbett K. , *Anthropology and Global Health*, Annual Review of Anthropology, 2009.

Jewkes R. , Dunkle K. , Nduna M. , et al. , "Factors Associated with HIV Sero-positivity in Young, Rural South African men", *International Journal of Epidemiology*, 2006, 35 (6) .

Jewkes R. , Morrell R. , Sikweyiya Y. , et al. , "Transactional Relationships and Sex with a Woman in Prostitution: Prevalence and Patterns in a Representative Sample of South African Men", BMC Public Health, 2012, 12.

Joan V. , "Colonial Chiefs and the Making of Class: A Case Study from Teso, Eastern Uganda", *Africa*, 1977, 47.

Johannes H. F. , *Just before the Old Stone Town Dies*, Bagamoyo Historical Portrait, 2015.

Jomo Kenyatta, *Facing Mount Kenya*, New York: Random House, 1970.

Illife J. , *Tanganyika under German Rule 1905 – 1912*, London: Cambridge University Press, 1969.

Illife J. , *A Modern History of Tanganyika*, London: Cambridge University Press, 1994.

Illife J. , *East African Doctors: A History of the Modern Profession*, London: Cambridge University press, 2002.

John W. , "Ujamaa's Villagization and Gender Dynamics in Selected Tanzanian Fiction", *Journal of African Cultural Studies*, 2018, 1.

Joyce W. , Aika M. , Mtenga S. , et al. , "A Qualitative Study of Discourses on Heterosexual Anal Sexual Practice among Key, and General Populations in Tanzania: Implications for HIV Prevention", *BMC Public*

Health, 2015, 15.

Juhani K., *Development for Exploitation: German Colonial Policies in Mainland Tanzania, 1884 – 1914*, Hesinki, 1994.

Kalichman S. C., Simbayi L. C., Cain D., et al., *Heterosexual Anal Intercourse among Community and Clinical Settings in Cape Town*, South Africa, Sexually Transmitted Infections, 2009.

Kalichman S. C., Simbayi L. C., Cloete A., et al., "Integrated Gender-Based Violence and HIV Risk Reduction Intervention for South African Men: Results of a Quasi-experimental field trial", *Prevention Science*, 2009, 10 (3).

Kilonzo A. M., *Obstetric and Gynaecologic Cases and Commentaies*, MMed thesis, University of Dar es Salaam, 1987.

Katabira E. T., "Looking after AIDS patients", *Health information Quarterly*, 1988, 4.

Kijo-Bisimba M., Chris M. P., *Mwalimu Nyerere and the Challenge of Human Rights*, Nairobi: Pambazuka, 2010.

Killewo J., Nyamuryekunge K., Sandström A., et al., "Prevalence of HIV – 1 Infection in the Kagera Region of Tanzania: A Population-Based Study", *AIDS*, 1990, 4 (11).

Kimberly R., McBride J., Dennis F., "Heterosexual Anal Sexuality and Anal Sex Behaviors: A Review", *Journal of Sex Research*, 2010.

Kipkorir B. E., *The Alliance High School and the Origins of the Kenya African Elite* 1926 – 1962, PhD thesis, University of Cambridge, 1969.

Kipkorir B. E., "The Inheritors and Successors: the Traditional Background to the Modern Kenyan African Elite", *Kenya Historical Review*, 1974, 2.

Knud E. S., *Tanzania: Crisis and Struggle for Survival*, American Political Science Association, 1986.

Kris H. , Patrick V. , Eustace P. Y. , et al. , *Community Health Workers: the Tanzania Experience*, New York: Oxford University Press, 1987.

Kwesigabo G. , Killewo J. , Makwaya C. , et al. , "Bridging the Gap: 12th World AIDS Conference in Geneva", *Journal of the Associntion of Nurses in AIDS Care*, 1998, 916).

Lawrence E. , Y. , *The Cross Versus the Crescent: Religion and Politicis in Tanzania from the 1880s to the 1990s*, Dar es Salaam: Mkuki na Nyota Publishers Ltd, 2004.

Leach E. , *Social Anthropology*, London: Fontana, 1983.

Leclerc M. S. , "Transactional Sex and the Pursuit of Modernity", *Social Dynamics*, 2003, 29 (2).

Leibing A. , *Narrowing Worlds: On Alzheimer' s Disease and Biography in Brazil*, The Medical Anthropologies of Brazil, Berlin: VWB, 1997.

Lie G. T. , Biswalo P. M. , "Perceptions of the Appropriate HIV/AIDS Counsellor in Arusha and Kilimanjaro Regions", *AIDS Care*, 1994, 6.

Lugalla J. L. P. , "The Availability and Acceptability of Intervention Strategies against HIV/AIDS Infection in the Kagera Region of Tanzania", *Internationals Afrika Forum in Jahrgang*, 1997, 4.

Lugalla J. L. P. , Emmelin M. A. C. , Mutembei A. K. , et al. , "The Social and Cultural Contexts of HIV/AIDS Transmission in the Kagera Region, *Tanzania*", *Journal of Asian and African studies*, 1999, 34 (4).

Macpherson M. , *They Built for the Future: A Chronicle of Makerere University College 1922 – 1962*, London: Cambridge University Press, 1964.

Mamdani M. , *Politics and Class Formation in Uganda*, New York: Monthly Review Press, 1976.

Mamdani M. , "Uganda in Transition: Two Years of the NRA/NRM", *Third World Quarterly*, 1988, 10 (3).

Maurice Bloch, *From Blessing to Violence: History and Ideology in the Cir-*

cumcision Ritual of the Merina of Madagascar, Cambridge University Press, 1986.

Marmot M G, Rose G, Shipley M, et al. , "Employment Grade and Coronary Heart Disease in British Civil Servants", *Journal of Epidemiology and Community Health*, 1987, (4) .

Marmot M. G. , Smith G. D. , Stansfeld S. , et al. , *Health Inequalities among British Civil Servants: the Whitehall II study*, Lancet, 1991.

Mazrui A. A. , "Anti-militarism and Political Militancy in Tanzania", *Journal of Conflict Resolution*, 1968, 3.

Mbikusita L. M. , Stephen H. , Thomas J. , "The Prevalence of the Use of 'dry sex' Traditional Medicines, among Zambian Women, and the Profile of the Users", *Psychology, Health, and Medicine*, 2009, 14 (2) .

McCance R. A. , Rutishauser I. H. E. , *Childhood Malnutrition in Uganda Atlas of Disease Distribution*, Nairobi: East African Publishing House, 1975.

Meekers D. , Anne C. , "Main Girlfriends, Girlfriends, Marriage and Money: The Social Context of HIV Risk Behavior in Sub-Saharan Africa", *Health Transition Review*, 1997, 7.

Michael J. , *Surrogates of the State: NGOs, Development, and Ujamaa in Tanzania*, Bloomfield, 2008.

Michael W. , Ross V. S. , "Determinants of Reported Burnout in Health Professionals Associated with the Care of Patients with AIDS", *AIDS*, 1988, 2.

Ministry of Agriculture of the United Republic of Tanzania, *Comprehensive Food Security Programme: Volume I: Main Report*, Dar es Salaam, 1992.

Mnyika K. S. , Killewo J. Z. , "Irrational drug use in Tanzania", *Health Policy and Planning*, 1991, 6.

Murray C. , "High Bridewealth, Migrant Labour and the Position of Women in Lesotho", *Journal of African Law*, 1977, 21 (1).

Murray C., *Families Divided: The Impact of Migrant Labour in Lesotho*, London: Cambridge University Press, 1981.

Murray L., Chavuuduka G. L., et al., *The Professionalization of African Medicine*, Manchester, 1986.

Musamaali M. C., *No more Lies about Africa*, African Heritage Publishers, 3rd reprint May, 1990.

Museveni Y. K., *What is Africa' s Problem?*, Minnesota: University of Minnesota Press, 1989.

Nangwanda S. L., "Medical Practice in the Context of the Socialistic Pattern of Society", *Dar es Salaam Medical Journal*, 1970, 2.

NBS, *Population and Housing Census*, *Population Distribution by Administrative Areas*, *National Bureau of Statistics (NBS)*, Dar es Salaam, Tanzania, 2012.

Ndinda C., Chimbwete C., McGrath N., et al., "Perceptions of Anal Sex in Rural South Africa", *Culture*, *Health*, *and Sexuality*, 2018, 10 (2).

Nhonoli A M., "Problems of promoting healthy living in East African rural Areas with Particular Reference to Tanzania", *Afro Technical Papers*, 1975, 11.

Ntarangwi M., Mills D., Babiker M. H., et al., eds., *African Anthropologies: History*, *Critique and Practice*, London: Zed Books, 2006.

Nyamuryekung'e K., "Achievements, Constraints and Future Perspectives of Tanzania National AIDS Control Programme", *Tanzania Medical Journal*, 1991, 6.

Nyerere J. K., *Independence Speech to the United Nations. In Freedom and Unity: A Selection from Writings and Speeches, 1952 - 1965*, Dar es Salaam: Oxford University Press, 1966.

Nyerere J. K., *Socialism and Rural Development*, Dar es Salaam: Oxford University Press, 1967.

Nyerere J. K., *Ujamaa: Essays on Socialism*, Nairobi: Oxford University Press, 1968.

Ogunbanjo G. A., Knapp van B. D., "Doctors and Strike Action: Can this be Morally Justifiable? SA Fam Pract, 2009, 4.

Okot p'Bitek, *Africa' s Cultural Revolution*, Macmillan Books, 1973.

Okot p'Bitek, *Decolonizing African Religions: A Short History of African Religions in Western Scholarship*, Diasporic African Press, 2011.

Okware P., *Okware in Commonwealth Secretariat*, Report, 1989.

Outwater A., *The Socioeconomic Impact of AIDS on Women in Tanzania*, Women Experiences with HIV, 1996.

Padian N. S., "Prostitute Women and AIDS: Epidemiology", *AIDS*, 1988, 2.

Parker R., "Acquired Immune Deficiency Syndrome in Urban Brazil", *Medical Anthropology Quarterly*, 1987, 1 (2).

Parkin F., *Strategies of Social Closure in Class Formation*, London: Tavistock Publications, 1974.

Parkin F., *Marxism and Class Theory*, New York: Columbia University Press, 1979.

Patton C., *Sex and Germs: The Politics of AIDS*, Boston: South End Press, 1985.

PEPFAR, *Partnering to Achieve Epidemic Control in Tanzania*, Report of President's Emergency Plan for AIDS Relief, 2016.

Peter L. B., Thomas L., *The Social Construction of Reality*, New York: Penguin Putnam Inc, 1966.

Philip W. S., "*Bo" n town life: Younth, AIDS, and the Changing Character of Adulthood in Kilimanjaro*, Boston University, PhD Thesis, 1995.

Ponte S. , *Farmers and Markets in Tanzania: How Policy Reforms Affect Rural Livelihoods in Africa*, Portsmouth, NH, 2002.

Rampen F. , "Venereal Syphilis in Tropical Africa", *British Journal of Venereal Disease*, 1978, 54.

Rogers S. G. , "Efforts towards Women's Development in Tanzania: Gender Rhetoric vs. " *Gender Realities, Women and Politics*, 1982, 2 (4) .

Saskia W. , Horacio S. , *The Sexual History of the Global South: Sexual Politics in Africa, Asia and Latin America*, London: Zed Books, 2013.

Schoepf B. G. , *AIDS, Gender, and Sexuality During Africa' s Economic Crisis*, Philadelphia: University of Pennsylvania Press, 1997.

Schoepf B. G. , "International AIDS Research in Anthropology: Taking a Critical Perspective on the Crisis", *Annual Review of Anthropology*, 2001, 30.

Setel P. W. A. , *Plague of Paradoxes. AIDS, Culture and Demography in Northern Tanzania*, Chicago: University of Chicago Press, 1999.

Sigmund P. E. , *Liberation Theology at the Crossroads: Democracy or Revolution*, Oxford University Press Scholarship Online, 1999.

Sigmund P. E. , *The Development of Liberation Theology: The Marxist Phase*, Oxford University Press Scholarship Online, 2011.

Simon S. , "The work of an African Assistant Medical Officer", *Uganda Teacher Journal*, 1939, 1.

Stamm W. E. , Hunter H. H. , Anne M R, et al. , "The Association between Genital Ulcer Disease and Acquisition of HIV Infection in Homosexual Men", *Journal of the American Medical Association*, 1988, 260 (10) .

Stichter S. , *Migrant Laborers*, London: Cambridge University Press, 1985.

Susan S. H. , *AIDS and Its Metaphors*, Farrar: Straus and Giroux, 1989.

Susan S. H. , "Orphans as a window on the AIDS epidemic in Sub-Saharan

African", *SSM*, 1990, 31.

Sullivan C., Dilger H., et al., "Negotiating Professionalism, Economics and Moral obligation: An Appeal for Ethnographic Approaches to African Medical Migration", *African Diaspora*, 2010, 3.

Swantz M. L., *Notes on Research on Women and their Strategies for Sustained Livelihood in Southern Tanzania*, Uppsala: Nordiska Afrika Institutet, 1998.

TACAIDS, *2002 – 2003 Tanzania HIV/AIDS and Malaria Indicator Survey*, Tanzania Commission for AIDS, 2004.

TACAIDS, *2007 – 2008 Tanzania HIV/AIDS and Malaria Indicator Survey*, Tanzania Commission for AIDS, 2009.

TACAIDS, *2011 – 2012 Tanzania HIV/AIDS and Malaria Indicator Survey*, Tanzania Commission for AIDS, 2013.

Tannahill R., *Sex in History*, *Chelsea*, MI: Scarborough House, 1992.

Tanzania, *Five-year Plan for Economic and Social Development*, Tanzania, 1964.

Therkildsen O., Semboja J., *A New look at Service Provision in East Africa*, London: James Currey, 1995.

Thomas C. Q., "AIDS in Africa: Evidence for Heterosexual Transmission of the Human Immunodeficiency Virus", *New York State Journal of Medicine*, 1987, 5.

Twa-Twa J. M., "The Role of the Environment in the Sexual Activity of School Students in Tororo and Pallisa Districts of Uganda", *Health Transition Review*, 1997, 7.

UNAIDS, *Prevention Gap Report*, UNAIDS, 2008.

UNAIDS, *Prevention Gap Report*, UNAIDS, 2013.

UNAIDS, *Prevention Gap Report*, UNAIDS, 2014.

UNAIDS, *Prevention Gap Report*, UNAIDS, 2016.

UNAIDS, *Prevention Gap Report*, UNAIDS, 2017.

UNESCO/UNICEF, *The Education of Girls. The Ouagadougou Declaration and Framework for Action*, Pan-African Conference on the Education of Girls, Burkina Faso, 1993.

United Republic of Tanzania DSA-CRP, 1999, *Second Draft for District Statistical Profile or District Situation Analysis from a Child Rights Perspective*, Bagamoyo District Council, District Executive Director's Office, Bagamoyo, 1999.

Van E. M., *Rural Health Development in Tanzania*, Assen, 1976.

Verhagen A. R., Gemert W., "Social and Epidemiological Determinants of Gonorrhea in an East African Country", *British Review of Venereal Disease*, 1972, 48.

Wako D. M., "Makerere from Many Angles", *Makerere College Magazine*, 1939, (8).

Wallerstein I, William G. M., "Peripheralization of Southern Africa: Changes in Household Structure and Labor Force Formation", *Review*, 1979, 2.

Wallerstein I., *Household Structures and Labor Force Formation in the Capitalist World Economy in Households and the World Economy*, Beverly Hills: Sage, 1984.

Wallevik H., *Changing Landscapes and Regendering of Urban Space: Women and their economic affairs in Zanzibar Town (Third version)*, Paper presented to the Nordic Africa Institute workshop on "Urban Governance, Gender and Markets", Bamako, Mali, 2002.

Wamoyi J., Fenwick A., Urassa M., et al., "Socio-economic Change and Parent-child Relationships: Implications for Parental Control and HIV Prevention among Young People in Rural North Western Tanzania", *Culture Health Sexuality*, 2011, 13 (6).

Weber M. , "The Distribution of Power within the Community", translated by Dagmar Waters, *Journal of Classical Sociology*, 2010, 2.

Weiss B. , " 'Buying her grave' : Money, Movement and AIDS in northwest Tanzania", *Africa*, 1993, 63 (1) .

West Cornel, "Niggerization", *Atlantic*, 2007, 300 (4) .

WHO Global Consultation on Violence and Health, *Violence: A Public Health Priority*, Geneva: World Health Organization, 1996.

World Bank, *The HIV epidemic in Tanzania Mainland: Where have We Come From, Where is It Going, and How are We Responding?*, World Bank, 2008.

Worth H. , Jing J. , McMillan K. , et al. , "Under the Same Quilt: The Paradoxes of Sex between Men in the Cultural Revolution", *Journal of Homosexuality*, 2017, 64 (1) .

三 斯瓦希里语等其他文献

Bitugi Matundura, *Sitaki Iwe Siri.* Nairobi: Longhorn Kenya, 2008.

Elimu ya Malezi ya Ujana (EMAU), *AIDS (MAHABUSI)*, series 15, Dar es Salaam: Jumuiya ya Kikristo Tanzania, 1987.

F. Kawegere, *Mateso Mwathirika wa Ukimwi*, Nairobi: Phoenix, 2007.

Galtung J. , *Kultuerlle Gewalt*, Der Burger im Staat, 1993.

IbrahimNgozi, *Ushuhuda wa Mifupa*, Dar es Salaam: Inter-Press Tanzania, 1990.

Katunzi Pelagia A. , *Sukari Yenye Sumu*, Bukoba: Tanzania Educational Publishers, 2003.

Medical Aid Foundation, *Kilio Chetu*, Dar es Salaam: MAF, 1995.

Peter S. Kirumbi, *Nataka Iwe Siri*, Dar es Salaam: Taasisi ya Uchunguzi wa Kiswahili, 1971.

Sekundu Morgan, *Zimwi la UKIMWI*, Nairobi: Matbaa ya Kimataifa ya Morsel, 2010.

Sekundu Morgan, *The Beast*, Nairobi: Morsel, 2005.

Shaaban S. Mngazija, *Njia Panda*, Dar es Salaam: Matthews Bookstore & Stationers, 2004.

TUKI, *Kamusi ya Kiswahili Sanifu*, Nairobi: Oxford University Press, 2004.

Uta Reuster-Jahn, Roland Kieβling, "Lugha ya Mitaani in Tanzania: The Poetics and Sociology of a Young Urban Style of Speaking with a Dictionary Comprising 1100 Words and Phrases", *Swahili Forum*, 2006, 13.

WAMATA, "Walio Katika Mapambano na AIDS Tanzania, People Struggling against AIDS in Tanzania", in Mwaikambo E., *A Case Study of Walio Katika Mapambano na AIDS Tanzania People in the Fight against AIDS in Tanzania (WAMATA)*, 1994.

Yared Kihore, "Masuala ya Kisarufi katika Magazeti ya Mitaani ya Kiswahili-Tanzania", *Swahili Forum*, 2004, 11.

致　谢

从2014年至今，从求学到工作，八载将至，温馨雅致的清华园，热情难忘的东非海岸，承载了太多情感和记忆。

本书为我的博士论文扩展而成。博士论文指导教师景军教授，您引领我从公共卫生到医学人类学的交融与转向，您独特的思辨视角和殷实的人生态度，赋予我鲜活的第二次学术生命。当我学路落魄时，您总能给枯木逢春般的点拨和勉励。您无微不至的关心，承载太多恩情。

张小军教授，从您课堂上我开启了人类学成年礼，一个个晦涩难懂的理论、概念，您总能赋予灵魂般的解构。您的每次点拨总能令我拨开云雾、收获颇丰。

二导师程峰教授，您带我开启非洲健康领域的认知，每有学术、日常生活问题，您总是在百忙之中细致地修改、及时回复、倾心相助，您的教诲和关心我将铭记于心。

感谢社科学院社会学系的领导、教授、老师们，感恩课上授予的学识，感恩课下的关心备至。社会学系的熊知行楼赋予了我四年学涯乃至远行的无尽意义，将伴终身。

感谢于2011年发起清华大学发展中国家研究博士项目的两位前校领导，您们的高瞻远瞩和求学期间的多次叮嘱与教诲，铭记于心，不忘初心，砥砺前行；感谢地区研究院的杨光、姜景奎、张静、赵劲松等领导和老师们，你们时刻的关心、记挂，温馨而坚毅的学术宗旨和支持力，给予了我安心和深入异域的动力；特别感谢张静老师在毕业择业时和工作中的关心和教诲。

感谢发展中国家研究博士研究生项目2014级的7名同学，有你们四年的陪伴，使得我的求学之路多了“青春”与活力；感谢其他分布在全球发展中国家的所有伙伴们的关心和支持；感谢地区研究院所有同事和同学们；感谢地区院撒哈拉以南非洲组的所有老师和同学们；感谢地区院《田野观察》编辑部所有老师和同事。因为有你们，我将不忘初心，砥砺前行。

感谢张磊教授和张军、谭晓萍、尹丛、王祈华、张宜等老师的关心和帮助。

感谢坦桑尼亚依法卡拉健康研究所总部、巴加莫约分所。感谢非洲第一导师Dr. Seif、第二导师Dr. Omar及前所长助理Ms. Adelina，是你们不离不弃，深夜进行千里将无辜遭移民警察刁难、险入监狱中的我拯救出来，并为我深入社区、农村的田野调查保驾护航；感谢人事处主任Mr. David，在您女儿生病、自己脚受伤时，还2次亲自带我前往移民局办理居住证、工作证；感谢前所长Dr. Salim、巴加莫约分所长Dr. Mercy及所有同事。

感谢坦桑尼亚国家医学研究所的流行病学专家Dr. Erick、达累斯萨拉姆市大学的东非医学史专家Prof. Andera。

感谢哥伦比亚大学公共卫生学院院长Dr. Wafaa博士、Ms. Mellisa、林爽女士，及ICAP坦桑、马拉维办公室的所有朋友对我在两国期间的支持和帮助。

感谢坦桑尼亚巴加莫约县医院Dr. Job等医生、Mushi等护士、Haji、Paschal等工作人员、Tisa等同伴教育员以及长期追踪的24位病人朋友等；感谢Kiwangwa、Karege两村医务室的医护人员；感谢房东Prof. Chiwalala、二房东Neema的两年关照；感谢斯语老师Mr. Salafandu，好友Dula、Nashe、Smion、Makamba等。

感谢在肯尼亚蒙巴萨调研期间，将我从警察手中拯救出来的蒙巴萨老好人Baba Omar，让我得以进入贫民窟的深巷和您的家庭，使我参与式体验了您的家庭在2017年肯尼亚医护大罢工影响下的“大家小病致大患”之痛。

来自非洲的贵人们，你们都是这本正在完善书稿的共同作者，没有你们我无法完成田野调研和文本叙事。Asanteni sana!

感谢坦桑尼亚帮助过我的周哥、董医生、白姐、邓肯等所有华人朋友，驻坦大陆第24批、驻桑给巴尔第26批中国医疗队。

感谢2016—2017年驻坦桑尼亚大陆、桑给巴尔（含奔巴岛）医疗队专家和老师，感谢驻马拉维第四批中国医疗队、驻坦桑尼亚奔巴岛江苏省寄防所血吸虫防治项目工作组，在调研期间偶尔蹭吃蹭住，改善伙食确是田野之福。

感谢中国人民大学富晓星副教授在毕业论文撰写过程中给予的无私指导和帮助，在成书过程中给予再次指导，包括多次对书籍结构安排、书籍题目、内容逻辑衔接等方面的指导和帮助，获益良多；有幸与您开展全球卫生方面的研究合作，希望合作的未来如树、如花。

感谢中国传媒大学坦桑尼亚研究中心主任敖缦云老师，细致耐心地对本书中涉及到的斯瓦希里语单词和语句进行了校对和订正，并将人名、地点等翻译成中文。

感谢云南省疾控中心李洪教授及其团队、玉溪市疾控中心领导和朋友的支持和关心。

感谢社科博142班王海宇、沈纪等全体同学及陈楠、田园等八号楼的兄弟们的陪伴。

感谢清华大学社会学学系人类学的学长学姐学弟学妹们。特别感谢完成本论文两幅手绘图的陈昭、校对部分稿件的齐腾飞和郭迅羽，及一同进校门、打篮球、写论文、撸串、一起毕业的“难兄难弟”雷李洪。

感谢八号楼324680室舍友卢建超、卢佳楠、赵富龙、颜笑四位同学四年的陪伴。

感谢人民大学张有春教授在毕业论文初稿中给予的无私指导和帮助，提出的诸多建设性建议至今受益匪浅。感谢毕业论文答辩专家麻国庆教授、潘蛟教授、张小军教授、王天夫教授及答辩秘书吕浩师兄。感谢本书稿所有评审、预答辩、正式答辩专家们的指导与真知灼见。

感谢中国社会科学出版社王茵副总编辑的大力支持，重大项目出版中心副主任张潜及同事的细心、专业审校，使本书得以顺利刊出。

感谢我的父母、姑父姑妈、岳父岳母及其他家人一贯的支持和鼓励。

感谢5岁的爱子高瑜辰及夫人杨新燕的付出与陪伴。

写给爱子高瑜辰：

2017年6月2日，你一声啼哭，将正游离于万里之外印度洋小岛奔巴岛的我拽回了你和你母亲的身边。由于撰写毕业论文的需要，我总是不停地来往于学校与家之间，对你的陪伴短暂而少，实为为父之愧。反之，你却给予了我很多，纯真、可爱的你，仿佛生命之轮回，让我看到婴儿时的我，作为记忆的重现，弥补了“人生”的美好、纯真。你给了我写作和前进的动力，如同完整的生命那样，学术之美好乃生命之美好，在于“始于听之敏锐、说之‘鹦鹉’学舌、读之囔囔嘟嘟、笑之源于内心甜蜜、动之局部到全身、味之尝尽方知美、长之营养、大之价值与文化……”2018年6月2日，你周岁时，虽陪你仅两天两夜，但我感知到了生命的魅力与美好，夜间你肥嘟嘟的小手不自觉向我拥抱，不自觉地滚进我的怀抱；你用微笑和努力度过了生命的第一个重要仪式“抓周”，抓得了福牌、握紧了印泥，我不笃信其有多大的象征意义，只愿你永远健康快乐。

2022年1月，我与你在北京家的独处时光，子乐父乐，总是令人怀念，不知何时有；然疫情阻隔你我至今，今我却又要开启非洲田野的新征程，不知何时归，所有亏欠，待归时补。

高良敏

2022年5月18日补记于西北社区

附录　中外文缩略词表

中文名称（英文缩略词）	外文名称（英文或斯瓦希里语）
［坦］巴加莫约县医院（BDH）	Bagamoyo District Hospital
［坦］巴加莫约研究与培训中心（BRTC）	Bagamoyo Research and Training Center
［坦］县级最高行政长官（DC）	District Commissioner
［坦］县级医疗官（DMO）	District Medical Offers
［坦］家庭基础保健部门（HBC）	Home Base Care
［坦］依法卡拉健康研究所（IHI）	Ifakara Health Institute
［坦］健康与社会福利部（MOHSW）	Ministry of Health and Social Welfare
［坦］莫希比利健康与综合科学大学（MUHAS）	Muhimbili University of Health and Allied Science
［坦］国家医学研究所（NIMR）	National Institute for Medical Research
［坦］国家艾滋病委员会（NAC）	National AIDS Committee
坦桑尼亚艾滋病委员会（TACAIDS）	Tanzania Commission for AIDS
坦桑尼亚健康促进支持（THPS）	Tanzania Health Promotion Support
艾滋病诊疗与关爱中心（CTC）	HIV/AIDS Care and Treatment Center
（殖民时期）非洲助理医疗官（AAMOs）	African Assistant Medical Officers
获得性免疫功能缺陷综合征（AIDS）	Acquired Immune Deficiency Syndrome
艾滋病病毒（HIV）	Human Immunodeficiency Virus
世界卫生组织（WHO）	World Health Organization
伊丽莎白·格雷泽儿童艾滋病基金会（EGPAF）	Elizabeth Glazer Pediatric AIDS Foundation
酶联免疫吸附试验（ELISA）	The Enzyme-linked Immunosorbent Assay

异性间肛门性交（HAS）	Heterosexual anal Sex
［美］哥伦比亚大学艾滋病项目国际中心（ICAP）	International Center for AIDS Programs
［美］总统防治艾滋病紧急救援计划（PEPFAR）	President's Emergency Plan for AIDS Relief
（清华大学）国际公共卫生硕士项目（IMPH）	International Master for Public health
男男同性性行为者（MSM）	Man Who have Sex with Man
国家艾滋病控制方案（NACP）	National AIDS Control Programme
非政府组织（NGO）	Non-governmental Organization
医务人员主动提供 HIV 检测咨询服务（PITC）	Provider Initiated HIV Testing and Counseling
预防母婴艾滋病传播（PMTCT）	Prevention Mother to Child Transition
"公私伙伴"政策（PPP）	Public Private Partnership
生育与儿童健康部（RCH）	Reproductive and Child Health
联合国艾滋病规划署（UNAIDS）	The Joint United Nations Programme on HIV/AIDS
联合国儿童基金会（UNICEF）	United Nations International Children's Emergency Fund
美国国际开发署（USAID）	United States Agency for International Development
美国国家疾病预防控制中心（USCDC）	U. S. Centers for Disease Control and Prevention
获得性身体免疫缺陷综合征（斯语：UKIMWI）	Upungufu wa Kinga Mwilini（斯语）
艾滋病病毒（斯语：VVU）	Virusi Vya UKIMWI（斯语）
坦噶尼喀妇女联合会（斯语：UWT）	Umoja wa Wanawake wa Tanganyika（斯语）